U0282017

The Art of the Psychotherapist

How to Develop the Skills that Take Psychotherapy beyond Science

心理治疗的精进

[美] 詹姆斯·F. T. 布根塔尔（James F. T. Bugental）著
吴张彰 李昀烨 译 / 杨立华 审校

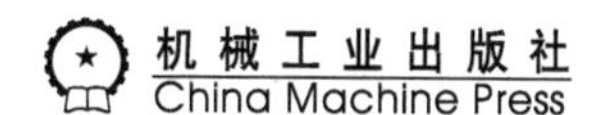
机械工业出版社
China Machine Press

图书在版编目（CIP）数据

心理治疗的精进 /（美）詹姆斯·F.T. 布根塔尔（James F. T. Bugental）著；吴张彰，李昀烨译 . -- 北京：机械工业出版社，2022.1（2024.8 重印）

书名原文：The Art of the Psychotherapist: How to Develop the Skills that Take Psychotherapy beyond Science

ISBN 978-7-111-69773-2

I. ①心… II. ①詹… ②吴… ③李… III. ①精神疗法－研究 IV. ① R749.055

中国版本图书馆 CIP 数据核字（2021）第 262484 号

北京市版权局著作权合同登记 图字：01-2021-2540 号。

心理治疗的精进

出版发行：机械工业出版社（北京市西城区百万庄大街 22 号 邮政编码：100037）

责任编辑：刘利英 责任校对：马荣敏

印 刷：北京建宏印刷有限公司 版 次：2024 年 8 月第 1 版第 3 次印刷

开 本：170mm×230mm 1/16 印 张：22.5

书 号：ISBN 978-7-111-69773-2 定 价：89.00 元

客服电话：（010）88361066 68326294

谨以此书深情地献给我同行35年的老友兼同事阿尔文·A.拉斯科（Alvin A. Lasko，1916—1983）。我至今仍对其逝世感到十分悲痛、难以置信。我们共同在临床心理学领域成长，恰在此时，临床心理学本身也在第二次世界大战后蓬勃发展：战后第一批受过专业培训的临床心理学家，后来成了加州大学洛杉矶分校的教员，他们不顾学术界和医学界同行的反对，冒险私人执业，首创了团体实践，并且一直坚持至今。他们发展了专属于临床心理学的培训方案，开辟了新的领域——团体动力学及治疗，针对来访者的住院体系，深度治疗、精神分析、迷幻剂治疗，以及存在主义的相关理论。

我们有过太多的经历：我们一起下象棋、玩沙狐球，无休止地就一个理论展开“拉锯式”争辩（之所以用“拉锯式”这个词，是因为我们不断地交换立场），一起度假，一起发现新的书籍、新的场所、新的理论和新的笑话。我们见证了彼此成家立业，见证了彼此的孩子长大成人，见证了彼此婚姻的终结，也见证了彼此迈入老年。

同样，我们还共同见证了本书中许多内容的诞生，虽然这本书署上了我的名字，但他却功不可没。

我永远不会忘记阿尔文。

詹姆斯

The Art of the Psychotherapist

前　　言

艺术与科学正是主体性与客观性这一维度的两个极端，此维度渗透到人类的一切事业中。在生活中，人们会采取主体性的看法，与对客观层面的关注互为对比和补充。无论发生什么事，两者都会呈现出一种动态性。心理治疗在诸多方面也表现出了这种二元性，杰出的心理治疗师就有这样的能力，有选择地将主体性和客观性相融合，同时也能将其中艺术与科学的部分进行结合。

来访者的主体性是改变人生的心理治疗中最重要、最费时、最容易产生威胁的因素。专注于这一工作领域的治疗师，与来访者的接触尤为深入，他们面临的挑战是最艰难的，且只能孤军奋战。这是因为主体性领域往往是内隐而非外显的，还因为在这一领域，我们对自身主体性的依赖性很强，治疗师在尝试深入研究来访者的主体性之前，往往需要适应一段时间。

我们使用客观的方法来实现某些治疗目标（比如适应与症状缓解），但带来人生改变的心理治疗则要求治疗师将注意力主要集中在主体性上。这种观点并不是要治疗师忽视其治疗技术中的客观性，而是要求他们通过从客观到主观的一个完整连续过程，使得来访者探究并重新评估自己的主体性。本书探讨了如何帮助治疗师进入更为广阔的工作领域。在这些辅助手段中，每一个都具备一定程度的客观性，但每一个也都试图揭示来访者主体性的某些方面，因此，这些辅助手段相当于连接主客观领域的桥梁。

主体性的产生

从前，水手的地图上总留有大片的空白区域，这就是所谓的“未知领域”。在已知世界与未知领域之间，有凶猛的海怪蛰伏，它们等待粗心大意的水手自投罗网，伺机将其吞噬。而今，地理上的未知领域所剩无几，那些海怪的形象也无外乎独角兽和人身牛头怪弥诺陶洛斯⊖（Minotaur）。而主体性则是心理学的未知领域，它被焦虑和病理等怪物牢牢守卫，威胁着进去探险的人。[1]

真正的主体性领域，被西方文化和科学忽视了至少三个世纪。东方的灵性理论对此做了大量研究，但（直到最近）它仍被这个狭隘的时代斥为迷信的无稽之谈或愚昧的见证。“直到最近”这一表述，承认了沙文主义的偏见已经退行，成了一潭死水。类似学术乐观主义、政治保守主义或者宗教原教旨主义的见解令人好奇，也常常与教条式的确定性紧密联系在一起。

深度的心理治疗在相当程度上，已经摒弃了弗洛伊德早期的释梦心理学，该学说在19世纪被划为自然科学。我们中很多人都开始意识到，绝对决定论、线性推理和依赖于这种科学自命不凡的表述，与人类主体性的实际不符，而人类主体性是我们努力的最终领域。

很显然，本书致力于解决这一命题：带来人生改变的心理治疗需要治疗师和来访者共同对主体性进行优先考量。诚然，首先要考虑来访者的主体性，不过，治疗师的主体性也同样重要。

⊖ 希腊神话中的牛头人身怪物。——译者注

心理治疗及主体性

心理治疗师与其他群体一样千人千面，他们所实践的技术也是千差万别。[2]然而，相比于出于同一家族或同一学术流派的人，常年进行“频繁”或“深度”治疗的治疗师其行为方式（而非治疗的理论基础）会逐渐变得更为相似。本书试图归纳出这些行为方式的共同之处，以此帮助想要快速进入这种工作状态的治疗师。

我的目的不在于创造一套新的心理治疗体系或方法论，而在于帮助不同取向的治疗师，只要他们打算开展深度的、带来人生改变的治疗工作，并以此拓展他们自己观点的广度，提升其治疗风格的影响。我希望他们能通过这本书，为自己的治疗技巧与潜能找到支撑。

接下来是治疗师发展的三个阶段。[3]

- 学习开展治疗会谈的基本原理。
- 逐渐提升自身的敏感性与相关技巧，以此帮助来访者完成一种转变，从日常对话到深度投入工作，并揭示来访者的主体性体验。
- 鉴别出当下的哪些体验对人格、病理以及治疗的系统性观点产生了影响。

本书主要针对上述第二阶段。也有很多优秀的书是针对第一阶段和第三阶段的，这些内容彼此间也都存在关联。

对于那些处于第二阶段，并想拓展自己能力的治疗师来说，这是一个尝试不同视角的机会。在这里，治疗师可能会发现最适合自己独特气质和技能的视角，对其他视角做出一些适应性的改变，同时也可摒弃不适合自己的部分。只有这样，治疗师才能保证自己时刻掌握着高度个性化的技巧。

没有一本书、一种观点、一位老师能将治疗师与来访者的多样性展现穷尽。当然，本书提供的各类素材和相关内容，也无法做到这一点。本书提出的维度，基于来访者频繁接受个人心理治疗。通过与不同背景的、对心理治疗不同投入程度的来访者合作，治疗师自己也得到了提升。通过与各个主要专业流派的治疗师互动，以及与先前（和后续）的理论主张对比，这些治疗师能够获得进一步的发展。

本书的适用群体

在写这本书时，我脑海中浮现了三类治疗师读者群体。

- 最主要的群体，是希望加深自身的敏感性，或希望提升技巧的资深治疗师。
  在心理治疗这门艺术中，新手治疗师很可能发现，接下来会出现很多让人不可理解、不堪忍受的要求。当治疗师不再沉浸于治疗师身份，并且反复体验到自身技术的局限性时，本书提供的维度将为其打开新的视角，提供新的机会。每一位治疗师都应该评估自己是否准备好开始阅读。当然，身边体贴的培训师、督导师以及同事也会对治疗师阅读本书提供帮助。
- 在与学员进行治疗交流时，培训师和督导师会发现本书中的一系列观察方法，能够帮助学员们了解那些备受关注却难以识别的细微之处。
  同样，他们也可能会发现安排某些练习很有效果。培训师可以指出在工作进展中，治疗师应该对哪些模式敏感，或必须在哪些模式中提升自己的技能。
  在对新手治疗师进行培训与督导时，一个反复出现的难题在于，治疗师们往往沉迷于“我该说什么”“我该怎么办”等问题。后面的章节为治疗师提供了一些方法，这些方法可以指导他们突破外显的表象，学会感知内隐的困难任务。
- 我希望研究者们能更全面地探究主体性因素，并发现本书提供的维度为他们实现研究目标提供了途径。虽然本书并没有提供现成的方法，但本书内容都是经过临床验证的，涉及的领域也颇具示范意义。

关于呈现形式的说明

性别问题。我系统性地对书中性别进行了交替使用，即用一种性别表示治疗师时，则用另一种性别表示来访者。这其实导致了同性治疗团队的缺位，因此难免不太现实。唯一的例外就是当我本人以治疗师的身份引用前文呈现的案例素材的时候。一般来说，书中采用的性别与当时的来访者的性别是一致的。

“病人”(patient)还是“来访者”(client)。这两个词我都不喜欢。一方面，“病人”表明医生在工作中面对的是毫无生气的客体。这个词与本书中描述的治疗方法毫不相称。另一方面，“来访者”一词又太具商业意味，以至于我常听到人们用这个词来形容助产士和殡仪业者所服务的人群。但我再次选择了向常规妥协（我要将自己的火力留到更重要的战役），我系统性地交替使用了这两个词[⊖]，不过在同一模式下，它们与性别的交替使用规律并无关系。

缩略片段。我会随机插入一些具有说明性的会谈片段。这些会谈片段在两个方面可能具有误导性。第一，相比于现实，它们进展得更快、更高效。若是展示出所有没太大作用的冗长片段，重复所有正常谈话的开始和结尾，或者列出会谈参与双方的所有重复、迂回以及困惑，那么这些心理治疗片段能让本书成为治疗失眠的一剂良方。

第二，由于本书需要简洁地陈述，因此我所摘录的内容主要限于阐述自己秉持的特定观点。这样就失去了在治疗师与来访者互动中的相关指示和副作用。为了还原其中的一些内容，我尽可能通过几个段落的描写，以假定后续摘录的阐释是基于与前文相同的假设。这样的写作策略究竟能否成功，可以由读者来判断。除了我以外，其他人的名字都是虚构的，为了尽可能让某

⊖ 本书在翻译中没有区分 patient 和 client，统一使用了“来访者”一词。——译者注

个观点更清楚，我毫不犹豫地虚构了治疗师和来访者之间的对话。如果书中虚构的治疗师或来访者中有你的名字，我在此表示歉意，同时也希望你不会受到任何困扰。

心理治疗师的旅程

在每一章的这一标题下，我都会实践自己宣扬的观点：暴露自己的一些主观体验和观点。这些体验和观点源于我近半个世纪以来对来访者的治疗，旨在补充主要观点，让读者了解这些体验和观点中的个体性与主体性的根源。

写这本书对我来说是巨大的挑战。我从数百名来访者身上学到了很多，也一直在努力将它们以合理的方式呈现出来，例如人类如何塑造自身，如何表达自己的需求，以及如何有意无意地让自己的莫大努力成为泡影。我很早就从半客观性的道路转向主体性的道路了，比我意识到自己正在这样做要早得多。

我将这本书的写作描述为一项终极任务，并不意味着我已经到达了无法取得任何进展的顶峰。事实并非如此，我甚至不确定自己是否正处于一生中的瓶颈期。这仅仅是我现在所处的位置，我只想在此刻为自己和他人做点记录。（我现在 70 岁了，可我打算在未来几年再写 10 本书，因此本书也并非绝笔。）

作为一名治疗师，我在工作中收获颇丰。虽然工作常常令人沮丧、困惑，也不断带给我挑战，可它们却是我经历过的最伟大的事情。我希望字里行间的想法，能把我心中的兴奋与激动传达给你们，传达给所有读过我笔下内容的人。

致　谢

首先，也是最重要的一点，我必须向我的数量众多、坚持不懈的老师，即我的来访者表示感谢。我希望我所做的能够多于你们所需的，我非常乐于一如既往地与你们齐心协力，共同完成工作。

然后，我要对我的学生和被督导者说：感谢你们对我的信任、提出的问题，以及你们对成长和学习的渴求。你们对于本书的写作贡献良多。

我要由衷而欣慰地感谢一群朋友的贡献，他们就是我非营利性培训和服务中心 Inter/ Logue 的各位主管、实习生和同事。他们毫无保留地给予我极具启发性的回答、周到的建议以及持续的鼓励。他们是：Nancy Bertelsen、Tom Cushing、Roberta Goldfarb、Carole Firestone-Gillis、Dennis Glick、Susan Goyton、Michael Pinkston、Pat Poe、Roger Rose、Jeff Scannell、Adele Schwarz、Molly Merrill Sterling，以及 Eileen Sullivan。

西卡罗来纳大学的 Tom Dorsel 教授向我提供了富有建设性的建议，以及支持和鼓励。

还有 4 个人对本书贡献卓著。

John L. Levy 十分忙碌，还要花时间费力地阅读我的整篇手稿，他眼光独到，带有批判性，从常被误用的术语这一角度来说，他的建议至关重要。他的洞察力、判断力以及对我的鼎力支持，对本书产生了客观乃至一些主观的影响。

Carole Lang 是我的秘书，也是我的行政助理、办事员、校对员、复印员，还是我的顾问、鼓励者与朋友。她总是随叫随到，无论是周末还是其他节假日。她的帮助无处不在。

在书稿写作期间，David Young 正忙于攻读博士学位，可每当我需要他做各种各样的工作时，他还是随时待命，从修理马桶座圈，到对章节草稿提出意见。

还有一个特别的人，我想公开表达对她的感谢：那就是我的妻子 Elizabeth K. Bugental，同时也是我的同事和密友。一直以来，她以难以估量的支持以及充满爱意的付出，为我的信仰赋予了更多意义，而我的信仰便是在人类的一切事业中，让主体性占据最重要的地位。

詹姆斯 · F. T. 布根塔尔

1986 年 7 月于圣罗莎

The Art of the Psychotherapist

目 录

PART 1

第一部分

导　论

The Art of the Psychotherapist

The Art of the Psychotherapist

第1章

带来人生改变的心理治疗与主体性

处在西方文化中的人们，直到今天才开始探索自身主体性的优越之处。然而，带来人生改变的心理治疗是一种涉及来访者主体性的心理治疗，其关注点正是它与其他心理治疗之间的最大差别。它要求我们持续地关注来访者的内在体验，也让我们认识到这种持续关注需要一种主要工具，那就是治疗师的主体性。

在本章中，我会描述带来人生改变的心理治疗的本质，阐述带来重大人生改变的因素，以及我们是如何理解主体性的。这一描述将引导我们思考这项工作涉及的人的内隐形象，以及这项工作是如何开展的。

在这一背景下，我们探究了本书包含的13个维度。这些维度有助于我们更深、更广地理解治疗师的主体性。在本章的结尾，我指出，为很多维度准备的实践练习，对于真正掌握本书提出的概念是必不可少的。

带来人生改变的心理治疗是一种对人类的独特干预，其特征、必要性、结果、意义都刚刚开始受到评估。人们经常错误地把这种心理治疗与其他治疗形式混为一谈。虽然后者也颇具价值，但是前者和后者的目的不同，必要性和意义也完全不同。“对于边缘型人格障碍，心理治疗往往会取得成功（不成功）”或者说“对于抑郁症，心理治疗比药物治疗更有效（更无效）”，这样的概括很容易就被简化成对于一切转变的论述，比如“转变太慢（太快）了”。

比起其他的治疗形式，带来人生改变的心理治疗要求我们认识到：关注来访者的主体性才是我们真正需要努力的目标。在西方文化中，客观主义浪潮已经席卷了两个世纪，这一浪潮将我们推到一个荒诞的极端。科学、哲学、管理、教育，甚至是艺术和宗教都越来越多地被冲到了这片荒凉的海岸。对于那些被标志为“主体性”的事物，我们的反应往往是厌恶和羞耻，并且将“主体性”与“多愁善感”“散漫的放纵”“道德上的软弱”相提并论。

主体性才是人类真正的家园、本性，乃至暂时休养生息的必要处所。它是创造性的源泉、想象的舞台、放着蓝图的案头，也是我们恐惧和希望、苦痛和满足的最终核心。主体性被我们忽略太久了，我们将它视为昙花一现且毫无影响力的内容。后果便是，我们从此失去了自我核心，着魔般地搁浅在令人不安的客观主义的浅水港湾和干涸沙滩。

倘若一个人在其生活体验中寻求某种重大改变，那么这种探索必将超越一般问题，必定会让这位探索者深入其主体性。任何客观主义行为都无法帮他完成这一任务。在此，我的用词颇有深意。“生活体验中的重大改变”是许多寻求心理治疗的人追求的目标，但不幸的是，只有少数人可以实现这一目标。这一令人悲哀的结果在很大程度上是因为在许多治疗师的训练、督导、实践过程中，人们过分强调客观主义。出于同样的原因，治疗师群体中酒精成瘾、离婚、自杀的比例也异常之高。有些治疗师在面对一些自己准备并不充分，但出于责任感而接受的挑战时，在照顾那些前来寻求帮助的人时，他们发现自己的工作令人颇为失望，最终还会发现自己的事业和生活都只剩一片废墟。

滥用抽象的人格理论、对明显感官症状的过分强调、对诊断和技术的过分关注、对治疗师内在世界的怀疑态度，都促使治疗师身上出现一种缺乏人性的、机械的、疏离的态度（之后也很快会出现在来访者身上），这种态度注定了其整个事业的不幸命运。

带来人生改变的心理治疗将治疗师自身的主体性体验置于整个工作的核心，从而让治疗师把注意力主要放在来访者的主体性体验上。这样的定义并不狭隘，因为带来人生改变的心理治疗涵盖了各种观点与取向的实践者，包括荣格派分析心理学、新弗洛伊德派精神分析、格式塔治疗、客体关系取向、自我心理学、存在－人本主义心理学和心理治疗。对于以主体性作为取向而进行实践的人而言，以上的流派标签是无法将他们区分开的。更好的指标是：治疗师对这项深刻、广泛工作的投入是否彻底，其工作是否旨在帮助来访者产生重大的人生改变。然而，这一指标也有很大瑕疵，因为以此方向为目标进行工作的人，也并非全部都乐意且有能力按照工作所需，让自己全身心投入其中。

顺便一提：我并不认为理论、技术、客观主义取向过程对心理治疗毫无价值。这种说法明显毫无意义。显然，上述内容对于许多需要相关帮助的人而言有着重要意义。对于所有在客观性－主体性谱系中工作的治疗师而言，上述内容也十分有益。简言之，对于许多有特定目标的心理治疗而言，客观性取向既是必要的，也是充分的。而对于重大的人生改变而言，这些内容则是必要却不充分的。

带来人生改变的心理治疗要素

何谓“重大的人生改变”

注意：接下来这部分对上述问题进行了初步的概括性回答。[1]之后的章节将继续对这个概念进行扩充。本书最后的“注释和评论”部分还会引用一些内容，对相关问题进行更完善的补充。

每个人都一定会以某种方式回答人生中的一些基本问题："我是谁？我是怎样的？我身处的这个世界又是怎样的？"我们要用自己的整个人生、认识自己的方式、利用自身能力的方式、与他人打交道的方式、面对人类一切可能性和有限性的方式来回答这些问题。我们要收集一些材料来形成自己的回答，这些材料来自父母、兄弟、姐妹、其他家庭成员、老师、朋友；这些材料来自我们的阅读，其中包括各种形式的虚构作品；这些材料也来自教会，以及我们接触到的各种组织。我们一生都在收集这些材料，以形成和修正自己的答案，并延续这个过程直到面对最终的那个问题，即我们必须面对自己的死亡。

当然，对我们来说，得出答案所需的种种资源并非同等重要。一些要素是表面且临时性的，而另一些则具有深刻的影响，并值得我们用生命去守护。一个要素越是接近自我存在的核心，我们越会坚决地拒绝让它受到挑战或改变。这就是最深层"阻抗"的来源，而带来人生改变的心理治疗所关注的核心也正是在此（本书第 10 章对此展开了更详尽的讨论）。

带来人生改变的心理治疗是来访者和治疗师的共同努力，以帮助来访者审视他们回答人生中这些存在性问题的方式，并尝试以某种方式修正既有的答案，从而让他们的人生更本真，进而更完满。很明显，这并不只是一种外显、全凭治疗师的意识推断的工作。只有带来人生改变的心理治疗才可以改善一个人的存在方式。这种心理治疗所需要的要素越基础，这项工作就越要深入探索来访者的主体性。

格洛丽亚来自一个虔诚的宗教家庭，家庭中的一切行为标准都基于对《圣经》的诠释。随着格洛丽亚的成长，她感到自己的各种冲动都是错的，而且自己十分依赖于教会的教导。长大以后，她到远方上大学后，发现自己在情绪上陷入了一种纠缠不清的冲突，一方面是"好"和"坏"尖锐对立的世界观，另一方面则是更具相对性的世界观（这是她的智慧与学识带给她的）。放弃传统的指导，在她看来就等同于"堕入魔道"，但是全凭传统的指导活着，又似乎越来越令人局促不安。格洛丽亚开始了治疗，其主诉包括突如其来的怒气、睡意，以及对窒息的恐惧。好几个月前，格洛丽亚身上的潜藏冲突就日益明显，而且，显然这个冲突只是她整个生活中各种问题的冰山一角。找到适合她的方法来解决冲突，给她带来了巨大的痛苦和纠结。最终，她找到了一种生活方式，这种方式为她在智慧与学识上的探索留有余地，同时也在某种程度上保留了她的家庭背景的价值。

因为数次感到自己被父母抛弃，所以凯特[2]知道了向任何人寻求帮助都是没有用的。她试图完全自立，并严苛地控制自己的情绪，因为情绪会阻碍其他目标的实现。她开始治疗是因为她发现自己在职场上的工作能力不断地被一些突如其来的想法，以及偶尔发生的抑郁干扰。在治疗中，她不得不面对一个事实：她那紧绷的、拘谨的存在方式是没有价值的，她对于关系的渴求长期受到压抑。对于凯特而言，面对这些问题是一个可怕的过程。最终，凯特得以更灵活地重新定义自己，尽管她仍然保留了先前的模式，即对自己所做之事异常地投入。

什么是主体性

主体性是一个内在、独立、私密的领域，是我们生活的真正核心。这一领域的内容或结构包括了我们的感知、想法、感受、情绪、价值观、偏好、预期、忧虑、幻想、梦想，以及一切无论清醒还是做梦时，都在昼夜不停发生的事情。以上这些内容决定了我们在外部世界的所作所为，决定了我们对事件的理解。尤其是对于心理治疗而言，主体性就是一片浅滩，我们与他人、与时间的关系桥梁正是建立在此基础上的。换一种隐喻，主体性也是某些忧虑的根源，正是这些忧虑促使我们寻求治疗；主体性还是我们的意向性系统的根基，倘若我们的治疗要取得成功，那么这一根基必须得到动员和关注。

说了这么多，我还没提到主体性的一个关键点。一个简单而深刻的真相在于，我们是主体而非客体，是主动者而非被动者，这种主体权利就是我们主体性的本质。这其中存在着主体性的终极奥义：正是人类的自主性（autonomy），让我们逃离了客观决定论的牢笼，而这种自主性就存留在我们的主体性中。

什么是个人的形象

主体性视角将这个信条奉为圭臬：一个人、一个来访者是具有自主性的。这个信条的存在并非仅仅因为道德、理想、民主，而且也是现实临床经验的结果。我们从中学到的东西可以总结如下：尽管人类都或多或少共有一些客观的特征，但我们越是将人看作个体，就越会发现，每个人终究都是独特的。然而我们越了解一个独特的个体，就越会认识到，任何人（包括自己）都无法完全理解自己。这种终极的未知性源于这样一个现实：我们绝非一个仅仅被外界信息填充的容器。我们的内在本身就是某些现象（观念、感受、感知、关系等）的来源，这些现象改变了预期中的顺序，也颠覆了预言。

人类最为关键的特征就在于，我们是独特的反思性意识能力的产物，我们也通过这一能力展现自身。因为，我们在某种程度上总是在自我观察，仿佛一张“万能牌”被扔到了人类当中。我们不仅要回应外界的刺激（客观主义者坚持这样认为），而且要回应我们自身（包括我们对自身以及处境的感知）。因此，无尽的递归和主体性互动都远超任何客观性的内涵。因此，真正的主体性和必然的无法预测性就出现了，而这正是人类的本质。

这一切都可以总结如下：在最本质的层面，人类不仅是结果，也是原因。因此，在对人类的主体性认识和客观性的认识之间，存在着一种关键的差异。表 1-1 着重呈现了二者之间的一些对照，并总结了这种对照在心理治疗中有意义的观察指标。

表 1-1 心理治疗视角中客观性和主体性的差异

客观性		主体性
调整	治疗目标	带来人生改变
行为	关注点	体验
外显	交流模式	内隐
支持	改变方式	增强觉察
关系有益，但是次要	联盟角色	移情 / 反移情
短程（周）	时间期待	长程（年）
行为修正或适应治疗	典型取向（不仅限于这些例子）	精神分析或存在主义疗法
因果性	解释模型	意向性
共识性的	“现实”假设	发展的、个体性的

带来人生改变的心理治疗具有哪些特征

请允许我鲁莽地将各种带来人生改变的心理治疗的特征暂且搁置不谈。我现在能做的是简要总结自己工作的一些独特之处，而且我相信，其他（即便不是全部）的深度治疗师，也会对这些特点中的某些表示部分赞同。

在我的工作中，我很感激精神分析的方法，毕竟它是带来人生改变的心理治疗的鼻祖。[3] 我曾经受惠（同时也稍有些受困）于自己接受的经典分析和分析方法的训练。此外，我还有许多更深入的训练体验，并且阅读了许多精神分析的文献。几年之后，我的工作已经在原来的基础上有所进展，但是我在某种程度上还是相当关注精神分析，这种关注能够从以下几点明显地体现出来。

- 我相信，自己应该首要关注来访者的心理过程。工作的内容并非不重要，只是相对次要的（参见第三部分）。
- 我发现，对意识水平的认知具有重要的临床价值，尽管我认识到通常的划分（意识、前意识、无意识）具有某些概念上的局限性。
- 在我看来，与阻抗工作（参见第 10 章）极具重要性，它可以说是带来人生改变的心理治疗的核心标志。

- 移情和反移情现象必然发生，对其进行处理具有巨大价值，且对两者的处理都很显而易见。
- 尽管我很少正式强调心理治疗的频率的必要性，但我仍然相信，心理治疗应最少一周两次，且极少例外。
- 情绪是必然出现的，它们是极有价值的线索，必须得到尊重，但我并不认为情绪本身是我们工作的核心。
- 个人生活的方向和目标都是获取意向性，并获得更有力的解释性概念，而不仅仅是了解概念间的因果关系。后者无疑是客观的物理科学的研究对象，但忽视了人类体验的本质核心。
- 本书也关注带来人生改变的心理治疗的目的，希望帮助来访者体验到生活中更为广阔、更有潜力的自我。因而来访者更容易做出选择，而在此前来访者受到的约束颇多。症状的减轻或问题的解决也许会发生，也许不会发生。然而，若是我们的工作进展顺利，症状和问题的破坏性影响自然会减轻。

什么是治疗工作的核心关注点

无论一名深度治疗师的理论视角如何，他都必须始终保持对来访者内在体验流的关注。在治疗时机和形式与来访者的主体状态不匹配时，无论多么精心设计的干预措施都无济于事，通常还是反治疗的。当治疗师试图去影响来访者的内在过程时，他必须尽可能地考虑到人类反思性意识中的不确定因素的影响。

对此问题可以举一个例子。从某种角度来看，治疗工作基于来访者和治疗师的共同努力，目的是了解来访者目前的生活结构，他梦寐以求的是什么，避之不及的又是什么，他的体验之中存在着怎样的意义（例如，他的生活事件或理想）。然而，如果仅从这一追问是否得到答案的角度来判断，那这样做可能是徒劳的。但与之矛盾的是，追求本身便是我们唯一可以追求的东西。

我们具体一点来说：1月5日，一位长程治疗的来访者约翰·史密斯报告了一个梦，经过一番共同努力，他和治疗师成功概括出了他对母亲影响其婚姻的矛盾心理。两个月后，当时的问题又让约翰和他的治疗师想起了先前那个梦。此时，约翰的梦表达的是对自己易怒的恐惧。到了6月，另外一个梦又让他们想起了1月份的那个梦。此时他们的工作成果，是看到那个梦，将约翰潜在而无意识的父爱渴望呈现了出来。

同一个梦竟然出现了三种解释。是1月份的解释有误，还是3月份的有误？6月份的工作对1月份梦的意义真的解释正确吗？答案当然都是否定的。梦的意义本不就是固定而单一的。由于主体性的反思特性，梦的意义也是一个不断发展的过程。无论是治疗师还是来访者，对梦的解释总是因特定的时间－情绪－关系矩阵而异的。因此，解释会随着这些要素的变化而变化，也会随着外显素材所唤起的新的不确定因素而变化。

小结

我们对客观性和主体性观点之间一些显而易见的差异进行了检验，也研究了主体性对于理解人类心理和深度心理治疗工作的意义。现在我们需要考虑的是，如何在这两个领域之间建立桥梁，帮助治疗师和与来访者进入内在世界，尤其针对那些致力于自我认识，并渴望更大程度地激发自身潜能的人。

治疗师的主体性能力扩展

在治疗师关注来访者的主观体验，和治疗师与真实的主体即时地交流之间，存在着一个至关重要的区别：主体间交流并不一定意味着超感官的接触，还可能意味着治疗师往往保持一种开放的态度，不会约束来访者的言语，也不会限制言语背后的意义。

治疗师必须行动起来，对来访者的即时体验、来访者在工作中隐含的意图、来访者构建自己生活的方式，以及来访者在某一时刻的可接近性持欣赏态度。这种欣赏的程度因来访者和会谈情景而异。这是我们每个人在人际交往时应具备的常规敏感性，而且这种敏感性比人们日常表现出的敏感性程度还要高。

治疗师的直觉训练

当然，我们所谈到的这种敏感性，通常被称作直觉。[4] 治疗师必须发展直觉，不断追求敏感性和娴熟度的提升，利用这种直觉来感受来访者所处的状态，并感受在工作中哪个时刻能够做什么、需要做什么。

这本书为治疗师直觉的发展和完善给予了帮助。后面提到的维度主要有两个用途。这些维度与许多经验丰富的成功治疗师内隐地采用的维度相似。因此第一个用途是，让拥有足够背景的治疗师能够顺利适应，并将它们持续使用于长期的自我发展事业中。

这些维度的第二个用途是，让治疗师更快地提升对来访者内在世界的敏感性。在这种能力的提升上，这些维度是提升治疗师对主体性领域熟悉度的途径。它们是觉察一些最具有治疗重要性的过程的方式，这些过程很可能在来访者那里正在发生。

这并不意味着你应该在与来访者的实际工作中，尽可能多地将这些维度带进咨询室。这样做将会影响治疗师与来访者的即时联系。在不与来访者共处时熟悉这些维度，然后允许它们浮现在自己的前意识中，并在与来访者实际接触时让自己的感知变得更敏锐，会让你收获良多。不过这一浮现应该是自然产生的，而非刻意为之。

治疗的艺术性维度

主体性的最深层次是各种治疗取向的关注点，包括精神分析、自我分析、分析心理学、综合性心理治疗、超个人治疗、存在主义心理治疗。由于这些流派都有专门的观点，各种观点无法融合为一种形态，因此它们不在本书的讨论范围之内。

我对自己眼中的本书范围再进行一次阐释，这样或许有助于读者理解。上一段列出的每一种治疗取向都有着大量对人格形成进行整合的文献，它们有关病理和健康生命的盛衰，也有关心理治疗必须处理的各种深层或无意识的结构和过程，以及在更深层次上需要采用的各种干预措施。这些干预的目的，都在于取得本流派观点认为可取的结果。

本书无法将所有的观点综合起来，也没有那么大的野心。我只希望无论读者的理论取向如何，都可以发现以下章节中的维度能为自己所用。这些维度对于熟悉来访者会谈基本知识的治疗师而言，能被当作一种工具，帮助其胜任与来访者之间进行的主体性工作，如此一来，他们也能更充分地运用适合自己取向的文献。

基本的沟通艺术

- 沟通层次（见第 2 章）是对参与者在谈话中在场和投入深度的一种度量方式。
- 治疗师的在场与联盟（见第 3 章）涉及治疗师参与后产生的互惠效应，其中包括参与的可行性，以及对其形式和内容的必要限制。
- 人际压力（见第 4 章）由一个人可能对另一个人产生影响的诸多方式组成，会使另一个人的感受、想法、语言或行为产生变化。

主题指导

- 话题平行（见第 5 章）是指治疗师和来访者话题的统一程度。
- 感受平行（见第 6 章）讨论了治疗师和来访者都将注意力集中在来访者对于谈论内容的感受上。
- 框架平行（见第 7 章）关注治疗师如何抽象或具体地处理话题。

- 焦点平行（见第 8 章）与治疗师的关注点有关。治疗师关注来访者，关注治疗师自己，还关注某种交流模式。

抵达更深层次

- 客观化–主体性比率（见第 9 章）描述了来访者在多大程度上将自己限制在疏离的非个人立场上，又在多大程度上表达更多的情绪和独特性。该比率是指两个程度之间的对比。
- 与阻抗工作的基本方法（见第 10 章）提供了一种面对治疗中出现的阻抗的视角。该视角对任何一种取向都有一定效果，且对于熟练应对阻抗的治疗师而言是一种可实践的、经过临床检验的干预方案。

内在过程

- 忧虑（见第 11 章）是来访者的感受与意图的统称。如果治疗工作真的以带来人生改变作为目标，那么来访者的感受与意图就必须被调动起来，治疗师的关心之事也需要得到明确。
- 意向性（见第 12 章）可以被看作来访者的关键过程。只要来访者想要在自己的人生中找到提升满意度的途径，其意向性就一定会受影响。

治疗师自身的存在

- 治疗师的承诺（见第 13 章）是真实生活的精髓，同时对致力于带来人生改变的治疗效果至关重要。
- 治疗师的艺术（见第 14 章）是一种描述方式，它描述了成熟治疗师的工匠精神、不断精进的敏感性与技艺，以及在事业中实现自己人生价值时的内心充实度。

总体观察

上述 13 个维度具有一些重要的共同特征，总结如下。

旁观者视角。我所从事的工作是识别出一个星座，而非识别星星和星系。星星和星系存在于空间中；而星座如同美，仅存在于旁观者的眼里。但这并不意味着星座是虚假、不值得信任的。的确，即便是在极为精准的科学中，如天文学中也能找到主观结构的用途。这意味着，我们在采用某个名称来归纳特定群体特征时，对于另一个观察者而言，该群体可能有其他的归纳方式。对此进行检验具有实用主义性质：是什么帮助我们塑造自己的观察，并且指导我们的工作？每位读者都可以对我提到的这种“星座”做出自己的判断。

暗示而非明示。上述维度并不是完全客观的，它们也无法被精准地阐释清楚。每一个维度都以一种概括的方式，指出了治疗互动中某一个可观察到或可部分观察到的方面。每一个维度都指明了一个对于艺术化、有效的治疗而言十分重要的方面。然而，这些维度的本质依然是模糊的，既有客观性，也有主体性。

重叠。这些维度并非彼此独立。它们之间必然存在一种很大程度的重叠，不过这一点刚好符合我们的心意，因为这催生了许多重要的过程，我们会从不同的角度看待这些过程。

双边。上述维度带来的最大收获，是将它们作为框架来理解来访者的回应、指导治疗师的行为，以及对回应和行为进行对比。一个人越是熟悉这些维度，则意味着他作为治疗师越有经验，进而越灵活、准确地运用这些维度。

非言语和言语。[5] 以下大多数描述，都涉及交流中的言语方面，因为这是最便利、最可行的交流方式，能够指出来访者和治疗师是如何产生关联的。然而，重要的是认识到，非言语维度往往也同等重要。

工作中的风险。在实际的治疗会谈中，让任何一个维度进入治疗师意识的前景，都是反治疗的。由此会滋生一种反移情，来访者在其中变成了一个被施加某种技巧的客体。要想避免这一点，我建议治疗师在实际治疗的时间之外加深对这些维度的理解和运用。而后，当治疗师面对来访者时，这些精练的感知和技巧就能进入治疗师的无意识，再自然而然出现在治疗师的整个觉察中。

对这些维度的不成熟尝试。本书对于那些正在成长中的治疗师而言可能有副作用，他们在咨询室内的工作经验太少，以致会谈时精疲力竭，无法有效地觉察到这些十分微妙的维度。任何一个在理性层面十分聪慧的人都能理解这些维度，甚至会觉得其中有些维度很熟悉，但理解和有效觉察不是一回事。真正的觉察不仅仅是认识到维度的概念，同时还伴随着一种熟悉感，进而重新认识（再认）这些维度以何种方式在治疗师与来访者的交流中微妙地产生作用。

对于缺乏经验的治疗师而言，用理解取代觉察是很危险的，其结果就是（用理解取代觉察的）行动化取代了人们在这些维度上真正有意义的选择。这种刻意的行动化表现，就是因为治疗师的主体性基础太薄弱，来访者面对这种表现会认为治疗师不真诚。反过来，这会使来访者的反应给治疗师带来误导性的反馈，这种反馈会让治疗师误认为是试图使用前述维度而得到的效果。最终的结果便是，不仅治疗师的技巧的学习停滞了，原本的知识还被污染了。

另外，当一种熟悉的认识已经存在，这些维度就变成了帮助新手治疗师的基础。他们可以捕捉到治疗互动中更多的微妙动力。以这种获益为起点，他们就能丰富并延伸自己的工作，越来越关注互动，进而加深对来访者的潜能的认识。

本书的使用

接下来的 13 个章节描述了这些维度，扩展了上述总结，展示了治疗互动中的一些例子，并且在适当的地方提出了我们能够运用的谱系。我还建议在处理不同的情境时，应该交替地选择回应和评论。

做练习。当治疗师从被动阅读转向主动实践和实验时，就会产生最佳的学习效果，治疗师也将更具技巧性、更为敏锐地利用这些维度。要促进这一过程，读者要看看附录部分“对练习的建议”。这些练习可以让我们加深理解，并做好准备将这些洞见应用于治疗工作中。

小结

长期与来访者工作所获得的体验，可以让有经验的治疗师受益良多，其中一些可以还原成明确的阐述。然而，对于那些跨过了最初的自我意识这一步的治疗师而言，他如今能够专注于自己的艺术，这些难以表述的方面就成了他想要学习的部分。在了解到自己已经跨越了早期的笨拙和生疏阶段后，在了解到还有更多值得学习的东西后，他渴望缩短学习过程，并且感到一种不安，觉得自己还有些东西仍然没有掌握。

在本书中，我试图以某种方式在掌握和精通之间搭建一座桥梁，当然，我无法面面俱到。我会提出某些内容，然后我们的经验教导我们让自己的觉察与这些内容相协调，而且我还会将这些内容恰当地转译成直白、客观主义的维度。在这个过程中，我显然会让这些维度比它们应该呈现的样子要更规则、更有秩序、更系统。在我看来，这是不可避免的事。交流这些问题需要某种程度的客观主义，即便我们的目标确实是丰富治疗师的主观敏感性。

因此，我只能完成一半工作。每一位读者兼治疗师必须拾起我未尽的任务。倘若他能做到，那么他就完全能以一种有体验的方式，理解每个维度涉及的内容。接着，他就能进行练习，并发展出自己对于如何实际操作的分寸感。在这种练习中，他会让这些维度的名称逐渐消失，从而对其涉及的观点进行自己的独特整合。最终，在整合了这些维度后，他可以让前意识接管这种分寸感，并且使用一种已经发生改变的、个人化的过程。有且仅有这样一种方式，才能让书中的启示实现作者和读者以及治疗师所共同希望的真正的知识传递。

心理治疗师的旅程

我认为自己可能生来就是一位人类的观察者。人总是让我着迷。我很想注视他们，也注视我自己。我所结交的人似乎都非常神秘。当然，我对于自己而言也很神秘。曾经，每个人都似乎拥有某种超出我的理解范围的东西。于是，我上了大学，上的第一堂课就是心理学，即对人的研究。当时我以为自己终于能了解到更多东西了。但后来这门课令我很失望，我最后以一个“D”的成绩侥幸通过。我一直对人着迷，着迷于我眼中的人们不断表现出来的神秘性，而心理学课程却简化了人的神秘性。

之后，在我的硕士毕业研究中，我觉得自己好似在不断地接近神秘性，但我仍然无法了解某些东西。心理学实验、心理学测试、心理学理论都很令人着迷，让我感到产生了一种新力量，教会我很多有关人的事情，但我还是从未真正理解他人或理解自己。

然而，神秘性从未消失。那种神秘性超出了会谈和测试的对象口中的所有内容。那种神秘性超出测试可以揭露的所有事物。那种神秘性超出罗夏测验，以及其他奇怪的投射测验所能揭露的所有事物。那种神秘性超出了我的直觉。永远存在着某种超越一切的神秘性。

天哪！正因如此，我自己本身就是某种神秘性，超出了我通常的控制，超出了我的思考能力，超出了我的写作和语言能力，超出了我的分析师或我的后辈治疗师所能觉察的部分，超出了我午夜中流下的冷汗和因焦虑而急促的呼吸，超出了我可探查到的、最深层的希望、努力、祈求和振奋。永远存在着某种超越一切的神秘性。

如今，我仍然要问，这种难以琢磨的存在，其本质是什么？在《痛苦与狂喜》(*The Agony and the Ecstasy*) 中，斯通[6]一遍又一遍地问米开朗基罗：“想法从何而来？”当我热情或迟疑地问某人的时候，我接下来说的话来自哪里？当写下这个句子时，此刻我将它放在这里，以便你们此刻在这里能读到它的时候（尽管两个“此刻”完全不同)，这些语句来自哪里呢？永远存在着某种超越一切的神秘性。

有时，这类问题似乎没有意义，只是某种疯狂或精神错乱的内容的混合体。有时，这些问题似乎是人类能提出的最直击本质的问题。倘若我们无法回答，那么我们从何处获得此刻的鲜活想法呢？我们又如何去解决其他问题呢？永远存在着某种超越一切的神秘性。

我们是否只是玩偶，在一场午后的游戏中，被一些觉察不到的孩子所操控，被他们赋予了某些词语和行动？我们是否只是一些由氨基酸、氧化物随机组成的机器人？我们是否只是……一切都回到了同一个问题。那个超越一切的神秘性，到底是什么？

宗教和灵性体系曾尝试回答这些问题。上帝、梵我、真我、宇宙意识、集体无意识，所有这些宏大的词都显示出某种谦逊，它们对一个明显超越我们自身的东西保持谦逊。是否有某种神秘性超越了现存的一切？或者说，这些词都只是以另一种方式问着同样的问题？

成为某事物（比如本书）的创作者意味着神秘性吗？我假设自己第一次写下这些词语。那么，我从哪里获得这些词语呢？当然，它们来自心理学和很多其他学科的研究，来自多年心理治疗的体验，来自对这项工作的教学和督导体验，来自就其他东西进行写作。的确，这毋庸置疑，但……它们还来自其他地方——某个超越一切的神秘之处。

其他人研究各种主题。他们实践、教学、督导、写作。他们已经写过，或在此刻（不论是你的此刻、我的此刻，还是他的此刻）正在写一些为其他的同类书所写的其他词语。这是怎么做到的？这些词语来自哪里？永远存在着某种超越一切的神秘性。

多年前，我曾在一个悠闲的景点（马略卡岛（Majorca）波连萨港(Puerto de Pollensa)）度了一个月假，我当时践行了一种仪式：每天早餐时，至少花一个小时坐在打字机面前（因为这让我保持最自然的状态），让手指随意敲下些什么，且尽可能不进行意识干预。若要下定义，这可说是一种自动化书写。发生了什么？我每天都不知道自己期待什么，尽管我已被逐渐卷入到所写的内容中，而且我的感觉也明显减弱了，但我仍然尽可能在维持自己的目标。

让我惊讶的是，“写出的那些内容”都是一部悬疑小说的片段。那些片段原本的时间秩序被打乱了。不过，有一段时间却出现了不同的内容：它们是些情节奇怪且有点下流的短篇故事。这些短篇故事与悬疑小说没有关联，但二者在基调上又有联系。这些故事来自哪里呢？

“写出的那些内容”是一种手段，其构成了一种渠道而非作者的主观体验。我知道当作者是什么感觉（其本身也十分神秘），我会形成一个想法，见证这个想法的发展，然后调整顺序，给出说明，最后把一切都放入书籍或论文的体裁。在假日中的那些早晨，我却只感到自己在漂浮。我感觉自己好似在接受某种命令。有时候，我用手指敲下一些关键词，我会因手指写下的这些词而大笑起来，又可能因此陷入痛苦，但是，我从未认为自己想到的内容，有什么好笑或令自己痛苦的。当时的我，只是第一个阅读这些文字的读者。

永远存在着某种超越一切的神秘性，那是一种令人熟悉的奇迹，不可见的奇迹，它之所以不可见，就是因为我们很熟悉它。

作为一名治疗师，我应该很了解这类问题。我和神父总有一方了解。有的神父自诩很了解，而我深知自己不甚了解。而且，我也未曾找到满意的答案。

在本书中，我将讲述一些可以用于在我们熟悉和明确的客观世界，与另一个不太熟悉的主观世界之间游走的方法。而那个主观世界，正是上述神秘性的栖身之所。

超越一切的神秘性，其所处的世界就是主观世界，我们对这个世界知之甚少。当然，我们对此发明了许多理论，但是这个世界总是嘲讽这些理论，因为这个世界不断地显露出远超理论的内容。

令人震惊的事实在于，我们的故土就是那个超越一切的神秘世界。我们最终把所有在外在世界发生的事情，放入了我们内在的洞穴，我们在那里品味、咀嚼、吐出一些内容，又消化另一些，并尝试将其全部整合。

我们的一切想法和灵感、创造性和毁灭性、希望和恐惧、目标和理解、深层关系、对承诺的信念、选择、残暴和善行，以及一切给我们赋予意义、色彩、价值的事物，都源于这个内在世界。作为个体和集体中的一员，我们需要更加关注这个内在世界，注意其中的维度和力量，注意我们如何能更加平静地身处其中，注意我们如何能从中获取点什么，并以此更新自己外在世界的日常经历。

对于超越一切的神秘性带来的问题，本书给出的答案极少。不过，本书会给出一些工具，我们可以利用这些工具来进行深入理解，并且帮助他人进行探索，不过，那些让人求而不得的神秘性，仍在引领我们所有人不断前进。

PART 2

第二部分

基本沟通技巧

The Art of the Psychotherapist

The Art of the Psychotherapist

第 2 章

沟通层次

来访者在多大程度上愿意接受治疗并走进咨询室，让治疗师真正了解自己，因来访者的状态不同而大相径庭。当来访者处于困境时，可能会全身心投入治疗，但有的时候他们又会与治疗师刻意保持距离，仅仅是在报告，而非真实地揭示自己当下的状况。这种全情呈现的失败，正是来访者避免将自身主体性带入工作的一种方式，这种方式是最为显而易见且经常出现的。

不够敏锐的治疗师很容易过分关注治疗内容、症状以及心理动力学线索，从而忽视了这样一个事实，即来访者在场时并非是一个完整的人。治疗师的疏忽，或许会令治疗中最有意义的阐述变得苍白无力，让治疗联盟沦为一场思维层面的辩论。治疗师明明积累了关于来访者丰富的知识，却难以产生真正的治疗效果。

这一章便要处理“在场”这一至关重要的问题。我会从五个层次对其进行阐释：正式场合、关系维持、标准沟通、关键时刻以及亲密关系。熟悉这五个层次，能够提醒治疗师恰当采用必要的步骤，以辅助来访者进入深度沉浸状态，这对于带来人生改变的心理治疗是非常必要的。[1]

首先，我们来看一个心理治疗片段，它是表明不在场弊端的一个鲜活案例。

片段2-1

来访者（以下简称“来”）：贝蒂·史蒂文斯

治疗师（以下简称“治”）：卡尔顿·布莱恩

来-1：（精疲力竭，坐在大椅子上，上气不接下气，开口道歉）对不起，我来晚了。你明白的，办公室有事，我走不开。

治-1：（点点头，安慰她）没关系，贝蒂，对此我也深表遗憾，但即使没有你在，我自己也开始了。

（除非治疗师有某种超感官知觉，否则这种回答简直是无稽之谈。来访者“不在场”，治疗怎么可能开始呢？这是个好问题，却没几个治疗师能回答得上来。）

来-2：（并未注意到治疗师回应的荒谬）那敢情好，布莱恩先生。我想和你聊聊上次我从这里走后产生的想法……可我太忙了，现在我不一定能想起来。哦，对了，那个想法是关于上次结束前，你说过的什么来着……我们来想想看，上次你说了什么？你还能想起来吗？好吧，不管它了。我也不知道为什么，最近脑子里总是一团糨糊……呃，不过我倒是想告诉你，下次我可能来不了，因为我妈可能要来看我。噢，我忘了跟你说……

（贝蒂就这样说了5分钟，显然是想弥补先前错过的时间。她几乎看都没看布莱恩先生一眼，只是一项接一项念着脑海里的待办事项清单，清单上的事情既没有连贯性，也没有递进性。那么，此时贝蒂到底在不在场呢？）

当然，我的这个例子有点极端，但的确有很多不够细心的治疗师，任由来访者长篇大论，却没有注意到她是作为一名记者在报道自己，而不是作为一个人在关心自己，在寻求对自己人生的更深层认识。如果治疗中仅有碎片化信息的传递，那么不能产生治疗效果，事实上这甚至是反治疗的。当来访者感到治疗师（通过暗示）鼓励自己专注于谈话内容，专注于收集有关自己的材料，并专注于“解决生活中的问题”，治疗就可能会出现不尽如人意的结果。

在场的发展

为了更好地理解在场的重要性，让我们跟随另外一位来访者的经历——从她的第一次会谈开始，一直到几个月后完全适应治疗流程。我们选择了在此期间的她的五次自我描述。从中我们能看到她在场状态的发展。

片段 2-2

来访者（以下简称“来”）：唐娜·戴维斯

治疗师（以下简称“治”）：伯特·格雷厄姆

来访者焦虑地坐在硬邦邦的等候室的椅子上，在心里反复演练自己要对治疗师说的话。她的首次自我描述，是想象自己在和治疗师交谈时的自言自语。

来-1：这段时间我感到非常害怕，以致无法集中精力工作，我害怕一旦我的老板知道工作出了问题，我可能就会惹上麻烦……（她停下来，环视着空荡荡的房间。）我可能就会惹上麻烦……呃……我和我父亲也总是闹矛盾……好吧，也不总是啦，可然后……（又停了下来。）和治疗师谈话是什么感觉呢？我不喜欢治疗师这个词，这个词让我恐惧。我是不是跟咨询师谈谈就好了？两者有什么区别吗？不，格雷厄姆医生是我的私人医生推荐的，他会帮我解答问题的。可他是个男人啊。我应该找个女治疗师的，女人会更加理解我……

治-1： 是戴维斯女士吗？

(一个声音打断了她的思绪。他是什么时候开的门？她感到不安，好像做错事被人发现了似的。她倏地起身，那本根本没看进去的杂志从膝盖滑落。她弯腰去捡时，眼镜又差点掉下去。在医生看来，她一定像个真的精神病患者。格雷厄姆医生向她走来。她笨拙地把眼镜戴上，把杂志扔在咖啡桌上，转过身面对着他。)

来-2： 是我。我是说，我……(可恶，这样说真的好幼稚！我平时不是这样笨手笨脚的，为什么现在我表现得这么蠢？)

治-2： 很好。我是格雷厄姆医生。(他微笑着展示出身后的那扇门。)为什么不进来谈谈呢？

(以此作为开头，让我们想一下，在接下来的谈话中，戴维斯女士三次告诉格雷厄姆医生自己来接受治疗的原因有什么差别。下面是每一次与自我描述相关的片段。)

来-3： (第二次描述发生在会谈的开头几分钟) 好吧，你知道吗，我没法工作……我的意思是自己大部分时间都没法好好工作……就因为有时候我会感觉……呃，你知道的，没法把事情做完……这倒还不是主要问题，真的，可是……

来-4： (第三次自我描述出现在谈话的第10分钟左右) 我感觉自己太容易被事情困住了。我的意思是，自己太杞人忧天了。我感觉我母亲好像就是这样，而我还没懂事时，就在模仿她了。你知道吗，这太让人难过了，我想找到原因，让自己别再这样下去了……

来-5： (第四次自我描述出现在谈话的第35分钟左右) 每当处于低谷时，我就会感到恐慌袭来。我试着去想恐慌的来源，可无论怎样想都没有头绪。我很担心，真的很担心。我老板太像我父亲了，他非常吹毛求疵，他一定会注意到……我很怕他注意到我不能胜任工作，可我又不知道……

（现在，我们直接来看 4 个月后，唐娜的第 32 次治疗会谈，她每周接受两次治疗。下面是她给出的第五次自我描述。）

来-6： 我一瞬间感觉紧张又焦虑。我也不知道为什么，只知道就在此刻，在我和你的谈话中，有什么事情发生了。我只想逃到一个地方躲起来，就好像自己会被抓住并受到伤害。我从未想过"似乎自己会受伤害"。啊！就在一分钟前，我和你说话时，那种感觉就这样涌现出来。我讨厌它们！真的恨死它们了！我想停止，我想……

唐娜·戴维斯所谈论的是自己陷入困境的内在世界。在这五次不同的自我描述中，她呈现了浮于表面、疏离的报告与直接浸入自身痛苦的体验之间的差别。还有一点值得注意，她第一次自我描述时，并未说出的那段内省过程。相比第一次见到治疗师时的自我描述，其方式更接近第四次和第五次自我描述。如果尝试在她的第二次自我描述那样的层次上进行治疗，那么必然浅尝辄止，也不会产生长久的疗效。而另一方面，第四次和第五次自我描述则显示出唐娜对于治疗师和治疗工作都更加投入了，并且准确地抓住了困扰自己的情绪。这样一来，一旦困扰出现，心理治疗的力量就能够直接产生作用。如果来访者的主诉还局限于疏离的报告中，治疗就成为一种抽象的练习。诚然，这种治疗方法能让来访者对自己有更多了解，但他们在生活中的所做所感，却基本不会发生什么深远的改变。

尺度的发展。回望唐娜·戴维斯的五次自我描述，我们能观察到它们是以几种方式，按照某种尺度分布的。以下是这一尺度中几个最显而易见的维度。

- 从疏离到坦诚。
- 从关心治疗师如何看待自己，到关注如何表达自己的内在世界。
- 从类似素材的重复报告，到对自己的内在探索。
- 从疏离的报告到对自己体验的情感关注。

有一个总结性概念能够囊括以上所有维度，那就是在场。[2]它让我们关注到一个人在某种情境下的真实性和完整性，而不是让我们作为一名旁观者、评论员、批评家或法官对自己作壁上观。唐娜·戴维斯在最后一次描述中对治疗工作的表达，比前四次都要真实得多。

高效的治疗师会敏锐地注意到，出现在自己面前的来访者有几分真诚。他也时刻准备着投入大量精力来帮助来访者更投入地参与工作。而这种对在场的关注，正是治疗的艺术性的主要基石之一。

在场意味着在一个场景或一段关系中，来访者尽自己所能，打算在多大程度上参与心理治疗。在场是通过提高一个人的敏感性的程度而表现出来的——这种敏感性既是内在的（针对主观自我），又是外在的（针对场景或场景中的他人），并且是通过将自己的回应付诸行动的能力表现出来的。

下面，我们将对在场的两个方面进行辨析：可达性（accessibility）和表达性（expressiveness）。显然，这两者在定义上是有重叠的，但对两者进行辨析也有价值。通常其中一方面会更明显，我们应该将注意力放在不明显的那一方面上。

可达性指在某种情境下，来访者打算在多大程度上让事情对自己产生影响。我们每个人都有防御他人的机制，可达性的实现要求我们减少这个防御机制。因此，可达性涉及人们对承诺的衡量。向他人敞开心扉，便意味着为彼此的关系投入了很多。

表达性则表示在某种情境下，来访者在何种程度上愿意让别人了解真正的自己，包括不加掩饰地表露自己的一些主观体验。这需要来访者付出一些努力。

在场及其子集，即可达性与表达性，都是范围，而不是非此即彼的过程。它们因涉及的人员、情境及目的、所讨论的材料以及很多其他影响因素，而不断变化。

来访者在会谈中的真诚度、对受到影响的准备程度，以及让他人了解自己的意愿程度，都是决定治疗工作能否真正产生效果的重要因素。[3]因此，我们要研究治疗会谈中产生的不同层次的在场情况。

对话的主要层次

莎乐美[⊖]（Salome）大概不是第一位脱衣舞娘，可无疑是最著名的一位。她的七重纱舞（Dance of the Seven Veils）在我们的脑海中萦绕了千年之久，也许在某种程度上，这是因为我们发现自己也有她那一层层的保护“面纱”。图 2-1 展示了这些“面纱”是以何种方式与我们相关的。

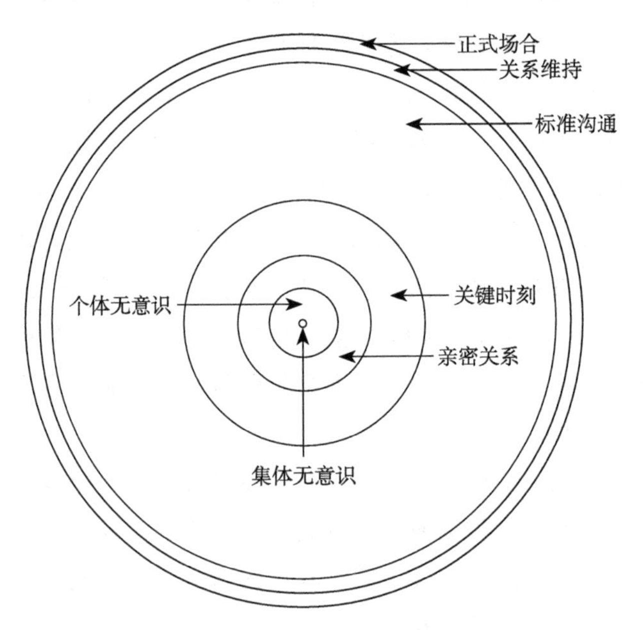

图 2-1 在日常对话中出现的七层“面纱”（对话的在场层次）

在图 2-1 中，这组同心圆环的相对大小可大致表明日常交谈中不同在场层次的出现程度。我们还要意识到很重要的一点，即圆的中心的那个圆圈很可能是呈现一切内容的源头。荣格提出的“集体无意识”概念表明，我们的一切经验都是整个物种范围内的一条纽带，它由古老的无意识知觉材料所构成。这是个很有用的概念，但我们也不必将一切都归因于它。很显然，我们都在不同程度上共享着上述古老遗产，正因如此，在我们的意识层面才会有各种现象产生。用图形准确地表示这一概念并不现实，因

⊖ 莎乐美是《圣经》中以色列希律王的女儿，她的故事后被王尔德改编为戏剧。——译者注

此，我选择使用圆的中心的那个圆圈来代表这一概念。

同样，对于个体无意识的规模到底有多大，我们除了猜测也别无他法，我认为个体无意识是每个人为生活中的每一刻带来的主观感知集合体，它出现在语言之前，并且受到压抑和克制，它在我们每个阶段产生的价值观、期望和认知中得到了证实。

在我对这五个层次进行描述，并展现它们在深度心理治疗工作中的意义时，图 2-2 便产生了参考价值，该图说明了各个在场层次在深度心理治疗中的相对重要性。在此，相比于一般的对话，图中的对话层次强调双方对治疗工作的沉浸程度。图 2-1 和图 2-2 的区别，揭示了治疗师为何需要发展出超常的精妙沟通艺术。

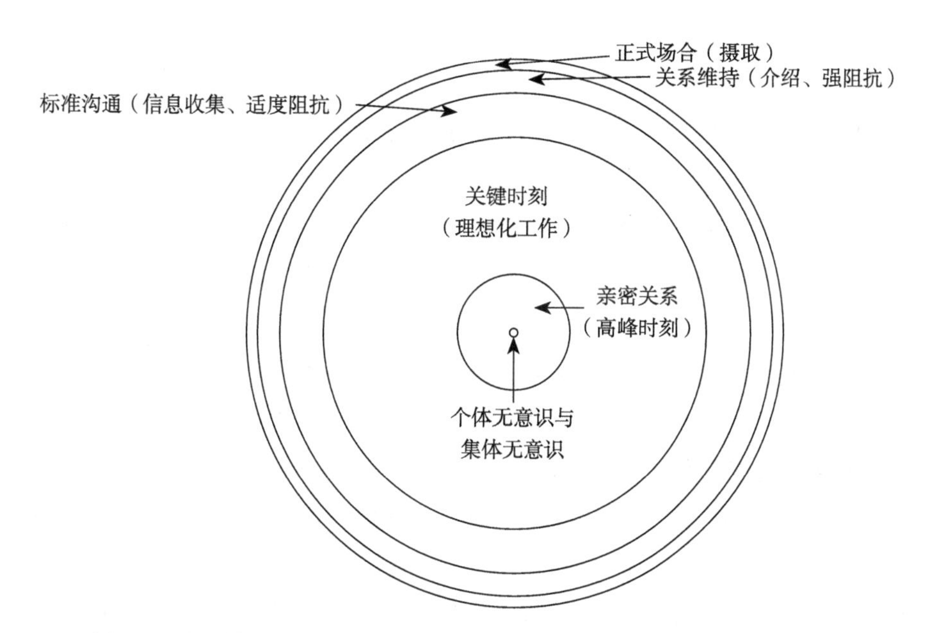

图 2-2 在有效的心理治疗的对话中出现的七层“面纱”(对话的在场层次)

第一层次：正式场合 [4]

在来访者首次进行会谈时，一切都是全新的，而且似乎经常充满威胁，因为在来访者与治疗师之间还没有积累起经验时，来访者会采用社会习俗来对待这样的时刻。这类模式往往被我们用来应对权威人物、以貌取人的人，以及那些我们努力给他们留下深刻印象并寻求他们青睐的人。

正式沟通是指人从客观方面进行的沟通，例如治疗师的个人简历写的是“卡尔顿·布莱恩，心理学哲学博士，毕业于斯坦福大学，美国专业心理学委员会的临床心理学方向认证医师……”所有这些内容（至少其隐含意义）都是面向来访者的。这就难怪来访者会将自己的担忧丢到一边，也试着透露与这些内容相匹配的信息：“我是伊丽莎白·富兰克林·史蒂文斯。你一定听说过我的父亲，他就是爱德华·富兰克林医生。我的丈夫是肯尼斯·史蒂文斯先生，还有……”还有人可能会说：“我有自己的企业，要我说，我们公司在业内还是很不错的……”

有时候这种刻意匹配带着伪装：“我可不相信这些神经兮兮的东西，但我的妻子坚持要我来，所以我才……”“我并不觉得自己真的需要到这儿来，你明白吗？我只是觉得自己应该在你的专业帮助下，把这些困扰我的问题弄清楚。”

在场的正式场合层次，其关键点在于可达性与表达性受到限制，因为人们在和他人接触时，要对自己加以限制，以维持正面形象。来访者要在对治疗师其人，以及对其行为倾向做出评估时，保证事情处于可控状态。

以个人形象为中心的沟通关乎自我意识，却无关自我表达。人们努力做到正确，并注意保持适当的语法、姿势和礼节。这导致治疗工作中的自主性匮乏，乃至缺位。

治疗师必须寻求一种有效的平衡。一方面，治疗师有必要充分配合来访者的行为，避免增加他的恐惧。另一方面，治疗师又需要将来访者从这种相对乏味的模式中拉出来。但治疗师要是为了到达更高层次的在场（例如坚持让来访者暴露一些难以启齿的素材）而操之过急，采用隐晦的方式强行打破来访者形式化的保护壳，往往会适得其反。

片段 2-3A

来访者（以下简称“来”）：贝蒂·史蒂文斯

治疗师（以下简称“治”）：卡尔顿·布莱恩

我们在本章开头已经认识贝蒂了，她在此并非我引入的新来访者。可是她由于自我意识中出现了被吞噬的感觉，又退回到治疗的正式场合。贝蒂想一下子把所有的话都说出来，说了几分钟后，布莱恩医生做了干预。

治-11：我感觉你为了弥补失去的时间，在强迫自己说得越快越好。

来-11：嗯，我想是的。这样是不是很蠢？可我只是在想，你知不知道我今天来这儿之前在想什么呢，还有……不止这些，还有我今天在家过得怎么样。你知道的，我和……

治-12A：你为什么不现在停下来，深吸一两口气，审视一下内心，问问自己今天到底想如何利用治疗的时间？

来-12A：嗯，我会的。可我得先告诉你……

治-13A：（坚定地打断道）贝蒂，首先请你深呼吸。

来-13A：噢……（她让自己不说话，安静下来，深吸了一口气。）是的，你说得没错。我确实说得太急了。（叹气道）我想，我只是感觉自己像个迟到的坏孩子，因此……

当然，对于不熟悉治疗师的来访者来说，治疗师这样做可能过于强势了。遇到这种情况，治疗师或许会像布莱恩医生一样测试来访者进入治疗前的准备情况（见治-11），来访者要是表现出没做好准备接受治疗师的帮助（见来-11），治疗师通常不会那么快就给出深呼吸的建议（见治-12A），更不会像布莱恩医生一样如此坚持（见治-13A）。

对于准备不够充分的来访者，不同治疗师可能会采用不同的模式。案例中治疗师的目标主要是帮助来访者集中注意力，减轻治疗进程中产生的压力。他对互动走向的改动足以说明这一点：在上述案例中，治疗师的前两个回答与来访者的第一个回答方向相同，但在接下来的案例中我们便能看到，由于来访者在来-12B中的回应变化，沟通的方向也将发生改变。

片段 2-3B

治-11：我感觉你为了弥补失去的时间，在强迫自己说得越快越好。

来-11：嗯，我想是的。这样是不是很蠢？可我只是在想，你知不知道我今天来这儿之前在想什么呢，还有……不止这些，还有我今天在家过得怎么样。你知道的，我……

治-12： 你为什么不现在停下来，深吸一两口气，审视一下内心，问问自己今天到底想如何利用治疗的时间？

来-12B： 我并不觉得那样做有什么好处。我现在没事了，而且想把脑子里的事情跟你说说。

治-13B： 什么事？

来-13B： 噢，是这样的，我或许不应该求助于当地的治疗师，因为我丈夫在当地很有名。我的意思是，他必须得考虑他人的看法。然后……可我又感觉自己不该为此担心，不是吗？住在帕洛阿尔托的时候我也是这样。你知道那个地方吗？医生，在那儿发生了一些事……

治-14B：（平静地打断）关于是否来看治疗师，你还有其他什么想法吗？

来-14B： 嗯，我不知道我是不是小题大做了，你明白吗？我的意思是，最近我总是无缘无故地哭泣。我知道这很蠢，但是……（通过这种方式，来访者进入了一个更深的层次。）

第二层次：关系维持

在处理完治疗中出现的新状况后，一些来访者能够很容易进入第三层次（标准沟通），但另外一些来访者需要一个过渡阶段。后一类来访者似乎很放松，随时准备好谈论自己担忧的问题，但很快他们就会表现得极为拘谨。他们可能会浅层地参与治疗、只回应客观事实的部分，或者直接让治疗师清楚地感到来访者并不在场。对这样的来访者来说，过渡步骤已经到来，即治疗进入了关系维持层次。

在这个层次下，治疗师有必要收集来访者的实际信息（年龄、地址、电话号码，并确保其保险覆盖情况），[5] 当治疗师发现某些迹象，让自己可以观察来访者的情绪反应时，这表明治疗已经进入更深的层次了。但是当这一切无法实现时，治疗师并不能急于求成，盲目地将治疗的参与度向更深层次推进。相反，治疗师对来访者在场程度的敏感性通常表明，要求来访者提供一些自己熟悉的信息（比如自己日常的一天、参与治疗的原因或教育经历）或许是很有帮助的。对于这些问题，来访者一开始的回答可能会流于形式，但很快就会表现出更高的参与度。一位娴熟的治疗师能够意识到何时产生进展，何时应该提升治疗的强度。

治疗师在可能具有治疗意义的话题（例如来访者的家庭情况、成员和就业问题，以及生活中的重要人物）中收集材料时，保持上述敏感性则更为重要。因此，这一步骤最好等到来访者做好准备、开放程度更高时再进行。否则可能会失去重要的治疗契机。

在治疗室之外，关系维持层次的沟通通常发生在我们经常见面但联络目的十分局限的人之间，比如经常帮我们擦挡风玻璃的服务站工作人员、超市收银员、邮递员，或者高尔夫球场的发令员。这样的谈话往往简短而随意，重点关注身边的事，常常是简单的问候。与之相反，在正式场合层次，人们对于外在的关注减少，自我表达依然很少。在该层次中，人们可能会开一些例行公事一般的玩笑，它们往往都不涉及隐私。

A女士：嗨，鲍勃，加满油，谢谢。

Z先生：没问题，海伦。最近家里怎么样？

A女士：很好。你呢？

Z先生：无可挑剔！

事实上，他们常常可能会胡言乱语。当然，也有时候会产生一些信息交换。

Z先生：油还够吗？

A女士：嗯，还够，你上周才检查过。

不过，此时人们关注的范围仍然很狭窄，即使是鲍勃的妻子病了，或者海伦的孩子惹了麻烦，两人的对话也就是上面这样。正如我们上面所说的那样，在治疗师的工作室中，第二层次的谈话无疑是正式场合层次和标准沟通层次之间的过渡。

有时候，当治疗工作持续保持高度情绪化，并且来访者需要在离开工作室前适度减压时，在场层次或许要朝反方向转变。在接下来的案例中，治疗师将向第二层次转变，以便帮助来访者重新面对外部世界。让我们看看下面的例子如何展示这一做法。

片段 2-4

来访者（以下简称“来”）：杰西卡·托马斯

治疗师（以下简称“治”）：莱斯特·布朗

来-1：……我之所以这样心烦意乱，只是因为意识到刚才表露出来的东西对我意味深远。我不敢相信自己那么多年来，竟然一直以如此混乱的方式看待事物，这样做对我产生的阻碍实在是太大了。（顿了一下）哦，可恶！我马上就要走了，可我的身子怎么晃晃悠悠，我恐怕站不起来了。（来访者此时显然已经处于关键时刻，也就是第四层次了）

治-1：慢慢来，杰西。你今天已经完成了很多重要的工作，应该试着做一点转变了。你一会儿要去哪儿？

来-2：你什么意思？问我接下来的治疗工作应该怎么进展吗？（对治疗师的层次变化感到困惑）

治-2：不，字面意思而已，我问你离开这儿之后要去哪儿？

来-3：（显然收敛了一些）哦，我要回办公室收几封邮件。（进入了第三层次，标准沟通）

治-3：最近工作顺利吗？

来-4：我想是的。我还是经常头痛，但没什么大事。（进入第二层次，关系维持）

治-4：一切尽在掌控之中，是吗？
来-5：是的，没错。嗯，我想现在我应该走了。

当然，关系维持也可能代表一种来访者拒不承担自我表达责任的形式：“好奇怪啊！医生，我也不知道自己最近有什么困扰，但只要你问，我就都告诉你。我们两个人一定能战胜这可恶的东西，我有信心。”这种明显的合作邀请，如果以一种随意而轻佻的方式表现出来，很显然预示着来访者正在回避真正的接触。

这种形式的第二层次在场是比较狭隘的，但只要谈话一方打破常规，谈话的层次就能改变。

Z先生（那个加油站工作人员）：你和你先生这个星期六来我家吃个晚饭怎么样？

或者，

A女士（加油站顾客）：鲍勃，能借我10美元吗？周五还你。

这样一来，对话显然就不在第二层次了！
要注意的是，对于借钱这一要求的回应，在前三个层次中均可能出现。

Z先生：我很抱歉，A女士，我们这里规定不能和顾客产生财务来往。（正式场合）

或者，

Z先生：当然可以（笑着），不如借你100万美元啊，我没那么小面额的零钱。（用一个小玩笑来完成关系维持）

又或者，

Z先生：乐意效劳，海伦。给你（交给她一张10美元钞票）。（标准沟通）

第三层次：标准沟通

“标准”这个词有“和往常一样”或“预料中”的意思，这也是我在此用它的原因。如图 2-1 所示，到目前为止，这种层次的沟通是人们在日常谈话中最广泛使用的。虽然在治疗过程中，治疗师和来访者都不太重视会谈中的标准沟通，但标准沟通的作用在咨询室中仍然非常重要。（注意该层次在图 2-2 中的面积。）

标准沟通在关注个人形象，以及参与表达内心体验之间找到了一个平衡点。图 2-3 说明了这一层次的对话是如何通过双方所交换的信息和谈话的内容进行下去的。因此这一层次的典型表现是真实但有限的个人参与，它们或许会反复出现，却不再是例行公事，其中冲突也通常较少。

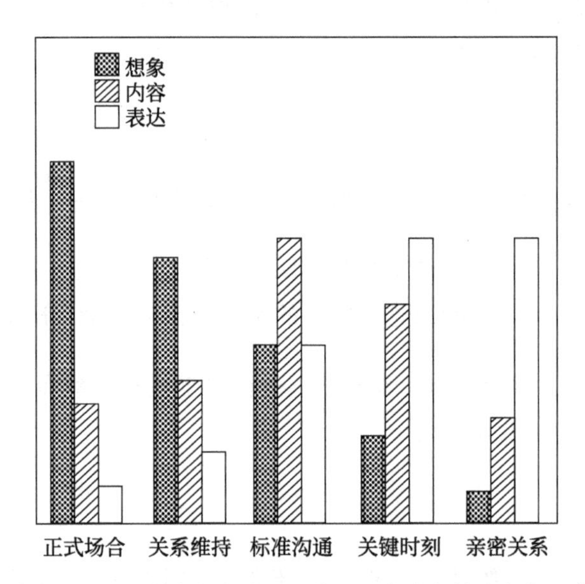

图 2-3 在治疗对话的不同在场与沉浸程度下，来访者关注意象、讲话内容，以及对内在体验表达性的对比图

如果一个人作为旁观者去一个办公室或商场，里面的其他人都是每天在一起工作的，日常对话也很顺畅，这个人就很容易发现这些人的沟通如何区别于第一层次的生硬问候，却也区别于第四、第五层次那样的深入而富有情感的会谈。标准沟通的特点在于，人们会直接针对当下的活动和问

题，使用大量的俚语和口语化表达。人们能够毫无困难地一边讲话一边倾听，他们也很容易根据自身需要，将私人话题与工作话题混在一起。

B 先生：嘿，老 C，给我 4 美元 20 美分，行不？

D 先生：老 B 总是缺钱花，不是吗？

C 先生：（向 B）好啊，没问题。（向 D）哎呀，别让他难堪了，他可能酒还没醒。

B 先生：（和 D 异口同声）你说谁呢！有个人上周醉得连记事本都找不到了（笑）。

D 先生：我也想度过那样的周末啊！我这个周末过得可糟透了。咦，502 号文件哪去了？我们带孩子们去海滩了。那叫一个人山人海！（B 将文件递给了 D。D 对 B 说）噢，谢了！

治疗师通过这一层次的沟通，可收集到事实信息和半事实信息（例如来访者的家庭成员的身份和性格、教育和工作经历、先前的治疗经历）。在收集这些材料的同时，治疗师也会对更深层次的情感和冲突线索保持敏感，尽管此时，治疗师的注意力可能会，也可能不会直接指向这些线索。一旦上述引导能够继续，治疗工作就很可能进入第四层次。

片段 2-5

来访者（以下简称“来”）：唐娜·戴维斯

治疗师（以下简称“治”）：伯特·格雷厄姆

治-11：你先生是做什么的？

来-11：他是史蒂文斯街市场的经理。

治-12：他觉得自己的工作怎么样？

来-12：噢，我猜还行吧。我倒不太喜欢他干这个，不过他似乎干得不错。

治-13：你对这种工作不太感兴趣，对吧？

来-13：是的，真不太喜欢。干这个需要取悦各种各样的人，管理那些无能的员工，真的可笑至极。

治-14：“各种各样的人”是指什么呢？

来-14：噢，你懂我的意思。你得时刻关注着那些人，否则他们就要骗你钱。你懂的，就是那些根本不想出去工作，就靠食品券过活的人。

此时，治疗师可以选择来访者持有偏见的某个领域，以此来探索这一偏见对来访者的个人影响，也可以借此继续收集信息。

在另一个案例中，我们又要回到本章开始时，片段2-3中的那个迟到的来访者。

片段2-6

来访者（以下简称“来”）：贝蒂·史蒂文斯

治疗师（以下简称“治”）：卡尔顿·布莱恩

治-21：你小时候家里是什么样子的？

来-21：就是很平常的样子。家里有父亲、母亲和姐姐。我没有兄弟，却总是希望自己有个哥哥。我姐姐比我大两岁，这也挺不错的。

治-22：你和家人的关系怎么样？

来-22：噢，我猜挺好的。你知道一般家庭的样子吧，我们家也有喜有忧。

治-23：那你认为家里是“喜”多，还是“忧”多呢？

来-23：这不好说，我猜和一般家庭一样吧。

治-24：听上去你不太确定？

来-24：好吧，我想我和家人相处得并不太好，我们不太亲近。

治-25：和他们每个人吗？

来-25：呃，和我姐姐还行（不安地换了个姿势），但和我爸就不太好了。

治-26：你想再谈谈你和你爸之间的事吗？

这里的治疗一直保持在标准沟通层次上（在对话 21 ～ 26 中高度凝练地展示出来），但随着治疗师问到来访者家庭关系的敏感领域，有关来访者更深层次的情感线索也暴露出来了（比如来-22 和来-23 中的限定词“我猜”）。显然，来访者在犹豫，是否谈论那些有其他意思的对话。治疗师对此给出了反馈（见治-24），而来访者也因此放开了一些（见来-24），这也使得治疗师有可能邀请来访者做一次层次上的转变。由于来访者此时仍然处于这段治疗工作的初始阶段，所以治疗师只是在追问中，为来访者提供了一些选项，并未猛烈地对其施压。

第四层次：关键时刻

如果治疗工作的目的是显著改变生活，那么双方在关键时刻这一层次，就需要展开很多努力。如果人们期待自己能够有持续的变化和成长，那么需要满足下面的基本条件：来访者自己真正让这些对话影响到她自己，来访者努力向治疗师表达自己内心的真实体验，治疗师真正在更深刻的层次上面对来访者。

上述直截了当的断言，不仅建立在长期的临床经验基础上，也建立在显而易见的逻辑上，一个不能全身心投入治疗的来访者，事实上在隐瞒自己的生活方式。为了说明这一点，我们可以对上面的对话片段进行如下想象。

片段 2-7A

来访者（以下简称“来”）：贝蒂·史蒂文斯

治疗师（以下简称“治”）：卡尔顿·布莱恩

治-26：你想再谈谈你和你爸之间的事吗？

来-26A：不了，毕竟都已经过去了。

治-27A：我可不觉得都过去了。

来-27A：该发生的都已经发生了，再纠结于此没什么好处。

治-28A：你真的想逃离家中的一切？

来-28A： 是的。我倒更想和你谈谈我是如何跟儿子相处的。他最近表现得有点怪，可我……

在此，来访者决心消除情绪，包括相关的记忆和感受。可讽刺的是，实际上她的所作所为，使得这些情绪继续影响她的生活并且让她感到不安。她在关键时刻层次上，避免更深层次的参与，当然，这种回避并没有超出治疗的范畴，我们将在本章后面的内容以及其他章节中，进一步探讨治疗中的阻抗。

“关键”一词，意味着做出改变。当我说起“关键”时刻，我们应该关注能发挥影响力的时刻与对话。“关键”一词意味着一个转折，意味着一系列事件中的某一阶段，在这个阶段上，未来的结果可能受到或好或坏的影响，也可能表现为其他重要的方式。对话若是能在关键时刻的层次上持续一段时间，有助于一方或双方在想法、感受、言语或行为上发生真正的变化。

在该层次的对话后，来访者会相比于此前表现出很大的改变。如果治疗师同样处于该层次，工作将进入非常理想的状态，治疗师会受到一定的影响，也会对来访者产生更大的影响。（我会在下一章探讨治疗师与来访者所处层次之间的关系。）

让我们来看看，这一层次的情感投入是如何让来访者发生转变的。下面，我们使用与上一个案例相同的情境，但这次我们假设来访者已经做好准备，积极地响应治疗师对来访者的层次做出转变的邀请。

片段 2-7B

来访者（以下简称“来”）：贝蒂 · 史蒂文斯

治疗师（以下简称“治”）：卡尔顿 · 布莱恩

治-26： 你想再谈谈你和你爸之间的事吗？

来-26B： 嗯，我想是的（顿了一下）。其实也没什么好说的。只是自从我进入青春期后，我们就在很多事情上有了分歧，他似乎总是疲惫而愤怒。他……（面露神伤之色）在我小时候根本不是这样的。

治-27B：不是哪样的？

来-27B：噢，大不一样。我七岁时，妈妈和爸爸为我办了盛大的生日派对，那时爸爸非常疼我。你知道吗，他在生日派对上为我扮小丑，他……还送了我一个吊坠，现在我还留着（开始流泪）。

治-28B：你只要想到父亲在你小时候与现在之间的差别，就会很难过，是吗？

来-28B：（流着泪）是的。他为什么会变呢？是因为我做了什么吗？似乎在他眼里，我做什么都是错的。

第四层次的典型特征在于情绪性不仅仅是针对回忆，还针对当下（可以把来-22、来-23，与来-27A、来-28A，或者与来-27B、来-28B 进行比较）。同样，来访者对过去（见来-26B）和现在（见来-27B）的内在体验进行描述的坦率程度，以及后一案例中出现的自问（见来-28B），显然都是参与度提升的显著证明。

该层次还具有其他特征。如图 2-3 所示，进入关键时刻层次对话的来访者，更关心自己的内在体验表达，而非为了给治疗师留下深刻印象而创造或维持某个形象。两人的对话在形式、节奏和情绪调节方面都更具多样性。例如，在提及一连串的认知时，谈话的节奏往往是迅速而流畅的，只有当新的素材进入意识后，他们才会产生一点迟疑。谈话的方式和语调也是很典型的，这些谈话表示了来访者内心真实的想法，但治疗师也没有被遗忘，只是成了来访者谈话背景的一部分。

随着来访者越来越容易知道自己内心真实的想法，并且可以随时清楚地感受到这种想法，来访者通常会使用更多的形容词和副词来表达这些体验的质感和色彩。俚语、感叹以及脏话都是很常见的。来访者身体会变得更加松弛，肢体语言会随着新感觉的出现而改变。

需要提醒一句：我们不能认为这些有关来访者深度参与的典型表现是一成不变的。人们在强烈沉浸状态的表现上差异很大。有人身体僵直，也有人身体放松，还有个别人会蜷缩身体，脸和身子也因此变得不自然。治疗师只有通过直觉，才能从那些试图假装或强迫自己在尚未准备好时，就想抵达这一层次的人中，筛选出真正沉浸于治疗中的人。[6]

通常来说，治疗工作进入第四层次的人，会完全专注于在场的表达性方面。此时的可达性就会相应降低，因为来访者的注意力全部集中在内心的洪流中。当然，在第四层次中，一些来访者也会表现出对这一重要时刻的充分接纳与吸收，他可能会不加筛选地，全盘接受治疗师的指导、问题或回应。

该层次的转变潜力。上述沟通方式是相互穿插的。这些对话过程中会有很多岔路，参与者一方或双方可能会在观点、态度与情绪上发生变化。我们在上文中追踪的来访者，正是抵达了一个隐蔽而未进入意识的选择点：如果她继续随着对于父亲的情感的变化，探索悲伤（与怨恨）的感情，便很可能对自己与父亲的关系产生别样的感觉。这种感觉可能好转，也可能恶化，总之她会受到影响。要是她选择离开这个层次，或放弃继续探索，则上述改变可能不会出现。通常来说，心理治疗会假设这样的探索将增强内在意识，相对而言，也会加深来访者的理解，提升其选择多样性。

抵达关键时刻层次。在下一章中，我将给出一些建议，以便帮助来访者深化治疗工作的层次。然而，在这里列举一些来访者的线索是有好处的，这些线索展示了他们如何从标准沟通层次转变到这一力量更强的层次。下面是一些最常用、易获得的线索。

来访者会……

- 不断重复一个话题或一种感受，即使自己在努力逃离。
- 往往在自己没有明显意识到的情况下，不断地重复某个单词或短语。
- 似乎想不起来一些原本非常熟悉的事情。
- 唐突地从自己口中的话题或感受上转移开。
- 莫名其妙地中断思路。

❀ 表现得坐立不安，或身体出现反常的僵直。

我们回到描述自己丈夫工作的那个来访者（见本章的片段2-5），就能看到上述一些行为。

片段2-8

来访者（以下简称“来”）：唐娜·戴维斯

治疗师（以下简称“治”）：伯特·格雷厄姆

来-21：我已经说过，我不喜欢他的工作，也不喜欢那些诡异的……呃，需要应付的人。我想我更喜欢内省型的工作。我的意思是，我虽然喜欢和人相处，但是……

治-21：但是什么？

来-22：但如果周围有太多人，我就不能集中精力。可我在工作中必须集中精力。一旦分心，所有灵感就会烟消云散。（顿了一下）我难以想象他是如何忍受市场里那些可怕的人的。好吧，那是他的难题，与我无关。

治-22：你有没有发现，自己反反复复地提及对这类工作的厌恶。

来-23：是的（停下来想了想）。唉，我也不知道，可我很清楚自己不会从事这种工作（停下来，似乎分心了）。我们是怎么说到这里来的？我都不记得自己为什么会想到这里……（短促地干笑两声）。我们本来在说什么来着？

治-23：你在说你丈夫的工作，你说他不得不忍受一些人，而你并不想和他们打交道。

来-24：那倒是真的。在我的专业领域，人们需要进行高强度的思考，才能得到想要的东西。如果一些可怕的老家伙来到我的周围，就会搞得我一团糟，最后我什么都做不了。

治-24：在你眼中，那些他必须应付的“可怕的家伙”，好像真的会让你心烦意乱。

来-25：你还别不信！我知道不该这样称呼他们，但真的……就在上周，他接待了一个疯狂的老太太。这个老太太向他要一大堆过期的食品券。她扬言要是不这样做，她就报警，或者写信给总统。你知道吗，他的态度非常好，但我就做不到。我肯定会马上让那个老太太停止妄想，真的！

治-25：唐娜，你总是想到你丈夫需要应付的那些人，对吧？

来-26：我没有……好吧，有一点吧。总之，我只想举例说明这份工作遭遇的状况。

治-26：你不想谈你丈夫的工作了，对吧？

来-27：对呀。他能干得很好，我们何不跳过这个话题，聊聊我为什么来这儿？

治-27：我认为很显然，在某种程度上，那些难应付的人与你来这里的目的有关。给自己一分钟思考一下吧，看看你脑海里会出现什么。

来-28：行吧，可我不觉得他们和我想倾诉的问题有什么联系，我想我……

治-28：等一下，唐娜，刚才那是你下意识的回答，你可以再给自己一点时间好好想想。今天到底是为什么，你总是想到你丈夫必须应付的那些怪事。在某种程度上，正是你想到这件事的原因，促使你敞开心扉，想要一探究竟。你不必逼着自己完全搞清楚。

来-29：（陷入了30～40秒的沉默，身体紧绷起来）嗯，呃……好吧，我……我也不知道。我真的没什么新主意，可是我有点疲惫了，不想再谈这个了。或许……

治-29：别说“或许”。让这种心累的感觉延续一会儿。

来-30：嗯。（沉默，双臂交叉，用手紧紧抱住手臂）我真的很讨厌这种感觉（沉默）。我一想起那个老太太和她那可恶的食品券……噢，我不知道（不耐烦地）。我……我很好奇要是我文夫拒绝了她，她会是什么感觉。哦，可恶，我根本没法从这件事里找到什么可说的！

治-30： 你很想摆脱现在的处境，但是很显然，这让你产生了不舒服的感觉。你能不能坚持一下，看看这种感觉让你想到了什么？

来-31： 嗯，我想我可以。（停顿）所以……你知道吗，我想起了我妈妈（表情僵了起来）。我不愿意想起她……我不愿意想起她可能在哪里，在做什么，或者她是不是……是不是有什么需要……（她的脸因气愤或痛苦变得扭曲）

第五层次：亲密关系

对于大多数人来说，亲密关系这个词的含义，并非字典上的解释能够穷尽。它隐秘地表达了热烈与情绪、感官与性感、裸体与性交，涉及个人，乃至私密之事。这些隐喻准确地表达了人们在第五层次的互动程度。这也导致了一些治疗师对它的回避。弗洛伊德的早期伙伴布洛伊尔，便因为自己对工作中亲密关系的维多利亚式厌恶（也可能是恐惧），中断了精神分析事业。[7] 直到今天，布洛伊尔的继承者仍旧认为治疗中存在亲密关系是不合时宜的，甚至是不专业的。

简而言之，我认为那些不涉及真正亲密关系的心理治疗或许会有些帮助，但永远难以达到一定深度，不能让人实现重大的生活转变。

本层次的特征。当两个人的联系已经抵达亲密关系层次，他们之间的可达性和表达性将实现最大化。在治疗场景中，这一层次意味着来访者深深地沉浸于内在体验的表达，以致他很少关注，甚至根本不关注关系维持（见图 2-3），此时他也会很容易接受治疗师的一切行为。此时，治疗师也会相应地接收来访者表达的全部信息。治疗师的感知和直觉会变得最敏锐。那些超越感官、心有灵犀的事，可能真的会在治疗中发生。

亲密关系是相互的，这是其最显著的特征之一，但来访者和治疗师对这种相互性的表现形式并不相同。当来访者在感受、想法和内在过程方面变得更开放、更有表现欲时，治疗师就不宜在言语上过于开放。相反，治疗师除了表现出最大限度地接纳来访者表达的信息，还要对来访者的体验给出回应，且通常允许来访者明显看到他对治疗师的影响。

在这样的参与程度下，我哭过，也笑过，我曾体验过深深的恐惧，也曾经历过巨大的欣喜，也曾因得知孤独和绝望的事情而痛不欲生，也曾因愤怒或性冲动而全身紧绷，还曾因来访者无限的勇气和潜在的智慧，而陷入长久的沉默。

亲密关系时刻会为持续一生的模式带来一种潜在的冲击，也会为一个人生存方式的重构带来希望，同时让人产生一种新的视野，看到更真切的存在。这一切，远不仅是亲密关系时刻的简单口头表达。来访者的主体性存在是一种至关重要的内心认识，而这种认识的结果，有着十分深远的影响。

值得注意的是，我并不认为亲密关系时刻本身是人们产生改变的动因。事实并非如此，相反，来访者只有在经历过这一美妙的时光后，才会不懈地努力，让亲密关系的时光为自己带来更广阔的视野，最终发生真正的改变。

以贝蒂在治疗中的亲密关系为例，她因父亲的变化而痛不欲生，为了抚平自己的伤痛而不懈努力。而今，自上次会谈（见本章的片段 2-7B）后，她再次回到了这一话题上。在这段摘录的一开始，她就从第三层次（标准沟通）推进到了第四层次。

片段 2-9

来访者（以下简称“来”）：贝蒂·史蒂文斯

治疗师（以下简称“治”）：卡尔顿·布莱恩

来-41：爸爸在我七岁生日派对上送给我一个吊坠，我知道我一直在想着这个吊坠。我不知道它对我而言意味着什么，但今天它又出现在我的脑海里了。

治-41：嗯。

来-42：我今天把它带来了，你看见了吗？（吊坠挂在她脖子上，她把吊坠向前拉，让治疗师看。）

治-42： 看见了，真好看。

来-43： 我知道那只是个给小孩子的礼物而已，可是……（抽泣起来）

治-43： 可是什么？

来-44： 可是它对我意味深远。（止不住哭泣）它……就好像……

治-44： ……嗯？

来-45： ……就好像爸爸……（流着泪）他从前那么爱我，他从前那么爱我，我深知他那么爱我（大哭起来）。

治-45： 他那时候非常爱你？

来-46： 嗯，那时候（哭声减弱，声音低沉，开始反思）。可后来我……后来……我做了什么？总之我做了一些事，让他不再爱我了，让他时刻都处于愤怒中。我到底做了什么？（又开始哭，表达抗议）

治-46：（压低声音，直接地）你到底做了什么，让他不再爱你了？

来-47：（止住哭声，眼神空洞，若有所思）是的……（努力回想）我做了什么？我到底做了什么？噢！

治-47：（没有说话，继续等待）

来-48： 我想我知道了。（又开始流泪，悲伤不已，她停下来，要不是还有内心的想法与感受，简直失去了意识。）

治-48：（继续沉默，放缓呼吸）

来-49： 我知道了（安静，平和而从容地）。我知道了，因为我变成了一个女人。

就在那一刻，贝蒂的身体开启了一扇大门，她意识到自己对很多事情都了然于心，只是很长时间以来，都没让自己去探究。她有那么多感受，以致无法用言语表达。那不断放大的内心视野，是她伤愈与成长的动力。在这样的意识中，某些时刻几乎不需要用言语表达。治疗师与来访者之间产生了非常亲近的感情，他们的头脑与身体都向彼此靠近，这样的触碰似有若无。真正的亲密关系时刻就来临了。

亲密关系的其他情况

埃里克[8]一再因为没有深度参与治疗而被面质，他愤怒地宣称自己难以忍受面质，因为这让他想起了父亲对他的压力。治疗师不止一次指出他在逃避，这更增添了他的怒火。在一腔怒火中，他和治疗师互相指责、对抗。两人都情绪激动，气氛一点即燃。这并没有导致治疗被迫结束；相反，来访者对自己的心理过程和情绪有了新的认识。

另一位来访者劳拉，她是位迷人的女士，她来时穿着紧身热裤和吊带装。她希望男性治疗师能欣赏她的美貌，赞叹她的性吸引力。她暗示对方，自己想产生一些实际的性接触。治疗师对其吸引力表示认同，也揭示了她的隐含信息，坚称她利用这些行为来阻碍进一步的工作，她总是想取悦他人，并微妙地控制局面。她变得更具挑逗性了，并暗示自己想脱掉衣服。治疗师承认这很令人兴奋，同时鼓励劳拉，用同样的勇气去处理生活中的问题。她当即泪流满面，渴望拥抱。治疗师握着她的手，却告诉她，自己不会拥抱近乎裸体的她，因为他要保证自己的头脑清醒。他当时的所作所为既带有敬意，也包含限制。来访者显然松了一口气，她的哭泣平息了，她也逐渐认识到，她自认为唯一能引起心仪男性重视的方面，就是自己的性感。

杰瑞是一位刚刚丧偶的老人，一直忙于与几个不同女性接触，并试图和她们发生性关系，但并不成功。治疗师指出来访者对自己接触女性的冒险经历的描述过于随意，且高度回避自己近来产生的孤独感。在这样的模式下进行了几次治疗后，杰瑞承认自己对独处感到恐慌，并身陷伤痛与恐惧，这令他痛苦不已。治疗师也在平行的层次上表达了自身的感受，两个人默契地沉默，静坐了一段时间。一小时治疗结束时，来访者平静地抱了抱治疗师，说道："我真的是太累了，没精力追求那些人了，放手能让我松一口气。"

亲密关系是关于直接体验的深层次分享。它并非表现为所说的内容，而是表现为来访者内在意识的深度，表现为来访者向治疗师敞开这种意识的程度，以及表现为，无论来访者用什么形式立刻表达出内心的想法，治疗师都对来访者保持开放并且产生共鸣。

虽然亲密关系时刻并不会一直存在，但是它总会来临。有时候，它可以占据一小时治疗中的大部分，但它最终会结束，这是不可避免的。如果治疗工作进展顺利，那么一切问题都会迎刃而解。而且来访者能将这种新获得的见解带出咨询室，带进自己的整个生活。

心理治疗师的旅程

现在回顾起来，我很惊讶于自己忽视了在场对于治疗工作的本质重要性。更令我诧异的是，忽视这一点的治疗师与治疗体系是如此之多。治疗师似乎常常过于关注来访者说出的内容，以及自己对来访者的内驱力和需求的先前构想，以至于忽视了自己和来访者之间的距离。

或许，这样的疏忽至少存在两个根源：一个根源是 19 世纪科学主义遗产的一部分，它由弗洛伊德以及众多先驱留下。他们倡导没有个体性的客观理念，以及在科学治疗中，医生在对待来访者时，仅需用耐心与必要的信息来满足他们。这些便是那个时代的理想状况，而且，这些状况直到现在仍存在于诸多方面中。

另一个根源则存在于对我们和我们的来访者极为普遍的客观化之中。其最糟糕的形式之一，就是我眼中的"侦探小说"心理治疗流派。在它们的观点下，我们会将来访者传递给我们的信息（神经症、问题、症状），视为某种信息的匮乏，而我们治疗师的工作，便是通过娴熟的侦查技巧来矫正来访者的信息。我们必须找到这种匮乏的历史根源，必须追踪这些问题是如何造成了现在的痛苦，接着将这一切告诉来访者，最后他们能够自然而然地被治愈。

虽然事实本不是这样的，但仍然有很多治疗师专注于谈话的内容。他们将自己的理论带入咨询室，并希望找到每一位来访者在理论体系中的合适位置。当他们获取到相关信息后，便将其传递给来访者，进而将来访者的任何反对意见都视为必须加以克服的阻抗，就好像来访者是个必须被好好教训的坏学生，必须通过上课被改造。在整个过程中，治疗师都不观察来访者在工作中专注的程度。这根本无关紧要。

当然，我确信这番话对某些治疗师来说，有些言过其实了。的确，有很多人并不符合这样的极端描述。可以肯定，敏锐的治疗师总会注意到在场或在场的缺乏，并在工作中关注这一点。然而令人诧异的是，"在场"这一概念在我们这一领域的相关文献中，受到的关注寥寥无几。

当然，一直以来治疗师都假定，与来访者的关系和在场程度可以相提并论。但实际情况未必是这样的。关系融洽与在场是两个完全不同的范畴，关系融洽涉及治疗师与来访者间的关系，但治疗师并不关注来访者对自己主体性的沉浸状态。同样，来访者的动机经常被许多作家和教师提及。然而，即使来访者存在动机，来访者也并不一定能真正在场。

更令人沮丧的是，我们经常对治疗师的在场情况缺乏关注，反而倡导客观性以及治疗性疏离。事实上，也有一些人认为治疗师的完全在场是一种反移情的形式！尽管淡漠或疏离的治疗，本身就是反治疗的，这意味着治疗师与来访者保持安全距离，但这对某些人来说仍是一种理想状态。这种教条传递出一种对与来访者保持亲密关系的恐惧，但是这些教条的倡导者的职业生涯，却和那些把亲密关系看成核心的领域密切相关，那么他们倡导这样的观点到底出于什么动机，实在令人匪夷所思。

客观性在所有自诩为公认科学范畴的学科中，都是一种毋庸置疑的范式。不过，它已经被人们尝试了近一个世纪，现在，是时候进入全新范式诞生的时代了。

我坚信，无论对于心理治疗、心理学、科学和社会，还是对于我们的整个时代，新的范式处于（且必须处于）对主体性进行认识的核心地位。主体性意味着一切。它在我们每个人的心里都是独立的、个人化的乃至有意识的。如此设想，无论处于个人、社会公共还是科学的视角，当我们面对偶然性、死亡或灵魂的问题时，这一范式都将在意图、勇气或恐惧中，处于中心位置。

关于这一新的范式，我们还能讨论下面这些话题。

- 人性是一切知识的核心。
- 知识不是一种外在事物，而是一种内在体验。
- 外在事物终究是种推断，是一个从众多潜在情境中挑出来的选项，因此我们认为，对外在事物的陈述总是片面的。
- 因此，为了了解外在，我们必须先深谙内在。
- 而且，无论我们对外在作何了解，它们都必须受到我们探索内在的工具的限制。

因此关于某些推论，我们可以做出如下断言。

- 内在真实才是最基本的真实。
- 当然，如果缺乏外在手段，我们也无法了解内在。（这是过去一个世纪徒劳无功的原因。）
- 内在知识是碎片化而自相矛盾的，也是非常不完整的。
- 还有很重要的一点，不能将外在的标准应用于内在领域。确定性、完整性，以及从模棱两可与矛盾冲突中解脱的自由感，都属于外在的标准，而对于内在，这些标准并不一定适用。

上述范式并不会让外在的科学或知识失去效力，它只会让人意识到知识或许将永远如此不完整。如果我们发展出更完备的内在知识，就很可能进一步发现上述知识与外在世界相匹配的方式。

The Art of the Psychotherapist

第3章

治疗师的在场与联盟

治疗师要想对来访者抵达在场的关键时刻层次的努力足够敏感，就必须把自己的主体性带入治疗工作。因此，要建立一种带有情感的治疗联盟，就需要治疗师自身持续在场。[1]

在本章中，我们要回顾可以帮助来访者获得更好的主体性深度的方法。同时，我们通过仔细观察治疗双方如何更开放地沉浸在他们的共同事业中，来说明治疗联盟的本质。

治疗联盟是几种力量的强力汇合，它能支撑带来人生改变的心理治疗的这种长期、困难且时常会产生痛苦的工作，并赋予其能量。对于来访者而言，治疗师这一概念并非一位远距离的观察者或技术员，而是一个完全鲜活的人性化同伴。从这个角度来看，我的观点明显与传统观点相对立。传统观点将治疗师视为一位技艺精湛的匠人，只是治疗过程的客观指导者。

从图 2-2 中我们能看到，在“关键时刻”层次上有多少心理治疗工作需要完成。治疗师需要牢记，这种沉浸常常难以获得或维持下去，对自己和来访者保持耐心是必须的。完成这项任务所必要的，正是某些最高水平的治疗艺术形式。

更有深度的治疗参与

尽管多数优质的治疗工作都发生在关键时刻（第四）层次，但我们不能期待直接进入这个模式；相反，在标准沟通（第三）层次，重要的准备性谈话往往是必要的。当然，在正式场合（第一）层次和关系维持（第二）层次徘徊并没有太多价值，除非来访者太过焦虑，以致任何深度参与都有可能摧毁他们的正常生活。（在这种情况下我们可能要问，带来人生改变的心理治疗是否值得冒这种风险。）一个极端是当来访者和治疗师在关键层次的治疗工作的效果很好时，他们很容易沉浸在亲密关系（第五）层次中无法自拔。

下面这些步骤或许有益于治疗工作。

- 治疗师为了会谈的进展而转交责任。
- 让看似外显实则内隐的内容变得明确。
- 深入探究主体性。
- 维持必要的治疗连续性。

此外，治疗艺术的另一些维度也有助于抵达并维持治疗的深度。其中最重要的几个维度如下。

- 关注来访者的情绪（第 6 章）。
- 抽象层次的转换（第 7 章）。
- 将阻抗暴露出来（第 10 章）。

治疗师为了会谈的进展而转交责任

咨询室外的寻常对话往往倾向于一种类似打乒乓球的形式。一个人说话后停顿；另一个人拾起话题，而后停顿；前者又继续，以此类推。在日常状态下，这样的对话没什么问题；然而在心理治疗中，这很可能具有反作用，心理治疗的目的是形成来访者的深度内在觉知。在这项事业中（尤其是在其早期阶段），治疗师常常需要尽可能保持少量的语词活动，以便来访者将注意力集中于自身的主体性流动上。

在早期的治疗中，治疗师需要经常收集某些要素信息，比如教育、职业、家族地位、医学问题、当前问题、职业安排。在此，我的个人经验就是利用一种简单的形式（见图 3-1）[2] 来保证这些材料的获得，以保证工作不会沦为日常谈话。这种简单的形式可以鼓励来访者承担更多的表述责任。一旦这项必要的任务完成，那就很有利于对话中的责任明确转交。

个人资料总结

日期__________

称呼：××女士／先生／夫人／小姐／博士______________________________

住址

地址__________ 城市__________ 省份__________ 邮编__________

电话__________ 年龄__________ 性别__________ 出生地__________ 生日__________

受教育程度

学校及其位置	日期	主修	辅修	学位及荣誉

其他受训情况

形式与地点	日期	主要涉及领域

图 3-1 个人资料总结

注：本图可以收集一些相对的信息，并解放治疗师，让其更关注主体性投入。（这张图片没有版权，想要使用的治疗师可以自行复制。）

现任岗位

职称　　雇主（姓名、地址、电话）　日期　　职责

__________　__________　__________　__________

__________　__________　__________　__________

你在这里工作了多久？__________你在此领域工作了多久？__________

以往岗位

职称　　雇主（名称、地址）　　日期　　职责

__________　__________　__________　__________

__________　__________　__________　__________

__________　__________　__________　__________

__________　__________　__________　__________

服兵役情况：军种__________　部队__________　军衔__________　日期__________

在美国国土之外的经历：地区__________　日期__________　参战？是、否　救援？是、否

婚姻状况

未婚（　）　已婚（　）　丧偶（　）　离异（　）

若你已婚，是何时结婚的？

____

若分居或离异，是从何时？

____

若婚史为一段以上，请写出每段的时间、离婚原因、孩子数量。

____

子女情况

姓名　　性别　　年龄　　学校与年级　　与你同住吗？

__________　__________　__________　__________　__________

__________　__________　__________　__________　__________

__________　__________　__________　__________　__________

__________　__________　__________　__________　__________

生活中的核心成员

姓名	年龄	受教育程度	职业	状况（如：健康）
父亲__________				
母亲__________				
姐妹__________				
__________				
兄弟__________				
__________				
配偶__________				

图 3-1 （续）

其他人______________　__________　__________　__________　______________

______________　__________　__________　__________　______________

______________　__________　__________　__________　______________

______________　__________　__________　__________　______________

______________　__________　__________　__________　______________

如果该成员现在与你住在一起，请在姓名前写“N”，如果已经去世也写出来。

童年情况

你的父母是否分居过？______________　如果有，分居了多久？______________

当时你多少岁？______________　当时你和谁住在一起？______________

你在小时候和父母以外的其他人一起生活过吗？______　和谁？________　那时你几岁？________

医生____________　地址____________　邮编____________　电话____________

最近一次心理治疗____________　上次体检____________　近期用药____________

最近亲属____________　城市____________　省份____________　邮编____________

之前的心理治疗状况

姓名	专业	城市	日期	频率	个人/团体治疗
________	________	________	________	________	________
________	________	________	________	________	________
________	________	________	________	________	________

你的主诉是什么？

____

____

____

____

____

____

____

你的介绍人是谁？______________________　关系______________________

保险状况

有保险与其他第三方为你承担费用吗？

有______　没有______　尚未确认______

如果你选择了“有”或“尚未确认”，请提供下列信息

保险公司______________________　政策______________________

评价（请提供一些可能产生帮助的有关自身或保险的远期信息）

____

____

____

____

____

____

____

图 3-1（续）

片段 3-1

来访者（以下简称“来”）：汤姆·弗里德

治疗师（以下简称“治”）：格温·布莱克

治-1： 汤姆，我们已经花了几次会谈的时间来了解彼此，并处理了一些细节问题。现在，我们准备进入治疗工作的主要部分，我想提议一种工作方式。你不太了解这种方式，但是从长期来看，事实将证明它很有效。

来-1： 我没问题，我们要怎么做？

治-2： 我需要你告诉我一些有关你自己的事情。告诉我更多信息，比如你为何来治疗，以及你所担忧的事情，这些担忧让你想到了什么。告诉我你的早年生活是什么样的，你对自己的未来有什么期待。我并不是要你将它们列成一个清单，这只是一些例子而已。总而言之，告诉我一些你担忧的、影响你的事情，只要是你能够想到的，或你在自己身上发现的，与你的担忧有关的任何事情。

来-2： 好的，可是到目前为止，我一直都在这样做，不是吗？

治-3： 从某种角度来说的确是这样的，但与我所说的还存在一个很重要的差别。到目前为止，你告诉我的事情大都是你已经了解的，此前已经想好的。现在，我想要你试着在自己身上对你的担忧进行更多的探索。还有一个差别在于，我不再会和你对话，否则会谈就会像现在这样，像这个咨询室之外人们的日常谈话一样了。我反而希望你花些时间来思考、感受、探索自己的内在，这时我不会过多干扰。我有时候可能会说点什么，有时候可能多说一点，但是大多数时候，你都只需要不断地描述你所发现的，有关自己内在的一切，而不需要等着我的回应。

来-3： 嗯，我不知道自己能否做到。我的意思是，我觉得自己分明已经告诉了你几乎所有我知道的、困扰着我的事情。要是你能对我发问，或许会很有帮助。

治-4： 当然，我理解你此时的感受。但是汤姆，你会发现你可说的东西远比你现在意识到的要多。我有时候的确会提一些问题，但是对你而言真正重要的，是你要试着不断地从自己的内在出发。如果我太过于主动，当你向内看时，我可能会阻碍到你。

来-4： 哦，不。你不会阻碍到我的，你会帮到我。

治-5： 我理解你对这种方式的感受，其实这没什么。现在让我们稍微试一试，看看效果如何。

来-5： 好吧……行，我试试。我完全不知道从何开始。你能给我起个头吗？

治-6： 当然。你能告诉我你现在脑海中想到的一切，比如谈谈过去两三个月的生活，是如何让你现在的问题如此急剧恶化的吗？

来-6： 好吧，就像我那天说的，实在非常糟糕。事情就是这样，我没法让自己……

在这个例子中，汤姆是一个典型的新手来访者，他很难理解这种工作方式。治疗师需要时不时用宽泛的提问，甚至重构的工作方式来给他一点支持。然而，通常的会谈结构（见治-2 和来-3）能为工作提供一个参照点，双方的注意力应该时常回到这个点上，直到这个点慢慢成为双方寻求治疗契机时的一种熟悉的方式。

来-11： 这倒很有意思，你只是坐在这里什么也没说，而我一直在喋喋不休。

治-11： 我知道，这可能跟你熟悉的那种咨询室之外的绝大多数类型谈话都有所不同。显然，这就是治疗中的谈话和日常谈话的不同之处之一。你应该记得我告诉过你这种方式，你得习惯一下，不过刚才你已经做得很好了。一旦你开始思考自己的生活，就像这段时间这样，那你只需坚持下去，看看接下来会发生什么。

倘若来访者还没适应这种方式，那么治疗师应该意识到一种强烈的阻抗正在浮现。那么，他便需要转而做一些针对阻抗的工作，如何做就看他的个人习惯了（相关案例可参见第10章）。

让看似外显实则内隐的内容变得明确

有一个很常见的心理治疗现象往往让新手治疗师很惊讶，即来访者可能生动地采用非言语方式表达了一些感受，治疗师却根本没有觉察到这些感受。有老生常谈的笑话。一位面红耳赤、拳头紧握的男人，愤怒地高声叫道："谁激动了？我才没有呢！"这个笑话正是外行所看到的这种模式。

倘若时机和遣词造句得当，治疗师用直白的词语来反映那些很明显、但还未被言语化的内容，这种行为能成为一种有潜力的治疗工作方式。

片段 3-2

来-A：我一直在尝试，但是……哦，可恶，从来都是老生常谈，翻来覆去，但是我还是得继续，还是得……

治-A：你厌倦了这种重复，但是你不能摆脱这种状况。

来-B：（长舒一口气）你明白的！（停顿）可恶。但不幸中的万幸，最终有人真正懂我了。

时机和遣词造句很重要。倘若它们能紧密地与来访者内在体验的流动相匹配，那它们很可能会起作用。如果对我们上面提到的那个发怒男人说"你真的很生气"或"是的，没错，你真的很激动"，那么这些话语便忽视了他的内在体验，而仅仅是一种评论的呈现。下面的对话过程则与此相反。

片段 3-3

来-A：谁激动了？（怒气冲冲、面红耳赤、身体紧绷）我才没有！

治-A：你想让我相信你没那么激动。

来-B：（强调道）我当然想。可是不起作用……

治-B：（轻轻地打断）你向我大叫，就是要让我觉得你并不激动。

来-C：（震惊）哼！是的，（停顿）是的，我觉得是的。嗯，也许我比想象的还要激动。

治-C：我们之间经常会出现这种情况。

上述片段的要点在于，外显的并不仅仅是激动或是愤怒，还有无意识。治疗师仅仅明确说出来访者的片面体验（激动），常常导致来访者的感受不能被理解，而且来访者可能感觉受到指责。

另一个案例的背景是一位女士得知丈夫的不忠而陷入绝望，坚持要求和我进行一次紧急会谈。

片段 3-4[3]

来访者（以下简称“来”）：詹妮弗·斯托德尔特

治疗师（以下简称“治”）：詹姆斯·布根塔尔

詹妮弗一直决心向我提供真实的、客观的信息，但我最终打断了她的进程。

治-1：你为什么不让那些想法顺其自然地出现呢？这样一来，我们便可以随着谈话获取更多细节。

来-1：好吧。（停顿、调整呼吸，冷静下来）好，那么……（停顿）。我想杀了我丈夫。（屏住呼吸，坐定）

治-2：（冷静而温柔地）你之所以在这儿跟我说这些，那你肯定对此还有些别的想法。

来-2：是的，如果我不杀了他，那我必须和他离婚。如果我离婚，我就会自杀。

治-3：这可是个艰难的选择。你慢慢说，跟我谈谈这件事。（声音拖长）

来-3：好吧，我试试……如果你问我一些问题，那我可以更有效率地给出你需要的信息，这样会更有用些。

治-4：当你刚刚说“需要的信息”时，你想到了什么？你想让我干点什么？

来-4：当然是给我一些合理的帮助了。

治-5：帮你干什么？

来-5：劝我别杀了我丈夫，噢！（抽泣了起来）

治-6：你似乎很惊讶地发现，自己根本不想杀他。

一旦将这一系列对话看成一个整体，我们就能明白如何让始终内隐的内容变得明确。这么做可以在总体上推进治疗工作的进度。在这一案例中，这么做也有利于让来访者容易达成某种“非暴力的合作”。治疗师使用谈话早期的一个回应（见治-2），最终让话题转向来访者还没有意识到的、她自己不愿杀死她丈夫的动机。然而很明显的一点是，来访者还没有完全认识到自己的这种感觉（见来-2）。因此治疗师有必要帮助来访者更深刻地认识到这种感觉（见治-3），并对她的认可度进行测试（见治-4）。来访者的回应（见来-4）仍然很模糊，但是她并没有逃避，治疗师（见治-5）让她开始了自我暴露（见来-5），并明确（见治-6）了她的动机。

深入探究主体性

我们所看到的这些反馈是极好的例子，它们展示了逐渐深入到主体性中的方式。在我们以这种方式处理治疗中的内隐内容时，我们实际上是将来访者的内在生活外化了。当然，要实现这一点还有很多其他方式。下面的片段3-5的内容是治疗师对来访者的同一陈述产生的四种不同的回应。注意对比这些回应对来访者接下来要说的内容所产生的影响。

片段3-5

来-1：他们总是下流地对我评头品足，对此我很生气，我明明可以当着他们的面说出我自己的看法（停顿，表情变化）。但是我很怕承担这么做的后果。

治-A1：他们是怎么说你的？

治-B1：你对他们感到生气，是吗？

治-C1：你会对他们说什么呢？

治-D1：当你想要告诉他们时，你感到害怕了。

第一个回应（见治-A1）停留在来访者所关注的体验表面。它只是处理了来访者给出的（假定）客观报告。表面上看，第二个回应（见治-B1）

更主观一点，因为它提到了感觉。但还是应该注意，它在事实上还是客观的，因为来访者要应对的感觉出现在过去。即便这些感觉出现在一分钟之前，而且可能被重新唤起，但它们是在此刻的主体性中出现的，已经是其他的感觉了。治疗师询问来访者当时想要说出自身看法的冲动（见治-C1）的时刻，也同样发生在过去。只有最后一个治疗师的回应（见治-D1），才是在直接寻求与即时主体性的联结。

真正的主体性几乎总是具备如下性质，它们或内隐或外显。

- 第一人称。
- 现在时态。
- 充满感情的一面。
- 有意向与指向。
- 谈话内容和即时体验相一致。
- 在感受和感知方面的修饰词较少。
- 抽象性更低，更具体。

倘若其中某些性质没有出现在来访者的回应中，这可能代表着来访者正在使自己客观化，并且此时他很可能需要帮助，从而变得更加中心化，并走向更深刻的层次。治疗师对其进行帮助的方法，可能在于强调来访者回应中的某些缺失的性质。想要展示出这一点，那就让我们继续同样一段对话，并且假设治疗师用治-D1的方式进行回应。让我们从来访者最初的回应开始，以便感受对话中的进展。

片段3-5（续）

来-1： 他们总是下流地对我评头品足，对此我很生气，我明明可以当着他们的面说出我自己的看法（停顿，表情变化）。但是我很怕承担这么做的后果。

治D-1： 当你想到要告诉他们时，你感到害怕了。

来D-2： 当然，你难道不会吗？

治 D-2: 我们要关注你感受的方式。

来 D-3: 好吧，是的，我的确感到了某种迟疑。我的意思是，你永远不会知道人们接下来会做什么。

治 D-3: “某种”？你似乎不太确定。

来 D-4: 嗯，好吧，我猜也是这样。我的意思是我的确感到迟疑，可我不知道自己应该做什么。

治 D-4: 我体会到了你的迟疑，因为你已经在迟疑了，并且一直用“某种”“我猜”之类的词。你此刻有什么感觉？

来 D-5: 当你用这种方式来督促我时，我感到了恐惧，我不想要这种感觉。

让我们来看看主体性的缺位是如何体现在来访者的话语中的。来访者转换成了第二人称（见来-D2），这暗示着一种防御需求。这种回撤后来更加明显了（见来-D3），来访者将自己从生活情景中抽离（“人们”），并且引入了一些修饰词（“某种”和“我的意思是”），这揭示出来访者犹豫是否直面这个问题。治疗师在此依据来访者的阻抗工作，挑选并反馈了他主观体验中的一些线索（见治-D2和治-D3）。在来访者触及自己的无助感（见来-D4）之后（此时来访者还是需要另外一些修饰词），治疗师更即时地对来访者进行面质（见治-D4）。这导致来访者发现此时此刻出现了恐惧的感觉（见来-D5），并且认识到了自己在面对这种恐惧时产生的阻抗。来访者对治疗师的生气是一个绝佳的信号，表现出来访者当时的在场程度更高，并且或许能为此刻的或接下来的工作打开局面。

维持必要的治疗连续性

有经验的治疗师会认识到很重要的一点：他会强调维持一个话题或体验的维度，而非任由对话及其过程飘忽不定。通常来说，治疗师允许一个初始安定阶段的存在（对于大多数来访者，这个时间从一分钟以内到十分钟或十五分钟不等）是很有价值的，在这个阶段之后，我们就要确定一个主要话题。[4] 这个话题需要双方探索一段时间。这个主要话题可能是来访者此刻最为关注的担忧，可能是需要表达和接受的情绪集合，可能是几次会谈中反复出现的关注点，甚至可能是某些治疗师认为需要进一步分析的阻抗模式。

我从自己的来访者中挑选了几个类似的话题案例，它们或许能更清楚地说明这一点。

> 最近，一位来访者[5] 意识到他会讨好所有人，满足他们的需求。如今，只要这个特点呈现在她与别人或与我的关系中，我就会做出反馈，并将这个特点放大。
>
> 我不断地向另一位来访者[6] 表示，他正在持续使用大量修饰词和模糊的概括性表达，这导致我难以理解他当下的内在经验。
>
> 因为我准备请一段时间的假，所以一位来访者对我不满。对这种不满，他只是进行了暗示，而我却总指出他的逃避。
>
> 一位来访者在上次会谈的结尾时才说，他需要将会谈频率降低到每周一次。今天，我一开头就质疑了他的这个决定，并提出他上次是一个小时快结束时才说的。他试图迅速对此做出解释，并且继续谈论其他问题，而我则拒绝转移话题。

让我们看看最后这个例子。

片段 3-6

来访者（以下简称“来”）：戴维·辛德尔

治疗师（以下简称“治”）：詹姆斯·布根塔尔

治-1： 很明显，你对于把心理治疗减少到每周一次感到不舒服。

来-1： 噢，我的确不喜欢每周只有一次，但我别无选择。我支付不起来这里这么多次的费用。

治-2： 你别无选择？

来-2：也不完全是。只是我工作太忙了，而且我老板不希望我多次中途离开。好吧，我想跟你谈谈，昨晚我再次陷入了和詹尼斯的冲突。

治-3：你又一次逃避了你对治疗、对生活的投入。

来-3：噢，别这样。不是这样的，如果我付得起钱，我恨不得每天都来，如果……

治-4：戴维，你仅仅觉得更改会谈频率是个小问题，一个你不愿意认真审视的问题。我可不这么认为，我觉得这是个大问题。

来-4：我本想早点告诉你更改会谈频率的事情，但是我们之前的会谈都是从别的事情开始的，我也不想抓着这个话题不放。

治-5：你的意思似乎是自己陷入了某种麻烦，因而需要一些借口。

来-5：噢，不，不管怎么说。我现在不想说这个。

治-6：哦！你完全是在逃避这件事，不是吗？

来-6：不，不，（声音很轻）如果你想继续谈这个话题，那就说吧。

治-7：戴维，好像这是我在接受治疗，我们在谈论的好像不是你的生活，而是我的。

来-7：噢，这确实很重要，但我无法改变这个事实。（随意地）我只是略微打破了常规，你明白的。

治-8：不，我不明白。

来-8：这个问题很严重吗？（处于被激惹的边缘）我只是想要减少会谈频率……

治-9：一开始你说得那么轻描淡写，而现在，你好像出现了其他的感觉。

来-9：（挑战的语气）好吧，好吧。我是怎么说到这儿的，让我们言归正传，好吗？

治-10：现在，你正试图把责任推给我。你是真的想来这儿吗？

来-10：当然，我只是不知道该怎么办。

治-11：我不这么认为。我觉得，你并不只是想减少你来这里的频率，而是试图不把自己的情绪放在这里，即便今天你的身体在这里。

注意，我没有简单地在一两句陈述后，就任由话题转变。更重要的是，我不允许他找借口，企图让我们的谈话偏离重点，重点是他在逃避自己对治疗的投入。这种紧密的追踪和频繁的面质，最好用于那些已经基本上投入治疗的来访者，他们已习惯了在关键时刻的层次工作，并且出现了降低投入程度的倾向。

治疗师自身的交流层次

我在此主要讨论的是来访者的在场，但很明显，这和治疗师自身的可达性与表达性也有关系。回忆一下我们之前讲过的围绕着自己的七个圈层（第28～29页）。图3-2用图形表现了治疗师和来访者两者的极浅层次的在场（关系维持层次）。正如上文所述，这并不是一种真正的治疗参与。图3-3展示的是一种更为紧密的互动，双方都在关键时刻的层次工作。这才是真正的治疗联盟。[7]

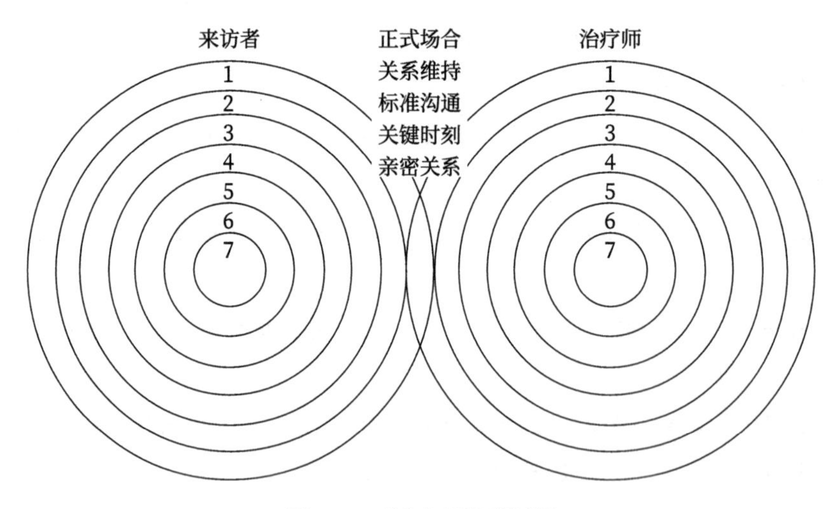

图3-2 对话中的浅度沉浸

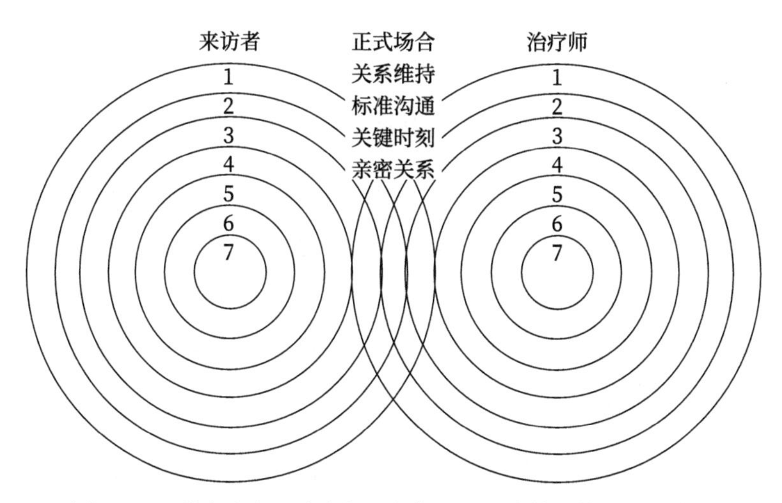

图 3-3　一种来访者和治疗师双方都沉浸的有效工作的治疗关系

当然，来访者和治疗师并不总是处于同一个层次，但我们往往希望他们尽可能地向彼此靠近。相比之下，图 3-4 展示了某些治疗师更偏爱的情境，可是在我的经验中，这种情景主要适用于短程、操作性的治疗取向。那些想要在几个月甚至几年里产生重大人生改变的来访者，通常愿意，也需要在这项工作中拥有真实的自我模式。这并不意味二人说话内容的趋同，而意味着治疗师真正具有可达性和表达性。

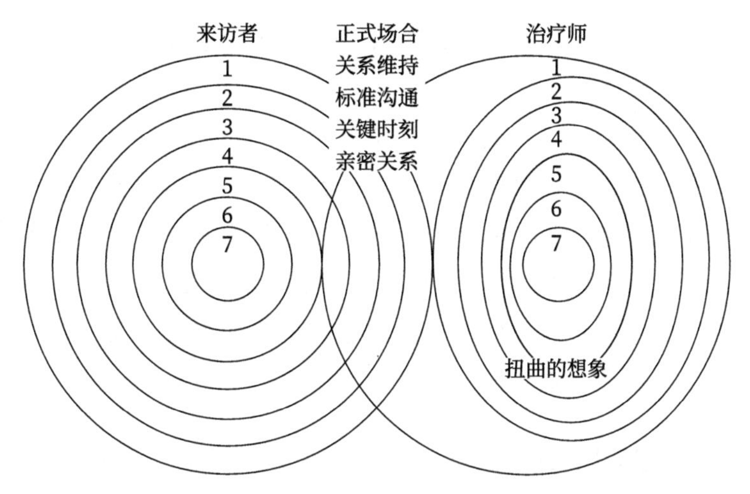

图 3-4　治疗师没有全情沉浸到对话中，只有来访者全情沉浸到对话中

提高治疗师对趋势的敏感性

当治疗师在倾听来访者时，会发现如下需要关注的问题。

> 倘若我们的谈话如此继续下去，那么来访者的沉浸程度会更深吗？来访者是会自发走向一个可以更有效地处理其问题的层面，还是必须由我进行某种干预以促进这种发展趋势？在他的回应中，是否暗示着自己正受到威胁？我是否需要改变自己的参与方式，从而减少他从参与状态中撤离的可能性？

尽管这些问题很少会像上述例子一样进入意识，变得显而易见且数量众多，但它们仍然含蓄地描绘了治疗师的某种尝试，即对交流模式的趋势保持警惕。当治疗师不断地对来访者的参与程度感到诧异时，治疗师就很难有效地进一步推动治疗工作。

我们要学会从充满交流的参与过程中体会到对话的趋势，这种参与的目的往往是捕捉到当下发生了什么，捕捉到产生在我们视野之外的那些微妙且以非言语为主的暗示。倘若处理得当，这将有助于治疗师形成一种有关自己形象认同的直觉，进而找到一种有效的干预形式。

- 我（治疗师）刚才忽然感觉，我说到自己的经历引起了你（来访者）的厌烦。是吗？
- 我们在谈论这个问题时，你（来访者）正在进一步探索对此的感受，这似乎让你很吃惊。我（治疗师）这样理解准确吗？
- 你（来访者）刚刚说话的时候，你的语调中隐含了某种感受，我（治疗师）之前没有意识到这一点。你能跟我谈谈吗？
- 我（治疗师）有种感觉，我刚才说的话没有抓住你（来访者）的内在感受，是这样吗？

显然，上述问题的前提是双方的稳定关系，以及至少处于标准沟通的在场层次。只有基于这些条件，并且治疗师提这些问题的方式也体现出对来访者真正的关注，并欣然接受来访者的坦率回应，治疗师的干预才可能得到来访者的重视，并且治疗师能够继续得到来访者坦率的回应。但是，治疗师必须真诚地对来访者保持开放，这样治疗师才能真正地准备好倾听来访者，并（至少是内在地）反思自己是否误解了来访者。

心理治疗师的旅程

我第一次真正作为心理治疗师是在第二次世界大战期间，当时我还不是军医院里一位正式的心理学家。我当时的任务是和一位年轻士兵“聊天”，他刚从太平洋上惨烈的塔拉瓦战场撤退回家。根据记录，他遭受着“战斗疲劳症”之苦。他紧张、易怒、疲倦、痛苦，他想找个人聊聊。我把他从开放病房带到我的小工作室，并且鼓励他跟我聊聊。

在那三个半小时中，他让我经历了恐怖的事件：“噪声从没停止……到处都是血……穿过这可恶的横尸遍野的岛……在他抬头看时，我开枪杀了那个人……可恶的大爆炸……日本人还不投降，气死我了……我就是一块行尸走肉……噪声永远不会停了……”

他宣泄着痛苦、恐惧、自我厌恶、对军队和世界的愤怒、绝望、对自己可能会被送回战场的恐慌，以及战前生活的琐碎。最后，我们两个人都精疲力竭——反正我是这样想的，因为我自己累得不成人形。我的来访者声泪俱下地感谢我，我对自己的新治疗技巧也感到相当满意。

来访者回到病床 30 分钟之后，负责那个病房的精神病医生就过来叫我。他很愤怒地说道：“你到底对琼斯干了什么？自从他来这儿，我还是头一次不得不关他禁闭！”

因此，我认识到了不受控的宣泄是强大而危险的，也第一次对主体性的深度有了强烈的认识。

自那之后的 40 多年里，我一直在探究，试图理解那个神秘的领域。我从前并不知道这是我长时间以来的追求，但如今这一点变得越来越明显。现在，我有了更丰富的词汇来表达我所追求的东西，但是我仍然不知道它的全貌，我甚至怀疑自己是否有机会知道。主体性、无意识、我们的最深层次都只是些修饰词。它们并非指向同一个方向，但是其中有足够多的共同点，这让我感觉自己的研究有了一些进展。

作为一名心理治疗师，我一直致力于长程的、关注来访者内在生活的治疗工作。这种工作致力于探索存在的本质，而且它有可能唤醒我们沉睡的内在潜质。有时，它甚至能带来重大的人生改变。这项工作的领域，正是我一直追求和探索的主体性。

多年以来，我对这项研究产生的多种辅助手段进行了取舍。我之前舍弃了几种测试（标准测试和投射测试），因为尽管它们能阐发一些有关来访者的很有价值与启发性的理解，但它们最终让来访者变成了研究的客体，而非我事业中的同伴。我开始相信，只有通过真正关注主体性，并有一位动机强烈的同伴，我的探索才能产生整体进展。

本书描述了我目前很受用的几种方式，它们有助于推动来访者接触到自己的内在资源，有助于将治疗师的存在植入来访者最本真的存在。这些方式中最重要的一种，莫过于帮助来访者完全专注地、全身心地投入治疗工作。

第4章

人际压力

无论什么时候，只要我们与人交谈，就会有意无意地想要改变些什么。我们可能想要改变我们自己（例如改变我们对对方的理解，改变我们对谈话中接下来需要做什么的不确定的感觉），也可能想要改变他人（例如改变他对机遇的看法，改变他在发生人际冲突时容易困惑的倾向）。我们所寻求的改变可能基于感受、想法、言语，也可能基于行动。为了带来改变，人们已创造出大量具有影响力的媒介。在这里，我们自然会将注意力集中在治疗性谈话的媒介上。

治疗师为了鼓励来访者探索自己的主观生活，会密切关注诸多线索，也会将自身的诸多面貌展现出来。最明显的谈话媒介，就是我们对自己用词和表达方式的选择。这一系列引起改变的模式，便是人际压力。

本章对人际压力的作用进行了描述和说明。我在此采用一张钢琴键盘的图片来比喻压力的多种方式和强度，并提出我们认为的四种人际压力模式：倾听八度、引导八度、指示八度和要求八度。

人际压力与治疗师试图在多大程度上影响来访者在谈话中想什么、感觉什么、说什么或做什么有关。影响的目的千奇百怪。治疗师或许是为了对来访者的早年生活有更多了解，或许是想让来访者对自身被压抑的情绪产生更深刻的了解，或许是想帮助治疗师自己在进行预期中的解释时更加自信，或许是为了鼓励来访者对治疗工作担起更多责任，或许是为了让会谈更加亲密，也或许是为了给治疗师或来访者带来各方面的改变。理论上，这些改变会让会谈中的一方或双方获益。

压力是一种操纵吗

治疗师使用人际压力这种尺度，并不一定希望操纵来访者，或者将来访者变得客观化。当然，压力的确可以用来操纵人，但人际压力的操纵性只是其使用者意志的产物，而非其本身固有的品质。

经过充分理解后，我们会发现压力是各类人群互动的总体特征。有时候，我们会认为任何影响他人的行为，都是对他人自主权的入侵与冒犯。可这简直荒谬绝伦。当我们重视他人和我们之间的关系时，我们便会关心对方的行为与体验，并将我们在意的问题转化为一种试图帮助他们的方法。因此，我们对他人施加压力，这表明这个人对我们很重要。只有对漠不关心的人，我们才无意施加任何影响。

压力的形式多样，等级繁多。下面举个例子：对于同一个来访者的陈述内容，治疗师可能产生四种回应。这四种回应的不同之处在于对方承受压力的强度。

片段 4-1

来访者（以下简称“来”）：乔伊·林德赛

治疗师（以下简称“治”）：乔·布里奇曼

来-1：我告诉他，他对我的诸多抱怨，让我感觉厌恶而且疲惫，要是他再这样，我就搬出去，并且……（她的声音渐渐低沉，看上去很不舒服。）总之，无论如何，我感觉自己是时候抗争了，而且……（她再次垂头丧气，不安地坐在那里。）

治-1A：乔伊，你刚才看上去很痛苦。你到底怎么了？

治-1B：嗯。（好奇地等着。）

治-1C：如果你每次感觉不舒服的时候，都这样克制自己，那么治疗对你起不了任何作用。

治-1D：你能告诉我，在你又一次像这样泄气时，你的内心感受是什么吗？

那么，什么样的回答才恰当呢？

显然，你可以说四种回答都对，也可以说它们都错。这取决于其他的影响因素。比如，如果这发生在初始访谈的最初几分钟，治疗师或许应该耐心一些。但是，如果这是治疗师与乔伊的第 37 次会谈，乔伊却还在不断阻止自己表达内心涌现的任何情绪，那么治疗师坦率地面质乔伊（见治-1C），或许更能接近治疗目标。要是会谈发生的时段介于初始访谈和第 37 次会谈之间，那么适时地直接关注乔伊的感受（见治-1A），或提议让她透露内心体验（见治-1D）也许更有效。

综上所述，上面这种尺度，其范围从高度放任乔伊继续随心所欲，到对乔伊想要说的内容进行强有力的扭转干预。这种尺度就是人际压力，它描述了我们在和他人交谈时，向对方施加压力的程度，我们试图影响他人的感受、想法、言语或行为，从而使它们与我们什么都不说时的情况有所不同。

从人际压力尺度的角度看来，治-1B 施加的压力最小，治-1D 次之，接着是治-1A，治-1C 施加的压力最大。因此，一开始我们就应该清楚：这并非是检验好坏的方法。心理治疗中存在着各种程度的人际压力场合。而心理治疗的艺术性，便在于了解治疗师施加压力的程度、时间以及方式。

人际压力的钢琴键盘

想象一下，治疗师的不同回应便是钢琴键盘上的不同“琴键”，如图 4-1 所示。为了契合这一比喻，我们可以将人际压力的总体范围分为四个八度。在钢琴键盘上，前一个八度的第八个音，与下一个八度的第一个音是同一个音。此处强调的是人际压力这种尺度的各部分之间没有明显的分界。同样，我们需要记住，各部分间也有很多过渡地带。我们可以将这些过渡地带看成钢琴键盘上的黑键。

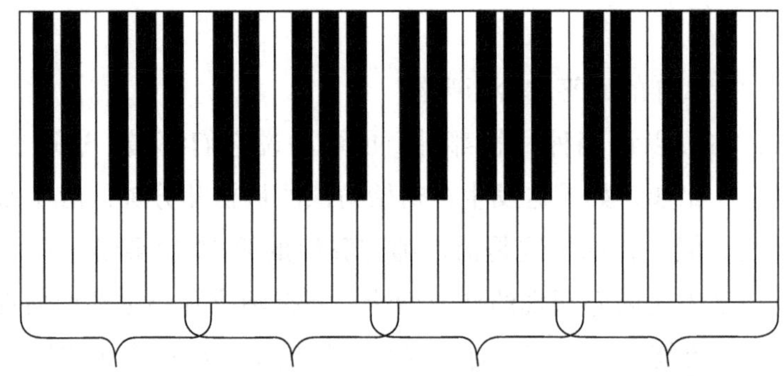

图 4-1 人际压力的钢琴键盘以及压力强度的四个主要八度

每一个八度内的回应所带来的影响，力度大致相同。因此，我们把第一个八度看作倾听，第二个八度看作引导，第三个八度看作指示，第四个八度看作要求。其中，第四个八度要求来访者做出改变，所以是最强烈的。这几个词是该八度内的典型特征而非严格限定，因此在特定八度内，并非每一种回应都符合上述特征。

语言和非语言

我们在第 1 章梳理过，我的大部分建议都涉及心理治疗的语言层面。这一层面最适合在书中进行文字交流。但我们必须清楚地了解：非语言交流是实际对话中固有的，并且至关重要。敏锐的治疗师知道自己的身体语言（包括面部表情、手势、姿态以及言语模式）在与来访者交谈时非常有效，他们也会敏锐地观察来访者在这些方面上的沟通。

当我们从概念层面讨论治疗师各种回应的压力强度时，这些关于非语言交流重要性的观察有着特殊的意义。在实际临床运用中，任何特定的回应都可能通过这种方法上的某种方式进行表达，方式的采用十分自由。通常来说，伴随我们语言出现的非语言信息，会导致我们施压程度发生变化。比如沉默作为最低音的一个琴键，有时候却表示非常大的压力。

来访者 A：医生，我感到非常绝望。我很想让您帮帮我。我真的没办法活下去了。求求您！告诉我该怎么做吧。

治疗师 A：（沉默，态度冷漠。）

虽然对这样一个心急如焚的来访者来说，沉默往往并非合适的回应，但我想说明一点，沉默就是拒绝公开回应，或许它本来就带着强烈的人际压力。

我在表 4-1 中对人际压力的主要模式进行了总结。接下来，我们就来审视每一个八度中可能出现的回应方式及其运用。在每一个八度中，我选取的示例的回应方式是按照压力强度递增排列的。

表 4-1 人际压力四种模式的总结

第一个八度：倾听

- 功能：任由来访者发挥，鼓励他说下去；从来访者那里获取未被治疗师影响的故事
- 例子：获得细致入微的来访者体验，倾听来访者的情绪宣泄，倾听来访者对自己的生活以及目标规划的看法

第二个八度：引导

- 功能：为来访者的话语提供方向和支持，让谈话保持在正轨上，并引出其他方面的内容
- 例子：探索来访者对某一场景、关系或问题的理解；治疗师进而做好准备以了解新的内容，并获取反馈

第三个八度：指示

- 功能：通过合理并且客观的建议，以转变谈话的内容或方向
- 例子：给来访者安排、建议、教导，并描绘一种可能的人生，以便让来访者的人生发生改变

第四个八度：要求

- 功能：治疗师让自己的个人情绪参与到治疗工作中，以便让来访者做出某种程度的改变
- 例子：治疗师主观地反馈、褒扬、责骂、奖励来访者，并且强有力地把自己的想法告诉来访者

第一个八度：倾听

治疗师最基本的技能就是有效倾听。其他的一切都需要建立在治疗师这一能力的不断发展上，即同时倾听多层次的内容。这样的倾听不仅是在被动记录，而且是一种涉及众多感官形式的动态的敏感性，包括直觉、反思以及经过酝酿的共情。

第一个八度的典型方式就在于回应的形式，在这些形式中，文字内容是次要的，重要的是向来访者发出强烈信息，让来访者通过治疗说出自己想说的话，并且尽可能诉说完整。

总体特征

治疗师想要表达的隐含信息：“我对你想说的话很有兴趣。我正试着完全理解它们，我接受你的说法，但不一定会在此时表达立场。你只需要以自己的方式说出来就好。”

说话的多少：治疗师会鼓励来访者说得比自己多一些。治疗师的主要目标是支持来访者的完全自我表达，很少将自己的想法或观点带进谈话。

主体性：当来访者决定多大程度面对自己的内心时，尽管治疗师能有选择地做出回应，但仍然是由来访者决定是否面对自己的内心。（见第三部分：主题指导）

明显的劝说：第一个八度的重点在于，治疗师会完全避免明显的劝说，以此表明来访者拥有自己选择的自由。

治疗师的角色：治疗师的任务是鼓励来访者进行自我表达，让来访者尽可能地参与工作，真诚接纳来访者的自身观点，并且接受治疗工作中或许会产生其他用途的印象以及信息。

典型的回应方式举例

我在图 4-2 中举了一些第一个八度的回应方式的例子。

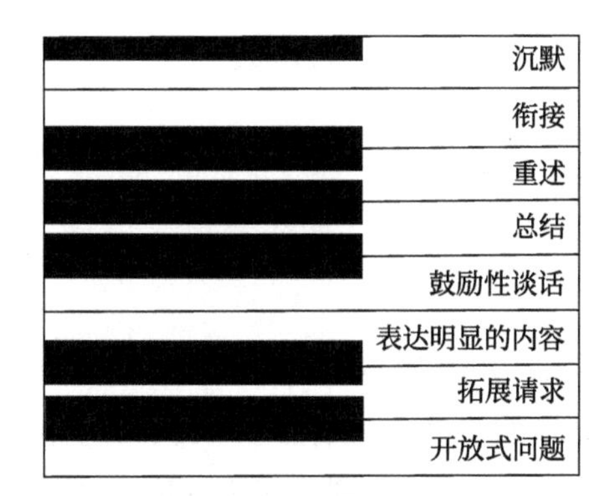

图 4-2　人际压力的第一个八度（倾听八度）中的典型的回应方式举例

沉默：治疗师不说话，但他希望通过一系列行为来表达自己接纳和理解来访者，这能够帮助来访者进行自我表达。

衔接：这些声音用来表达治疗师在认真地倾听，也是在向来访者表达一种微妙的支持——“啊”“嗯”“我明白”“是的”(这并不是在回答问题)。

重述：治疗师会将来访者刚刚说过的一部分内容还给对方。通常来说，重述时治疗师会使用一些来访者使用的措辞的同义词，尽管这并非必要。这种回应形式在来访者情绪强烈时很有帮助，不过，要是发生鹦鹉学舌、例行公事般的机械重复，也许会适得其反。

本部分例子在人称与内容上是具有连续性的，这样有助于读者把握语境，但我并不是在暗示读者，告诉他们在实践中运用这些反应层次时是否应该沿用这种连续性。

下面的例子是对重述的有效运用。

片段 4-2

来-3：我已经尽力了。我发誓我已经竭尽全力了，却还是无济于事（长叹一声，摇了摇头）。

治-3：（理解的语气）一切都无济于事。

来-4：是啊。老实说，有时候我真的感觉很泄气，仿佛一切都毫无希望。

总结：治疗师从来访者的表现中，产生了一些与此有关的想法，而且为了表达理解来访者，还进行了一些反馈。

治-5：乔伊，你已经尝试过很多次了，但似乎仍旧很难靠近他。你想过搬出去，也想过就此放弃。有时候，你真的很绝望。

来-5：没错，就是这样的。

治疗师有时候会通过总结性的评价来教导或干预来访者。虽然有时候，这样做显然是恰当的步骤，但有必要认识到这样做会终止倾听模式，可能带给来访者更大的压力（转移到第三个八度：指示八度）。

鼓励性谈话：治疗师会提供一般性的支持性评论。这种评论并没有特定的指向，但能够鼓励来访者坚持自我，“你做得不错，再接再厉……”“我理解你，你讲得非常清楚”。

表达明显的内容：治疗师会用外显的语言将来访者已经产生的内隐的感受或态度表达出来。这能给难以识别自己的情绪与观点的来访者带来非常明显的帮助。我们需要再次认识到，试图采用这样的形式去解释无意识素材，是违背倾听模式的。在这个八度中，治疗师很容易就能知道来访者希望得到治疗师的承认。

来-6：我昨晚又和他谈了一次，他就是不肯让步。他甚至根本没有认真听我说（深深叹气）。可我还是不想放弃，因为……好吧，有时候我们……

治-6：即使现在如此失望，你还是会期待你们的下一次接触。

拓展请求：治疗师会将来访者加入对话中的某些内容指出来，并且鼓励来访者更多地发表关于这个话题或感觉的意见。治疗师如果尝试停留在倾听模式，那么只能谈论来访者说过的内容，而非引入新的内容。

治-7：你说自己有时候会感到“绝望”，乔伊。你能再多讲一些吗？

开放式问题：在这类问题中，来访者的回答内容几乎没有任何外显或内隐的限制，“你为什么会觉得我对你的了解很重要”“告诉我，上次我们聊完以后你在想些什么”。(这并非一种因为正式提问而产生的要求，但又确实是有目的性的问题。)

小结

在倾听八度中，主要是来访者推进交流，治疗师的努力仅限于引导、接纳以及观察(内心独白)。该八度的可贵之处是为来访者的自我表达和世界观呈现方式提供一种比较纯粹的视角，因此这种方式在深度治疗工作中的不少节点上都很有用，其中最常见的三个节点如下：①治疗师想要了解来访者的背景、担忧、情感生活以及类似问题时；②治疗师反思截至目前的所作所为，观察某些干预所产生的效果，或者试图选择一种行动方案时；③在无须治疗师频繁干预的情况下，来访者学会自主进行内在探索时。

第二个八度：引导

在这个八度中，倾听模式也有不少价值，但是它为治疗师提供了一种折中：以牺牲来访者的主动的自我展示为代价，使得治疗师能够积极回应来访者。不过，此处的尺度较为灵活，娴熟的治疗师能够根据自己与来访者的各自利益来调节上述成本收益问题。

总体而言，治疗师在对话中的引导是自然流畅的，能够让来访者更清楚地感受到沉浸状态，有助于提升治疗师对来访者当下需求的敏感性。治疗师往往需要关注那些十分重要却被忽视的话题或感受，但在另一些情况下，引导模式主要用于帮助来访者维持会谈的流畅性，进而能够在其熟悉的问题上开辟新的视角。

总体特征

治疗师想要表达的隐含信息：“你想告诉我一些你自己正担忧的事情吗？或者你想让我知道点什么呢？我们谈话的主导者是你，但我仍会根据谈话的进程提出一些建议。”

说话的多少：虽然仍是来访者说得更多，但治疗师的活跃程度可能会从“很少”到“频繁”不等。然而，还需要注意的是，频繁干预的倾向可能会增加压力，并且这无关干预的形式。

主体性：治疗师会在自我表达程度上有所克制，但可能会鼓励来访者更加关注自己的内心体验，这并非治疗师单方面的操纵，而是治疗师努力将来访者的需求与体验置于首位。引导模式常常用于帮助来访者，让来访者由对自身的孤立认识，转向更具个性和情感的表达。

明显的劝说：治疗师的影响力度相对温和，且该影响力度明显和来访者已经呈现出的内容有关。停留在这个模式的治疗师，不会偏离边界而将新的有影响的素材带入治疗中。

治疗师的角色：治疗师会对来访者所说的话表现出真正的兴趣，并采用引导性的评论来加深与拓展自己的认识。治疗师非常清楚一些整体目标，知道哪些需要注意，并在谈话中有意识地重视这个方向。

典型的回应方式举例

我在图 4-3 中举了一些第二个八度的回应方式的例子。

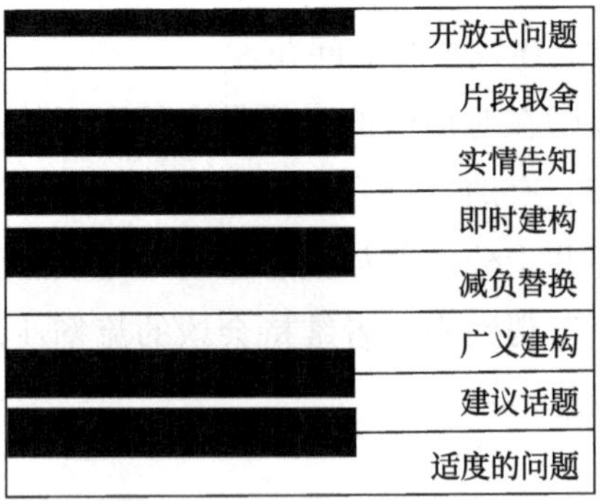

开放式问题
片段取舍
实情告知
即时建构
减负替换
广义建构
建议话题
适度的问题

图 4-3 人际压力的第二个八度（引导八度）中的典型的回应方式举例

开放式问题：这一形式与倾听八度的结尾部分相同。在这一层次上，典型的问题有“告诉我，你为什么来寻求治疗？”“这些天，你做了什么导致现在的状况？对此，你有什么看法吗？”。

片段取舍：治疗师会挑选来访者谈话内容中的某些方面，要求来访者进一步阐述。这与倾听模式下的“拓展请求”类似。不同点在于，治疗师在引导模式中的选择，并不一定是需要来访者直接回应的。

来-8：多年来，我都劝他寻求别人的帮助，这已经好几年了。我知道他需要帮助，但我却无能为力。

治-8：你是从什么时候开始认为他应该受人帮助的？

实情告知：治疗师所提供的信息与来访者所谈的内容有关，但并不会在信息中暗示来访者应该如何做。

治-9：有时候，人们直到绞尽脑汁也想不出办法时，才乐意寻求帮助。

即时建构：建构式回应就是治疗师利用对话本身而提出的方法。即时建构必须与方法提出时发生的事情有关。

来-10：反正都一样。我们开始时本来很顺利，但接着……比如昨晚……唉，说这些有什么用呢？

治-10：现在，你就跟我说说昨晚的事吧。将其他的顾虑先放一放。

减负替换：治疗师向来访者提供开放的选择，而非督促来访者非要选择某一个。这是一种真正的开放性要求，而不是试图说服来访者采用治疗师自认为最好的方案。

治-11：在我看来，治疗期间你可以和他待在一起，也可以先搬出去一段时间，看看能否缓和一下你们的紧张关系。试试看上面几种方法，哪种对你来说更容易实现。

广义建构：这种建构形式为治疗工作设定了更广义的模式，可以是一次会面，也可以是一段更长的工作阶段。

治-12：我们的工作已经到达了这样一个节点，要是你能承担更多谈话的责任，说出这些天你在做决定时的想法，那我们将达到最佳的工作效果。同时，我还是会一直倾听，并且偶尔提出自己的想法或建议，但不会像现在一样说那么多。这样一来，你能够更深入地探索自己的内心，以确保自己尽可能做出合理的决定。你觉得怎么样？

建议话题：治疗师可以提出来访者可能想谈的话题。这意味着治疗师的建议可能被来访者采用，但很显然，如果来访者有选择权，那也可能对某些方法持反对意见。

治-13：乔伊，对你而言，现阶段这样做可能会产生帮助，你从所有令你烦扰的问题中挑一个，并尽可能充分探索。你刚才提到了尝试分开住、一同去旅行、接受婚姻咨询以及其他几种。哪一种是你最想验证的？

请注意，治疗师说出了一连串双方在谈话中可以涉及的话题。

适度的问题：到底什么回应更加适合，其中存在着一些限制。在问题产生的背景中，这些界限可能是显性的，也可能是隐性的。“你小的时候，家里的姐妹是什么样的？”“你对这些反复出现的焦虑的来源有什么看法吗？”你可以将这些回应与第一个八度中的开放式问题，以及第三个八度中的高度限制的问题（例如“你和你姐姐海伦相处得如何？”）进行对比。

小结

与倾听八度相比，引导八度中的治疗师扮演了一个明显更加积极的角色，尽管在对话过程中，对话的主要责任仍由来访者承担。在这个八度中，治疗师会从来访者呈现的内容中挑选出治疗师自己认为继续回应来访者会取得最佳成效的内容。他对谈话的高度控制，能够在不干扰来访者沉浸感的情况下进行。治疗师温和而坚定地引导来访者提升自我意识的艺术技巧，是真正熟练的治疗师的标志。

第三个八度：指示

在日常谈话中，“指示”一词有两种相互关联却又截然不同的用法：当我们在说“指示学生”时，意思是教导他们；我们还会说“指示工人”，此时这个词便意味着权威，以及让他人执行的命令。在思考这一人际压力模式时，这两种含义是相互关联的。在这两种情况下，治疗师都是在客观或理性的基础上对来访者进行指导。在这个八度中，显然影响力的效果是客观的（在此程度上是非个人的）。个人与主体性的影响力手段，将更多地在第四个八度被调动起来。

总体特征

治疗师想要表达的隐含信息：“我希望你能考虑一些客观且重要的问题，这些问题和我们一直讨论的内容有关。你需要思考它们的含义。”（请注意“客观”一词。）

说话的多少：在指示八度中，该维度的变化范围很广，治疗师在参与过程中，也可能很少说话（说话的多少可能会下降到第一个八度或第二个八度）。个人风格和理论取向，是专业治疗人士在使用指示模式时出现大量差异的根源。

主体性：在单方面干预来访者时，治疗师主要给来访者提供客观的建议。但在来访者主动寻求改变时，治疗师通常会关心来访者的主体性。

> **治-14**：乔伊，你已经明白，当你尝试和自己讲道理以便摆脱抑郁时，根本就不起什么作用。现在，你又在用这种方式了。更重要的难道不是更多地面对自己的感受吗？

明显的劝说：治疗师的努力（正如刚才说到的）体现在其说的话以及说话方式上。理性的力量，以及客观信息带来的支持，可能会被治疗师用于督促来访者面对自己的感受和想法、语言和行动，否则这些力量和支持可能无法奏效。

治疗师的角色：在这一模式下进行工作时，治疗师正是教学、指导以及运用知识和地位的权威。此时治疗师寻求来访者的理解与合作，这种理解与合作超越了简单的人际理解与合作，并且往往会隐晦地涉及治疗师的专业角色。

典型的回应方式举例

我在图 4-4 中举了一些第三个八度的回应方式的例子。

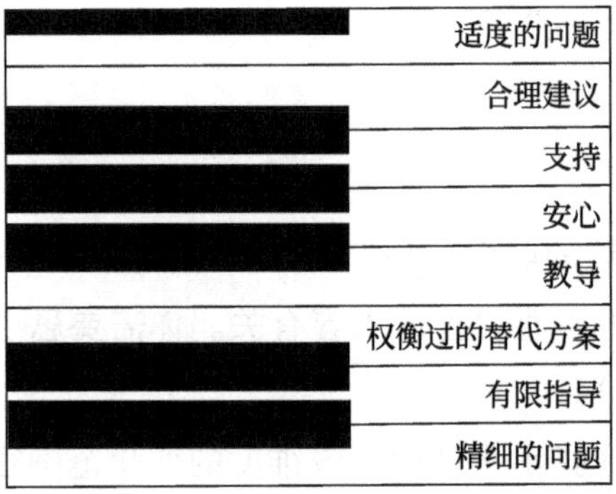

适度的问题
合理建议
支持
安心
教导
权衡过的替代方案
有限指导
精细的问题

图 4-4 人际压力的第三个八度（指示八度）中的典型的回应方式举例

适度的问题：显然，这与引导八度中的最高一个音符相吻合——“你父母对你的性教育是什么样的”“现在花点时间，谈谈你离婚的决定吧”。

合理建议：治疗师运用常识、专业知识或有关来访者的特殊知识，将自己的力量放在某些建议或指示中。

治-15：乔伊，我知道你很愤怒，想做些什么来进行反击。可我想提醒你，你每次这样做时都会后悔。我们都很了解你，因此你最好在采取行动之前冷静一下。

治-16：统计数字表明，青少年的婚姻失败率很高，情况非常严峻。我认为，你需要用另一种方式告诉你的女儿，让她能听进去，并且能理解你的想法，你能做到吗？

支持：治疗师脱离了倾听模式和引导模式中典型的相对中立立场，清楚地表达了自己对某些问题的看法。然而，这样的支持是客观而理性的，没有个人情感。

治-17：乔伊，你已经在这个问题上经历了一段艰难的时期，但现在你似乎已经取得了真正的进展。你已经明白，真正将你的情绪带到心理治疗中，可以让你做出更好的决定。

安心：各位治疗师对自己在何种程度上能够让来访者安心，其认识各不相同。要在这方面制定一个一成不变的规则是不妥的。当来访者真正准备好接受让人安心的话语时，治疗师基于客观或理性背景的话语尤为有效。当治疗师的话语基于来访者表现出来的力量，而非助长来访者对治疗师的依赖时，治疗师的话语能够带给来访者很大的帮助（正如接下来的例子）。当然，要是治疗师过早地对来访者说让人安心的话语，可能会让来访者觉得治疗师高人一等，甚至导致来访者分心。

来-18：我真的已经非常努力地尝试过了。可恶！可事情好像毫无进展。有段时间似乎有了转机，但接着又急转直下，我又回到了原点。

治-18：我知道在情况跌落谷底时，再继续尝试是非常困难的。可你要认识到，你并非真的回到原点。我还记得上个月，你解决了之前花上大半年都没解决的房子问题。这个月，你好像在金融合同上取得了一些进展。虽然的确有些挫折，但放眼全局，你仍在不断进步。

教导：治疗师追求一种能帮助来访者学习到信息、技巧、新的视角，或者学习到其他对来访者有帮助的素材。治疗师可能会直截了当地传授这些素材，也可能会采取间接教导的形式。在治疗的理论当中，很多观点都没有达成一致，治疗就是其中之一。例如，有的治疗师几乎完全避免对来访者的教导，有的治疗师却认为教导是治疗的中心任务。

治-19：我知道你目前的困难在于不知道进入这个项目后，自己需要做些什么。你处于充满不确定、一切只能靠猜测的状况下，因此你会感到沮丧也就不奇怪了。没有人愿意在对自己来说很重要的事情上不知所措。

治-20：据我了解，你要做到三件事才有资格做那个项目。首先，你需要拿到相应的学位，这你已经有了。其次，你需要三年相关工作经验，我们对这一点似乎都不太了解。最后，你还需要得到组织中资深成员的认可，你说过你能够满足这点。因此在我看来，你应该在第二个问题上做足准备。

权衡过的替代方案：虽然对来访者而言存在着诸多可能性，但在这种形式的干预中，治疗师显然偏爱其中的某一种可能性。治疗师能够调整自己所能施加的压力，程度从轻微到强烈。（不过，要是治疗师在工作中带进个人价值观或紧迫感，来访者的回应则属于第四个八度，也就是要求八度。）

治-21：海伦，你很容易陷入困惑和焦虑，以及拖延眼前的事情。我们都看到了，你过去常常陷入困惑和焦虑，但现在你学会了如何抓住问题，并且真正克服问题。只有你自己能够决定采取何种方法面对问题，不过，你得尽快选择一种方法。

有限指导：治疗师能够给来访者提供指示和安排，或向他们提供一些采取行动的信息。当治疗师的角色是医生时，指导的形式可能是开具处方。其他接受过适当培训的治疗师，可能会采取某种形式的物理疗法。在这一系列的方法中，为治疗师的指导提供支持的，是治疗师的角色和专业地位。

治-22：我们现在需要你找到关注整个事件过程的所有人，并且收集他们的意见。你要见见他们每个人，告诉他们自己的问题并听取他们的意见。接着将这些信息带回来，我们再进行下一步考虑。

精细的问题：治疗师会让合适的回答严格限制在一个范围之内，例如“你会参加那个活动吗”“刚才你脸上的表情有了明显的变化，刚才发生了什么”。治疗师还可能对焦躁不安的来访者说：“你离开这里后要去哪里？你要做些什么？”正如上面两个例子展现的那样，严格的现实问题能够帮助一个人变得很实际，帮助他制定出应对情感痛苦的方案。

小结

指示八度具有极大多样性，也是整个治疗界观点产生剧烈冲突的地方。该八度可能会对来访者产生强大影响。在我看来，治疗师在指示过程中，带着一定的敏感性和技巧，就能对来访者的工作进展做出实质性贡献，一旦指示不当或者过度，肯定会阻碍治疗效果的深度及持久性。

第四个八度：要求

虽然确实有少数治疗师因使用极度强烈的施压手段而著名（甚至引以为豪），但对于大多数治疗师来说，这是整个人际压力模式中使用最少、最不受重视，也最不受理解的一个八度。在一定程度上，这是因为治疗师往往很重视与来访者之间的高度人道、相互尊重的互动，因此他们认为将自己的情绪强加给来访者是独裁且不人道的，也是自私自利的。这样的态度还可以掩饰治疗师对激怒来访者的、引发来访者排斥治疗师的恐惧（我当然很理解这种顾虑）。人们对高强度人际压力的普遍误解，令他们将这个八度与惩罚性或带有敌意的责备联系在一起。当然，它的确可以如此使用，但其风格绝不仅限于此，正如接下来的例子所阐明的那样。

这一切意味着无论价值判断还是恐惧，都是毫无理由的。多数来访者期待并尊重信念的力量，同样也对治疗师的参与充满了期待与敬畏。不仅如此，当治疗师和来访者处于互相尊重的情况下，来访者发现治疗师对其成长与快乐表示关注时，来访者也会在寻找自身力量的过程中，获得自身力量的有力保障与支持。

在我看来，严重依赖于要求八度的治疗根本不是治疗，但若在治疗中从来没有冒险使用要求八度，又容易让治疗变得软弱、无效。一个熟练的治疗师，应该针对来访者的需求、治疗时间和规划，更要带着自己的尊严和投入，有能力用敏锐的感觉去弹奏整个人际压力的钢琴。

总体特征

治疗师想要表达的隐含信息："我想要说服你，如果有必要和可能，我想要强迫你，以某种我认为重要的方式做出改变。为了做到这一点，你需要竭尽全力，承受很大的压力。我希望你可以理解，我这样做是为了你的最大利益，但无论你是否相信，我都已经决定付诸努力。"（这种施压的建议，只有在使用这个八度的精细的问题这种方式时才最合适。）

说话的多少：在这一点上，这一八度内部的差异性很大。在某些情况下，治疗师几乎会占用会谈的全部时间；在另外的情况下，治疗师只是偶尔（但是过度）干预。

主体性：治疗师会开诚布公地但有选择性地在治疗工作中利用自己的感受、情绪、价值观与评判。治疗师已经准备好承担相应的责任，并且通过有意义的方式来使用这些资源。事实上，这种模式的本质是治疗师使用的能动性。在极端情况下，这也有可能意味着来访者的感受和观点被忽视了。

明显的劝说：很显然，这是这个八度的重要特质。注意"明显"这个词。如果治疗师明明使用了自己的价值观、情绪与评判，却又假装一切都是客观的，那就可能是在欺骗来访者。使用这种模式，治疗师应该愿意承担起责任，让自己的主体性付诸行动。

治疗师的角色：行使权威、明确指示、设定限制、强调结果，并允许表露自己的情绪——这些都是治疗师用来实现自己认为非常重要的目标的工具。

典型的回应方式举例

我在图 4-5 中举了一些第四个八度的回应方式的例子。

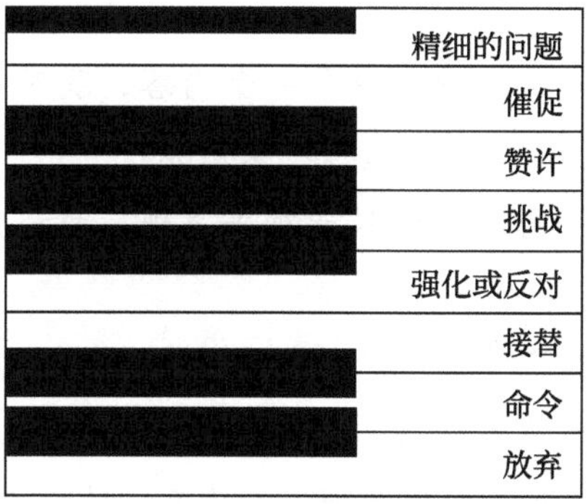

精细的问题
催促
赞许
挑战
强化或反对
接替
命令
放弃

图 4-5　人际压力的第四个八度（要求八度）中的典型的回应方式案例

精细的问题：那些严格限制了来访者适应地回应的问题，具有明显的要求性质。特别是在问题突然被提出，并且和当时的语境相脱离时，这一点尤为突出。当这些问题来自来访者正在说的话时，要求的性质会相应减少。例如“如果是那样的话，你决定怎么做”“你什么时候支付欠我的费用”“看看这给你带来了多少痛苦，不知道你是否想过要摆脱那个局面”。

催促：治疗师在对来访者提出按治疗师的指示来行动的要求时，加入了自己的情感与个人诉求。这种要求传达了一种主观的被催促的感觉，同时，治疗师还能补充一些指示八度中客观且理性的典型素材。

治-23：乔伊，你知道接受药物治疗对自己来说有多重要，我个人希望你别再拖下去了。

赞许：治疗师会对来访者的陈述和行为表示赞许。其中关键要素是治疗师的个人意见。

治-24：嗯，我必须要说，当我听到事态没有变得更糟时，就松了一口气。我很高兴你解决了问题。

治-25：我很高兴听到你在这件事情上担起了责任，没有再次沦为可怜的受害者。

挑战：治疗师用对比或反驳来面质来访者。发起挑战的素材有时来自来访者自己先前说过的话，有时则来自外部资源。

治-26：听你一遍又一遍地说同一个内容，我都已经厌倦了！我就奇怪了，你怎么一点都不嫌烦呢？

来-27：她那样做的时候我只能袖手旁观。我还能做什么？我也很无助。

治-27：你宁可自己手足无措，也不愿面对眼前的冲突。

治-28：你一遍又一遍地说自己想争取一个机会，改变和她之间的关系，但我不知道为什么，你又一次退缩了。

强化或反对：治疗师会使用权威和价值判断，或对来访者进行强有力的支持或反对，包括来访者的观点、行动、视角，以及其他类似的素材。

来-29：我把我能想到的都告诉你了。没什么好说的，我已经讲完了。

治-29：海伦，你能说的内容并没有结束，这取决于你是否全身心投入到这件事。我不相信你已经把一切都说完了。

治-30：你对整件事的探索效果非常不错，难怪你现在有点累了。我们都明白，你还可以走得更远些，但今天大可不必如此。现在，你就放松几分钟吧。

接替：治疗师通常会以某种特定的方式使用自己的权威来接替来访者的责任。这种接替会很完整，比如决心让来访者去精神病院，以便保护来访者或他人，也可能比较局限，比如只是告诉来访者不要再坚持徒劳无益的探究或者行动。

来-31：今天我又回去了一次，换来的却是又一次的推诿。他们一直想要拖住我，让我有点绝望。

治-31：让我想想自己该做点什么。我认识那里的经理，让我来给他打个电话，看看我们能做点什么。

命令：治疗师会单方面命令，以影响来访者，并且这些命令根本没有申诉与商量的余地。

治-32：你不断用自杀威胁我，根本不愿慎重考虑。我要非常认真地告诉你，除非警察要带你走，否则你不能离开这个咨询室。你唯一的选择就是跟我一起，制定一份明确的协议，以便保证在我们下次会谈前，你不对自己采取任何行动。

放弃：治疗师单方面地拒绝再见来访者，以这种方式，这一拒绝很明显是对来访者这个人的拒绝。

这并非一种治疗形式。[3]这里将其提出来只是为了完善这一方法。我在个别案例中看到此种情况会发生在某种治疗联盟出现之后。这会对来访者造成非常严重的创伤，而且严重损害来访者找另外一个他愿意相信的治疗师的能力。然而，必须要认识到的是，有时候必须终止一段已经开始的治疗关系。如果治疗师和来访者之间的纽带刚刚建立，没有建立深层次的联系，甚至可以在第三个八度上就完成终止。另外，如果两人已经建立了良好的关系，但出于某种原因（如治疗师患病或搬走）需要提前终止，则必须在其他八度上进行大量努力，以防来访者在终止时感觉自己这个人被拒绝了。

小结

这个八度是治疗师整个治疗体系的重要组成部分。几乎没有人教新手治疗师如何灵活、从容并且有效地使用它。在大多数带来人生改变的长程心理治疗中，都存在治疗师需要发挥自己的力量与价值的时候。在上述情况下，治疗师表现得过于温和就是反治疗的，并且丧失了进行深度工作的机会。

人际压力在治疗实践中的运用

各个八度的使用

很显然，进行有效的治疗需要治疗师根据当下工作的实际需要，娴熟地运用人际压力的所有八度。明智的做法是在某一个八度下进行一段时间的持续操作，而非随机换成其他八度。在治疗过程的早期，典型的会谈可能会产生如下模式。

开放……………………………………………………倾听
转变…………………………………………………简要引导
第一工作阶段………………………………倾听为主，适当引导
转变…………………………………………………极简指示
第二工作阶段………………………………倾听，适度增加引导
转变…………………………………………………简要指示
亲近……………………………………………………引导

当然从某种意义来说，上述的提纲在现阶段毫无意义，并没有哪一次谈话是能够提前策划的。但这个提纲表明，很少有治疗师会在整个谈话中只使用一个八度。此外，在任何一个单一的阶段中，治疗师也不太可能将这个八度的每一种回应方式都用上。在比较典型的情况下，治疗师会使用这个八度中的大部分回应方式，并且零散地使用其他八度中的回应方式。

来访者对压力的使用

人们在每次交谈中，都会使用人际压力，这并非治疗师在咨询室内的深奥技法。因此，在观察其他环境中的情况时，人际压力可以作为一个颇有价值的视角，对新手来说尤其如此。认识到这一点，就意味着留意来访者使用压力的方式是很明智的。治疗师通过留意来访者的人际压力模式，可以评估来访者与他人打交道的方式、他们感觉自己拥有多大的权力，以

及他们可能拥有的社会效能（social effectiveness）。

接下来的小片段展现了一些最常见的方式——来访者如何试图利用人际压力对治疗师施加影响。下述分类并不是详细的目录，而是提示了来访者进行这类努力的一般要旨。

来访者的倾听回应：这些回应仅适用于衔接（“嗯”“我明白”“是的”），或者重述治疗师所说的话，当然，这里不包括那种大部分是说教式的治疗。

来访者的引导回应：来访者会向治疗师寻求建议、肯定和鼓励，他会提出自己想回应的话题并等待治疗师确认，还可能要求治疗师厘清或扩充所说的内容。

来访者的指示回应：来访者会提供信息、呈现材料或表达主张以便支持自己的观点。来访者采用这样一种方式向治疗师表达自己的需求或渴望，以便表达自己有权采取某种行动，强调自己提出的内容的合理性与普遍可接受性。

来访者的要求回应：这些回应的特点在于需要治疗师对来访者的情绪和需求给予高度重视。因此，该类型的回应往往更具个体性与紧迫感。

来-33：我这几天真的很痛苦。你就不能做点什么，让我好受点吗？（哭泣）我只是觉得再没有人帮我，我受不了了。

来-34：气死我了！你只会坐在那里收我的钱，你总不能什么都不干，就光拿钱吧！看在老天的分上，你能不能从那可恶的宝座上站起来，告诉我该怎么办？

来-35：你上次说过的话，让我在看待事情的方式上产生了很大的改变。它对我的意义难以言表。你看待事物的方式如此奇妙，还帮助我也看到了它们，我很幸运能得到你的帮助。我并不只是在奉承你，我是很认真的。我希望你今天能在我妈妈的事情上，给我一点帮助。我只想知道一个建议，希望你能告诉我接下来该怎么办，我知道你能帮我找到办法。

一些忠告

我们说过，对于治疗师来说，认识到来访者对压力的使用是多么重要，但我建议你们对这种类型的观察有所保留，直到治疗师在压力方法的使用和观察方面都达到了相当熟练的程度，并能将其运用到自己的工作中为止。在此之前，妄图在进行治疗时观察压力，只会令来访者感到困惑，并让治疗师丧失真诚和在场感。

心理治疗师的旅程

我在治疗第一个来访者的同时，还发现了一本书，它为我打开了一个全新的世界，那就是卡尔·罗杰斯的《心理咨询与心理治疗》（*Counseling and Psychotherapy*）[4]。这本书与我的个案经验相结合，让我很早就意识到，这是一个我自己鲜有涉足的人类经验领域。我不知道应该叫它什么，却能感到它与我们通常无法看见或谈及的东西有关，这个领域可能会产生让人意想不到的效果。比如在我和一等兵琼斯顺理成章地展开良好而友善的谈话后，他却展现出了激烈回应（见第 3 章）。

罗杰斯首创的在治疗中非指导性方法是相当有争议性的，该观点认为其他治疗师是具有指导性的，也就是强势的。由于该观点出现于反独裁战争期间，因此很快就受到了反击。实际上，那些反击的人感觉受到攻击了。因此过了一段时间，罗杰斯放弃了这个有着敌对意味的命名，为自己的观点选了一个不那么具有挑衅意味的表述，即“以来访者为中心”。当然，这仍然表明那些与他观点相左的人就是“以治疗师为中心”的。由于战争的硝烟渐散，后一个名字也就延续了下来。

斯通是最早提出指导性是一个连续的过程的人之一。站在斯通这边的是罗杰斯，站在另一边的则是最激烈反对罗杰斯的人。随着我与来访者一同工作的经验不断增长，我渐渐认为斯通的观点更符合我个人观察的结果。

虽然我（直到今天）仍然坚持拥护罗杰斯对人的尊严与自主性的重视，我也继续采用以来访者为中心的回应方式，但临床实践告诉我，有的来访者需要其他手段。随着我的来访者群体越来越大（特别是其中包括了没有大学学历，或者认知能力较差的人），我发现虽然罗杰斯的观点在本质上具有反思性，但是不能对这些人产生大的作用。我还注意到，即使是对以来访者为中心观点最忠诚的治疗师，也在自己的工作中增加了其他的维度。（我相信并不存在老派罗杰斯主义者。不过，值得称赞的是，罗杰斯自己也在不断发展，超越了自己早期构想的局限。）

经历过这些之后，我开始相信自己能够在谈话中更加坦率，从而更加深入地进入来访者的主体性，进而帮助他们。同样，这种坦率的表现形式，仍是一个非常重要且不断发展的议题。

首先，正如我现在所见，它采取的形式是充当一位父亲，通过过度介入的手段以便照顾来访者。限制时间、付费，以及可达性似乎都是不人道的，于是我总是宽恕来访者的错误。令人悲伤的经历表明，这一过程并非真正有疗效，其中往往会让来访者产生极大的依赖性，以及越发无法得到满足的需求。这是一个代价十分高昂的教训，我在时间、金钱上都付出了代价却得到了失望，但这个教训非常宝贵。我逐渐认识到设定限制是很重要的，是治疗性的、人道的，并且对我作为一个治疗师的生存也是必要的。伴随限制而来的是，来访者要求治疗师不只是一个优秀的、镜映的倾听者，而且是一个优秀的回应者。来访者认可治疗师的回应的范围广泛，从来访者很容易接受治疗师的承认，到治疗师必须非常正确地说出来访者想听到的答案。想要得到来访者的认可，治疗师需要在咨询室度过几千个小时。

当我在加州大学洛杉矶分校任教时，我收到了几笔助学金，能够让我学习会谈技巧。我和我的研究助理[5]首先需要接受考核的技能便是人际压力量表（我们后来称其为“首先需要学习的内容”）。我们发现自己能够相当准确地辨识出 57 种压力，有段时间大家也将上述量表称为“海因茨”（Heinz）量表。

当每天在咨询室工作，或者对新手治疗师进行教学与督导时，我认识到了艺术性地使用这一量表有着巨大价值，它在帮助来访者面对自己的生活，更充分进入自己的内在体验上表现斐然。

当我第一次使用这个量表时，“内在体验”主要意味着报告自己意识中的想法与感受。直到后来，该领域中的各维度进一步向我展开，“海因茨”量表的深远价值才得以彰显。

PART 3

第三部分

主题指导

The Art of the Psychotherapist

第5章

话题平行

倘若我们打算提高自己的敏感性，提高自己的技术，那就需要用语言来阐明那些对我们的工作具有深远影响的要点与过程。本书提出的术语都可谓有益的指示，而非仅仅是对某些自然法则的简单发现。其中存在一个很有帮助的参考概念，我称之为“平行”(paralleling)。

话题平行关注一种简要的比对，即一位说话者（治疗师或来访者）与前一位说话者在处理同一个问题时的相似程度。之后的章节也将阐明，平行的概念十分广泛，不仅仅是关注工作中所讨论问题的表面内容，而且是理解和发展平行视角的重要、有效的起点之一。

本章提出了话题平行的四个层次：保持同一主题；让该主题在逻辑上更进一步；偏离先前回应的要点，但不完全摒弃它；明确地改变主题。

经验不足的治疗师最常犯的一个错误，就是过于关注来访者当下的说话内容，却忽视了当下情景的真正核心。那些具备一定的治疗经验，并且认识到了这一类错误的治疗师，最常犯的一个错误是太轻视来访者当下的说话内容，因而忽视了很多正在发生的情况。这么说来，似乎我们的工作毫无胜算？当然不是。

所幸，我们从事这项工作不是为了胜利。心理治疗的艺术并非一场竞赛，而是一种持续的成长。一旦艺术家认为自己已经精通了这门手艺，她便不再成长，也就不再能被称为艺术家了。真正的艺术仅仅出现在所知事物的边缘地带，那是一个危险的地方，一个令人兴奋工作的地方，一个主观上令人不安的地方。

在本章以及随后的三章中，我将提出一种视角，它可以帮助治疗师在关注会谈内容和把握内容的表达方式之间，保持治疗艺术性的平衡。

“平行”的概念

平行是一种思考治疗对话所涉及的内容的方式。它提供了一种视角，以便治疗师更全面地理解治疗对话的内容，并且通过对话来把握说话内容的延展，从而认识到来访者的意图，促成治疗师和来访者之间的健康关系，以及可能的谈话走向。

对潜在的内容给予关注的程度

我们说到主题指导时，会把主要的注意力（但非全部）集中在两位说话者公开、明确讲出的内容上。在这里，我并非提倡教条主义，我们不必狭隘地规定我们思考平行这个概念时，应该考虑什么，不应该考虑什么。当然，当来访者所体验到的某些潜在要素明显地呈现出来时，我们应该关注这些要素。经验表明，在多个层次上分别进行观察是颇有价值的，这些层次的跨度从字典式地呈现本来意义，扩展到微妙的引申意义。当我们关注本来意义时，平行最能发挥作用。当我们将较多的注意力集中在潜在意义上时，其他维度（例如第 9 章中的客观化 – 主体性）则更能发挥作用。

未言明的意义可能会通过暗示或推断表达出来，而且这些意义可能对治疗任务非常重要。然而，只有在这些未言明的意义变得十分直白时，比如当来访者哭泣、大笑、发火，或者直白地表达其内在体验时（但他们不一定会明确地为这些体验命名），这些意义才会进入本部分的讨论之列。在后面的章节，我们会讨论一些更微妙的维度。有点矛盾的是，当我们限制通过“平行”这扇窗户观察到的内容时，这种限制可以帮助我们审视：回应的措辞如何影响来访者和治疗师之间交流的更微妙的要素。

当我们谈到主要问题的演变时，可以使用上面提到的这个组织性概念来谈论两位谈话参与者之间的相似性和差异性：他们的谈话如何相互平行？下面的内容是一个治疗对话片段，我们可以通过这个片段来展示平行过程。

片段 5-1

来访者（以下简称“来”）：哈利·福代斯

治疗师（以下简称“治”）：多萝西·泰勒

来-1：我认识比尔 15 年了，我们经历了许多悲伤和喜悦，但我知道，他总会坚定地站在我这边。

治-1：你很信得过比尔，对吗？

来-2：对！我虽然有很多朋友，但有些朋友就是些可恶的酒肉朋友，你应该知道我的意思，但比尔不是这样的。

治-2：他不仅是个好朋友。在你看来，他很特别。

来-3：对，确实如此。我希望自己有更多像他这样的朋友，尤其是在工作上。我的意思是，虽然同事还可以，他们中有不少确实很友善，但是他们有点……哦，我不知道，反之跟我不是一类人。

治-3：尽管你的同事总体来说还不错，但你觉得他们终究无法让你感到温暖，对吗？

来-4：对，就是这样。我并不觉得自己想跟他们中的某个人一起去打猎或者露营。(停顿)除了新来的那个秘书(笑),但我猜她丈夫会反对。

治-4:(微笑)是啊,他很可能会反对。那你的妻子会对这个想法有何回应呢?

来-5:(笑)哦,她肯定会打死我。别逗了,我不是那种花花公子。我只要有妻子就够了。

治-5:当然,我明白。我们再想想工作中的那些人。你从没说起过你的上级,他们怎么样呢?

来-6:哦,他们很好。我经常向巴德·斯宾塞汇报工作,他是个好人,也很了解自己的工作,真的在努力对所有人保持公正。

治-6:你说,斯宾塞很好。但我没感觉你很喜欢他。

来-7:我的确不太喜欢。他虽然没什么毛病,可你知道吗,他不是那种让我能真正接近的人,你懂的。

治-7:你为什么这么想?

来-8:好吧,跟你说实话。我并不能确定,只是不能想象我和他一起大发牢骚的样子。我感觉他太拘谨了。

治-8:你喜欢那种可以和你一起放松的人,但他似乎不是那种类型?

来-9:对。我也不会搞出什么大麻烦。只是想在一周工作结束后放松一下,稍微喝点酒而已,你懂我的意思吧?

治-9:我不确定我是否懂了。跟我说说吧。

来-10:哦,你能明白,就是到当地的酒吧去,找个人喝几杯啤酒。也可能打会儿牌,聊聊我们的车,或者别的什么。总归就是低调一点,你明白的。

治-10:你是说,自己没有惹出过大麻烦,是这样吗?

图5-1呈现了这场对话中两人是如何与对方保持平行,抑或打破平行的。在我们观察一位来访者以及治疗师的连续问答所连成的路径时会发现,双方在前两个回合的问答中还能齐头并进。那时候两人还处于平行状

态。而后来访者将话题从朋友转到了同事上（见来-3）。接着，治疗师延续了这个新话题（见治-3），这可以说她与来访者平行了。接着（见来-4），来访者又将话题转回了朋友，可此时治疗师一笔带过，紧接着将注意力转向了来访者的妻子（家庭，见治-4）。这时，来访者与治疗师产生了平行（见来-5），但接下来治疗师又将关注点转向了上级（见治-5），在后面三个问答回合中，他们两人都保持了平行。最终，来访者谈到了他喜欢的娱乐活动（见来-9），治疗师也顺着这个话题说了下去。

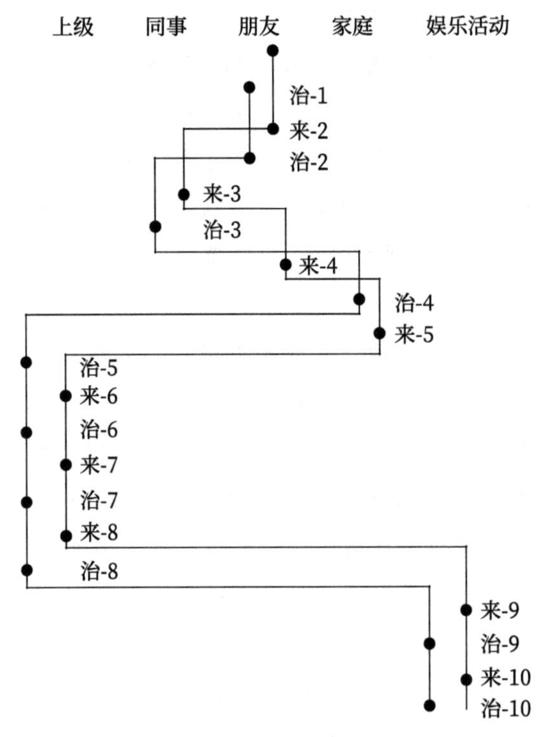

图 5-1 阐释平行概念

现在，很显然“平行”这个术语是用于形容一系列问答模式的，这时的问答路径可能只在局部上几何平行。正如我们说到汽车的速度时，其所指范围可以从每小时低于一英里[⊖]的移动，到超音速飞机那般的极速；当

⊖ 1 英里≈1.6 千米。

我们说到来访者产生某种信任问题时，便意味着想到所有的信任缺失状况。因此，字面上的“平行”仅能运用于连续过程的某一端，但事实上的“平行”则适用于整个连续过程。

这样的对话有益于治疗吗？我不得而知，因为我不知道片段中的来访者为何寻求治疗，也不知道这是段初始访谈，还是第 15 次会谈，或者是第 115 次会谈。总之，若要负责任地给出判断，我还需要知道许多其他信息。如果这是一位新来访者的初始访谈，他可能对治疗的认识比较幼稚，在治疗室中会感到紧张，那么即使治疗师在片段的结尾处非常强势地介入，这段治疗的进程似乎也不会有什么问题。如果这是一段治疗师与相熟来访者的第 15 次会谈，我或许要有点丧气地表示，谈话中的两人仍处于关系维持水平（见第 2 章）。那样的话，为了至少进入关系的标准水平，我不会回应来访者关于秘书以及妻子的笑话（见来-4 和来-5）。

进一步探讨平行的意义

我用“平行”这个术语来表示对话中一位说话者（治疗师或来访者）是如何或多或少与另外的说话者保持一致的。当两人以几乎同样的方式探讨同一件事情时，我们便可以说他们是“平行”的，或处于“相互平行”的状态。若是两者并不那么协调，我们则可以说这场对话中“几乎没有出现平行”。

正如我们在前面提到的，平行在治疗会谈中并无优劣之分，仅仅是一种可能用于检验双方在工作方式中互信深度的维度。有时候，它或许有助于治疗师在初期保持与来访者平行的状态。比如在工作初期，治疗师会尽可能不干预来访者，让来访者跟随自己的思路，将担忧呈现出来。还有的时候，治疗师又会很明显地竭力脱离平行状态。比如当来访者深陷于反复思考与阻抗的循环中，必须得到他人的帮助才能打破循环时。

显然，不同的谈话目标要求双方的熟悉度达到不同层次，还有一点十分重要，即治疗师应该了解自己与对方的关系有多稳定，以及两人的平行能在多大程度上服务于谈话的目标。

来访者与治疗师平行。敏感的治疗师在运用平行的维度时，往往会采用两种方式：①当来访者刚刚说完时，治疗师就会调整自己接收的信息，以此来匹配工作的需要；②同时，治疗师还会关注来访者的参与程度，以此持续关注来访者与治疗师的模式对比，观察两者措辞的一致性是否有所增减。在实践中，这样两种颇有帮助的行为在很大程度上可以交给前意识，只有当发生重大改变，或者需要重大改变时，治疗师才会关注平行。

关注平行的作用。治疗师对于平行模式的敏感性，常常能够帮助治疗师在对话的转折点出现之前就感到它们。这些与来访者的参与度倾向有关的早期线索，或许会有助于培养治疗师的直觉，也会给治疗师提供一些有可能不那么直白且需要敏锐的注意力才能获得的线索。比如，因为来访者在参与会谈时的平行水平减退，所以治疗师可能预先产生敏感，用来针对来访者逃避或阻抗的冲动。相反，当原本阻抗的来访者开始将自己与治疗师的对话带进更协调的状态时，这就出现了对抗状态减退的前兆。

对平行的敏锐使用，能帮助治疗师在不过分参与的同时，将对话引导到一个更理想的方向。这对于深度参与（处于“关键时刻”层次）的来访者帮助尤其大，此时来访者不愿意在关注内在时受到打扰。在这时候，对平行维度进行一些调整，能够在治疗师对治疗进程产生良性影响的同时，保证来访者的参与度。

话题平行

对话的方向盘

对新手治疗师来说，对话中的直白内容是唯一重要的因素。随着日渐成熟，治疗师会意识到虽然内容永远不会失去重要性，却不意味着内容就是唯一具有重要性的方面。无论是在一般谈话中，还是在特殊的心理治疗谈话中，意义都是最根本的内容。意义要求内容、过程与目标能够得到治疗师娴熟而敏锐地混合，用来告诉我们谈话中的要点。

粗略地打个比方，治疗谈话中的话题平行类似于汽车的方向盘，是控制车辆行驶方向的一种指向性手段。然而，无论是话题平行还是对话中的内容，都不能成为我们前行的能量来源。两者都需要其他东西来保证自身能够良好运行。在驾驶技术日渐成熟后，我们就可以使用这些要素中的某个部分（速度、刹车、路边的路基）来促进我们的能力，以便游刃有余地控制车辆。在治疗师越来越有经验后，我们同样可以利用其他的维度（比如本书描述的那些），以便游刃有余地指导治疗事业。认识到这些还不够，我们还需要认识到话题平行的核心价值。

上述话题平行的功能，也可以通过本章开篇的那位来访者的例子（片段5-1）展示出来。那个片段呈现了典型的治疗早期阶段。现在，让我们看看几个月之后这项工作的情况。

片段5-2

来访者（以下简称“来”）：哈利·福代斯

治疗师（以下简称“治”）：多萝西·泰勒

这次谈话持续了20分钟，哈利如今可以深入谈论对他16岁的女儿反复出现的愤怒感、受挫感和绝望感了。

来-11：多萝西，我觉得我女儿把我逼到了可恶的墙角。她如此轻易地信任那些对她说甜言蜜语的人，却不信任我。只要我尝试着跟她说话，保持理性，她就让我闭嘴。我想随意跟她聊聊，但听妻子说如果我这么做，女儿就要告我虐待儿童。天哪！我该怎么做？袖手旁观？任由她毁了自己的生活？天知道，我还能做什么呢？

（治疗师在这里有如下四种可能的回应。）

治-11A：你非常担心，由于她太轻信别人，她可能会陷入大麻烦或伤害到自己，是吗？

治-11B：你还想做些什么呢？我的意思是，除了用鞭子抽她以外还能做什么？

治-11C：实际上，她曾经因为轻信他人而受到伤害吗？

治-11D：你和你其他的孩子相处时，也会遇到麻烦吗？

显然，这四种可能的回应涵盖了一个梯度范畴，从直接和来访者平行（见治-11A）到激进地改变话题（见治-11D）。图 5-2 展示了这一点，并显示了对话方向可能造成的影响。

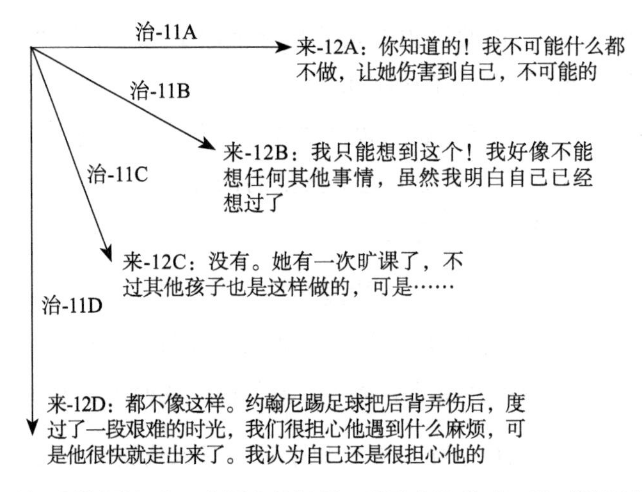

图 5-2 关于话题平行中四个层次的阐释，以及来访者对四种不同的治疗师干预所产生的可能回应的对比

表 5-1 指出了这四个层次，并且从本章开头的谈话片段中抽取了其他的例子（见片段 5-1）。

表 5-1

话题平行的四个层次 （序号是对片段 5-1 中的回应）
平行：治-11A。现在的话题内容和之前的话题内容基本相同 其他例子：治-1、治-2、治-3、治-8、治-10
发展：治-11B。现在的话题内容和之前的话题内容基本相同，但是说话者会把一种新的要素带进对话中，使得话题的逻辑能够发展到下一步 其他例子：来-2、来-5、来-6、来-7、来-8、来-10、治-6、治-7、治-9
偏离：治-11C。说话者虽然关注之前的话题，但是实际上改变了话题的焦点或强调点。这种改变很可能让说话者把之前没有想到的内容带进对话 其他例子：来-3、来-4、来-9、治-4、治-5
改变：治-11D。说话者在很大程度上忽视或者敷衍之前关注的话题，于是主题的转变非常重大。没有其他例子

一句忠告：重要的是采用不同的语调和语气来阅读这些回应，这可能改变它们的层次。毫无疑问，读者能够看到其他可能的替换方案。仅仅识别出这四种层次当然很方便，但这也是相当武断的，因为这里一定会出现无数种可能性。等级的划分只是一种粗略的解读，这有助于我们提高自己的敏感性，但在实践中，它们不能被当作一种精准而客观的测量方式。

话题平行和对话层次。来访者明显深入沉浸在话题中（关键时刻的层次，见来-11），同样，正如图 5-2 展示的那样这四种可能的回应在打破这种沉浸上，有着不同等级的效果。总体而言，除了一些十分明显的例外，保持话题平行通常有助于培养来访者的沉浸感。然而，在深度心理治疗中一些重要（甚至关键）的时刻，治疗师有责任打破话题平行。我们将在后文中进一步讨论这些问题。

在治疗谈话中的应用

下面的对话是被重构的、具有代表性的治疗谈话。谈话片段可能有所删减，这是为了用合适的篇幅来展示治疗中的众多问题和过程。这并不是理想的治疗工作，因为治疗师比理想中的更加主动。然而，片段中还是提供了一些素材，我们可以借此深入地讨论话题平行。

片段 5-3

来访者（以下简称“来”）：达瑞尔·本尼迪克特

治疗师（以下简称“治”）：简·马歇尔

来-1：好吧，同一件事又一次发生了。可恶。

治-1：嗯。

（平行）

来-2：你还记得我新遇到的那个女人吗？我告诉过你的，就是图书馆里那个金发姑娘。

（发展）

治-2：我记得。

（平行）

来-3：我豁出去了，我向她走过去，跟她聊天，然后邀请她去喝咖啡。

（发展）

治-3：啊！

（平行）

来-4：她同意了，我们就去了一个小吃店。咖啡、蛋糕……以及聊天，你懂的。一切都进展顺利，不是吗？不，不对。为什么她这么爽快就答应跟我走？为什么？她只是为了戏弄我，以显得她自己很好相处，我敢打赌是这样的。

（偏离）

治-4：你似乎对她，或对某事、某人感到很生气？

（偏离）

来-5：好吧，是的，我很生气，对……生气，好吧，我不是针对她。我认为是针对我自己在生气。我为什么要这样尝试呢？我为什么要心怀希望呢？我蠢得像个傻瓜，真的。我就是个傻瓜。

（改变）

治-5：你曾经心怀希望，却受伤了。

（平行）

来-6：对，又是之前那样，一次又一次。我已经厌倦了希望，厌倦了尝试，厌倦了与人产生良好关系的想法。让一切都见鬼去吧。

（偏离）

治-6：你想放弃一切了。

（发展）

来-7：是的，我就是这样的。好吧，也不是，我不是真的这么想，但是我希望一切会有所改变。只要一次，只要一次。我希望能找到一个人，她会……

（偏离）

治-7：一个人会……

（平行）

来-8：（无精打采、沮丧地）我不知道。不管怎么说，我想这些有什么用呢？好事不会发生，事情绝不会有所改变。

（改变）

治-8：似乎一切都只能维持原状。

（改变）

来-9：我来这里已经三个月了，我感觉一切都没有什么改变。你难道不认为现在我们的工作本应该取得某种效果了吗？

（偏离）

治-9：我们看似毫无进展，是吗？

（平行）

来-10：是的，的确是这样。为什么会这样呢？你能看到任何变化吗？

（偏离）

治-10：这是你的生活。因此，最重要的是你看待它的方式。

（偏离）

来-11：是啊，我知道，可我没看出什么问题。

（发展）

治-11：嗯。

（平行）

来-12：好吧（不耐烦地），不管怎么说，你看到什么了吗？

（偏离）

治-12：我感觉你非常希望事情出现转机，但从你的话语中，我也看到了你是多么不想改变。

（发展）

来-13：好吧，是吗？（挑战的语气）

（发展）

治-13：达瑞尔，我觉得和之前相比，你在治疗中更容易深入问题。

依你所见，这似乎不会马上对外部生活带来影响，但这的确是很重要的一步。

（偏离）

来-14：好吧，我确实能够更深入到影响我的问题中去了，但是影响我的问题就是如何改变外界生活，而不只让我在这里发生改变。

（发展）

治-14：你总是说自己希望事情有转机，到底是什么事情呢？

（偏离）

来-15：哦，你知道我的意思。

（改变）

治-15：你这是在逃避，达瑞尔，你在表达什么？（步步紧逼地）你到底想改变什么？

（改变）

来-16：好吧，我是想改变一些处世方式，我感觉自己无法和女人建立长久的关系，她们往往一开始对我感兴趣，但很快就厌倦我了。就好像我有口臭，或者我是从火星来的似的，没人会对我持续保持兴趣……（停顿）除了……除了你……因为我花了钱。

（发展）

治-16：你甚至不得不花钱请我陪着你。

（平行）

来-17：是的，你知道的。（带点轻微的愤怒语气）如果我不付钱，你也不会见我。

（平行）

治-17：所以呢？

（平行）

来-18：好吧，如果我不付钱，你会见我吗？

（平行）

治-18：坦白说，我不知道。这并不是我们当下的真实情况。倘若我们真到了那个地步，我才知道我会怎么做。

（发展）

来-19：这也是一种逃避。

（偏离）

治-19：是的，在某种程度上是。但这也是一种处世方式，能让你看到自己身上出了什么问题，而不仅是关注外部的问题或者纠结于我可能做什么，又可能不做什么。

（偏离）

来-20：你总是搪塞我对你说的事情。

（偏离）

治-20：我知道似乎是这样，达瑞尔。但是对你而言，面对自己的内心是很困难的。你总是反复关注自己的外部世界，而不是将你在与他人关系中的无力归结为自己的感受。

（偏离）

来-21：（厌烦地）是，我知道。

（平行）

治-21：今天你对我有点生气，你希望我为你带来一些改观，你认为能从我这里获得一点额外的东西。然而，你却很难把这些感受直接表达出来。

（发展）

来-22：好吧，我不是在生你的气。

（发展）

治-22：是否只有在气得发疯的时候，你才能够知道自己的感受呢？

（偏离）

来-23：好像只有在这个时候，我才能够知道自己的感受。

（平行）

治-23：这意味着你要么选择服从他人，要么准备结束这段关系。

我不得不说，这真是个糟糕的选择。

（偏离）

来-24：（反思地）是啊，的确如此。

（平行）

治疗师对话题平行的使用

在两人一起工作的三个月中，来访者一直受到鼓励，需要自己主动开始谈话，此时他无须进行社交，只需表达此时此刻的主观和情绪层面发生的重要事情。从上述谈话来看，来访者表达了大量的感觉，治疗师（见治-4和治-5）以一种低调而高度平行的方式接收了来访者的感觉。治疗师注意到，尽管来访者的基本话题保持不变，但是来访者快速地避开了自己必须说出的内容，不断地转移话题。这意味着来访者在治疗中表达的内容并不是他真正担忧的。

同时，治疗师试图理解来访者在那一刻有多么切实地面对了自己的担忧。事实上，这个阶段在大多数情况下可以持续更久，尽管治疗师想要在谈话结束之前保留足够的时间，以便处理这些谈话的素材并推进谈话。

在这一点上，很明显的是来访者的愤怒，甚至是任性的抗议，这将他关系中的主导性力量放在了外界，放在了他人身上（尤其是来-4）。很重要的一点在于，来访者甚至没有真正说出他与图书馆遇到的那个女人之间到底发生了什么。这里有一种可能的原因，即来访者的省略表明，来访者最担忧的人（见来-5）并非那个女人，正如治疗师在话语中所暗示的那样（见治-4）。

接着就是来访者的一阵慌乱的自责（见来-5和来-6）。来访者让自责替代了自己实际应该承担的责任。这似乎很值得探索，但又太过简略，以至于来访者很可能没有真正参与治疗，没有在这些不愉快的体验中审视自己的责任。正如来访者所说的那样，我们应该注意到来访者痛苦的源头具有高度的客观性和外在性（见来-7）。而治疗师通过平行（见治-5到治-8）只是在帮助来访者说出自己的故事。因此，重要的是在治疗师用更主动的方式进行治疗并产生效果之前，来访者感受到自己真正地被倾听了。

此时，来访者可能从谈话中理解了自己情绪性能量的真正来源（见来-9）。我们不必考虑来访者是否意识到了自己想要谴责治疗师的需求，或这种谴责是不是随着谈话的进展而浮现出来的。重要的是，这种抗议成了一个主题，来访者的话题平行程度越来越高。治疗师很可能就是他想抱怨的那个女人。

治疗师在这个片段的最后的部分扮演了一个更为主动的角色。她使用了许多偏离的回应（见治-10、治-13、治-14、治-19、治-20、治-22、治-23），让来访者关注自己的内心感受。这些回应让我们想起了，一只围着羊群跑的牧羊犬正逼迫迷途羔羊回归羊群。这些回应的效果明显体现了一个事实：在来访者的 23 个回应中，直到第 17 个回应，他才产生了平行，在接下来的 7 个回应中，有 4 个都是平行的。相反，在治疗师最初的 11 个回应中，有 8 个都与来访者平行，但在接下来的 11 个回应中只有 2 个与来访者平行，这表示治疗师做了更多努力，以便将对话扭转到治疗师自己认为需要的方向上。

话题平行总结

治疗师在多大程度上跟随来访者讲述同一主题，来访者又在多大程度上附和治疗师的谈话内容，这两个问题能为治疗师提供一个有效的维度，检测和影响心理治疗谈话的进程。心理治疗的主题常常是来访者有意识关注的内容，因此治疗师必须始终关注它。不过，此外，这些需要处理的话题，也可以用于理解来访者的主体性的一些其他方面。这些方面更为内隐，同时也可以让治疗师主动影响这些方面。

心理治疗师的旅程

在对我的第一堂心理学课程深感失望后，我有幸接受了研究生教育（在乔治·皮博迪学院和俄亥俄州立大学）。我的几位老师都颇具人文关怀和奉献精神。他们很关心学生，也关心人类。但是，他们毫无例外地将我们这个领域视为客观化的，他们也认为客观化是这个领域所研究的对象。不论研究对象是小白鼠，还是大一新生，抑或是人类群体，都没有差别。这就是科学的方法，是通向真理的道路，是知识的视界。

统计学是我研究生的课程之一，人们认为这趟“痛苦征程”是通向现实的王道。第一节课往往以这样一句话开场：“凡存在者，皆有数量。”没人有胆量叫嚣。人们说依据这条格言，生活中的大多数问题都可以被废弃为“非存在”。这是那个时代的典型。我很高兴到了今天，越来越多的人认为这句话像化石一样腐朽，毕竟它确实如此。

我接受的心理学教育是那个时代（1940 ～ 1948 年）的典型。那个时代强调基本心理过程，比如发展、思维、知觉、学习、记忆。该领域包含了社会心理学和变态心理学、研究方法（当然，重点是统计）、心理测验（只是标准化量表。在军队医院中，我加入了一些新的投射测验，比如罗夏墨迹测验、主题统觉测验，以及本德格式塔测验）。

只有儿童心理学的课程上讲到了咨询，但是我很怀疑，“心理治疗”这个词是否在其中被提到过。倘若有，在当时这个词也仅用于指代欧洲精神分析师们所做的神秘工作。咨询在很大程度上是理性建议，旨在改善生活环境，并且要刻意保持相当程度的客观。

回顾近半个世纪前的那个时期，令我感到惊讶的是，不论是我还是我的老师，都没有注意到我们对自己的看法是片面的。对体验的内在世界的暗示只是偶尔会发生。我曾偶尔和一位老师在学校食堂吃饭，有一次他跟我说：“布根塔尔，我觉得你应该写一篇关于人们在食堂如何选菜的论文。我观察到人们总以一道自己并不真的感兴趣的菜作为一餐的开始，比如一份沙拉，在一番检查之后，我们却发现这份沙拉很难吃。接着，我们就会选择另一份食物来与这份沙拉互补，结果我们往往会选择一份通常不会吃的肉。从此，事情一发不可收拾，我们会做许多新的选择，最后托盘里堆满了我们并不想吃的东西。”这位老师当时只是开个玩笑。这种关于内在选择过程的研究思路，仅仅是玩笑的一部分。该如何将它客观化呢？它难道不是彻彻底底（好吧，这是个糟糕的词）……主体性的？该如何计算这种选择呢？如何算出一个标准误差呢？

19 世纪科学思维非常流行。客观性是对主体性之罪的唯一救赎，主体性在当时是一片无望的沼泽，其中的感受和幻想会摧毁人们的一切希望，以致人们不能获得真正的知识。一种便捷但武断的约定，即“简约之道”（也叫奥卡姆剃刀和摩尔根法则）被提升到了神圣法令的地位，尽管自然中确实充满了多样性和复杂性！（为什么我们需要如此多品种的花呢？）对神人同形同性论（把我们的对象当作人来思考）的恐惧，就是资深心理学家们最喜欢对初学者们讲授的布道主题。

当然，有一点是可以理解的，在老师的一生中，科学取向所完成的那些惊人成就，似乎向他们揭示了真理。我也曾经偶尔相信科学观点。在我的一生当中，我多次见证过科学力量改变世界的表现：汽车、无线电、电话、电灯、电视、飞机、电冰箱、录像录音、空间探索等事物的普及。DNA 的发现、原子的分裂、对小儿麻痹症的征服、电脑的普遍使用、全息影像的发展，只是这种强大影响中较为明显的几个方面。

我的博士论文[1]研究了数千个一字不差的心理治疗方案中的思想单元，以确定外显地指向自我和非自我的态度，以及它们之间的相互关系。我又发表了两篇更深入的文章，扩展了这种外显分析方法，我分析了这些治疗师的治疗方案，我在这种方法中提出了一种客观地探索治疗师的内在体验的方式。我共计做过三项调查，它们都经过了统计学的处理。回顾那些研究，我觉察到自己当时是多么希望尝试采用流行的科学观念，以求得到更多东西，我当时是多么天真地觉得，这种外显的东西足以探测那些深奥的东西。

正如本章呈现的那样，话题平行直接继承了外显分析的方式。它的确是一种有效的工具，但是它只能带领我们走到主体性世界的门口。其他工具，以及无法被取代的直觉，都是我们向更深处冒险的手段。

第6章

感受平行

在和来访者交谈时，我们总是力图关注、传达有意义的内容。但仅仅了解我们目前讨论的主题还不够。我们还需要获取各种资源，并利用它们来看到有重大意义的内容，来表达态度，来澄清可能的影响，并着手去做治疗性会谈中需要完成的一切任务。在治疗中存在一种极其重要的资源，它是给予来访者的感受和情绪的关注度。

在倾听来访者的同时，治疗师必须迅速决定如何回应。他要选择在多大程度上处理同一主题，以及是否强调已经摆在桌面上的来访者的感受——这些只是需要即时评估的诸多考虑因素中的两个。这个迅速的、主要是直觉的（和前意识的）过程能够顺利进行，是因为治疗师已经形成了一种下意识的能力，可以注意到在这些重要维度所遵循的平行模式上，他和来访者到目前为止已经发生了什么。虽然这种情况并不总是能够实现，但他最好能够意识到当下发生的事情，以及此时可以做出哪些选择。

在本章中，我会描述：我对来访者的感受的关注，多于、等于、少于他对他自己的感受的关注，这三种情况分别具有什么价值。

接下来，我们以一段来访者的自我描述作为开头，该描述发生于初始访谈中。我们接下来想象一个夸张的场景，猜想治疗师可能会对该场景做出什么回应。

片段 6-1

来-1：至少在如今的工作中，我还是挺幸运的。在这份工作中，我能做自己想做的事情。我的老板看待问题的方式与我相同，这让我很开心。我以前也给其他人打过工，和现在老板一样的人并不多。

治-1：（打断道）你现在这家公司叫什么名字？

来-2：名字？琼斯和布鲁姆工程公司。不过我的老板是唐·戴维斯，他是布鲁姆先生的女婿。唐真的很睿智。他不需要依靠与大老板的关系来保住工作。我为什么这么说？因为许多客户都点名要和唐合作，尽管这些客户的身边还有许多其他的资深员工。这难道不能说明问题吗？

治-2：嗯，你为他们家工作多久了？

来-3：噢，大概两年半了。我来算算，我毕业后的那个秋天就去了……

上述场景有什么问题吗？没错，问题还不少。首先，这里有必要出现一位治疗师吗？一位办事员或者问卷调查员就足以做到这位治疗师在此所做的一切，而且其成本更低。如果这位提问者除了有关来访者的简单事实之外，还想了解更多的东西，那他最好开始多加倾听，并给予对方更多回应。换句话说，无论治疗师的目的是观察来访者，还是引导来访者，关注感受平行都是非常必要的。（若是非要找借口说治疗师正在测试来访者的动机，这不仅是建立在对人类理解的荒谬理念之上，更是忽视了这种做法会真正损害治疗联盟的发展。）

情绪的安放

感受与想法的相互作用

虽然这种观点在某种程度上陷入了简化论，但我们还是能认识到，人们对于一切内容都存在感受（情感）与概念（认知）两个方面。当然，二者的相对量会发生很大变化，但二者都不会完全消失。图 6-1 就呈现了这一概念。

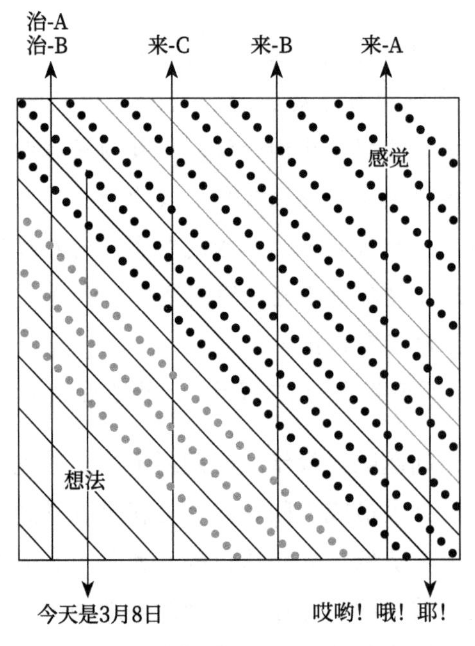

图 6-1 在其中一方说到每件事时，双方出现的想法和感觉

如果试图完全摈弃情感的影响，我们的谈话会萎缩为一团干巴巴的事实。即便仅仅是一句“今天是 3 月 8 日”，若是用神秘的口气、语调、手势与面部表情，也可能给这句话填补明显缺失的感情，例如：“哦，天哪！看看今年已经过去多长时间了！”或者“谢天谢地，离截止日期还有两周呢！”同样，我们也很难想象只有纯粹感情的言辞，例如“哎哟！”仅能传达出说话者正在经历令人痛苦的意外。但这与“哦！耶！”还是有很大的差别。

感受平行的价值

感受平行意味着治疗师对来访者的情感给予了同样程度的重视——这一维度关注的是来访者的感受，就像所有的平行形式一样，治疗师应该迅速进行回应。

在上文描述夸张的会谈中，那位临床治疗师似乎并不知道，了解或影响某人的第一步，是对那个人的情感表现出回应。图 6-1 顶部显示，治疗师对事实性观点的过度强调（见上面的治-A 和治-B），会导致来访者的主观感受有所减退（且更加不自在）。三种来访者的回应（见来-A、来-B、来-C），是从来访者的强烈的主观表达（图右）向冷静的客观表达（图左）的转移。

当我与来访者交谈，并试着真正理解他时，我会调整自己的意识，记录下影响他情绪的因素——无论是他报告的，还是他在我们的互动中即时表现出来的。我会观察他对我们谈话的适应方式：他是坐立不安还是全神贯注；是寻求认可还是目中无人；是专心致志地观察我还是意识不到我的存在？在他讲述自己的体验或想法时，我会静静倾听：他为什么亢奋，又为什么低落？他在期待什么，又在恐惧什么？他会吸引什么样的人进入他的生活，而这些人是如何与他的价值观相契合的？

在整个过程中，我当然会注意他说了什么，同时也会注意他是如何说的。话语中一些指向感受的言辞，如“真有趣”“我好讨厌这样”“这种情况必败无疑”“梦中情人”等，都为我们提供了一个维度。再加上面部表情、肢体语言、泪与笑、零星的想法，以及其他许多或明或暗的线索，也能让我们进入来访者那个神秘莫测又十分重要的内在体验世界。

情绪与心理治疗

心理治疗中的情绪类似于手术中的血液。在工作中，情绪和血液一样不可或缺，二者都具有重要的清洁与促进愈合的功能，二者也都必须得到重视，并由专业人士加以处理，但又都不是整个工作进程的终点。[1]

在美国的中产阶级文化中，男性尤其与情绪维度有着十分矛盾的关系。情绪由于经常被质疑为女性化的或者阴柔的，因此经常遭到回避、质疑和否认。男性常常与他们接触的第一群人（比如他们的父母）有相反的情绪，会有热烈甚至越来越强烈的情绪，他们甚至会使用药品来放大这些情绪。现阶段，他们又变得冷静（可能出现在与孙辈相处中）。

治疗师也无法从这种潮流中幸免。我们都知道情绪非常重要，事实上“你有什么感受”这一问题已经相当刻板，以至于令人十分尴尬，失去了原本的价值。[2]然而，我们往往无法将情绪与我们在其他方面所做的努力联系起来。我们尝试引发来访者的情绪，好像情绪本身是好东西一样，但接下来我们就要试着解决问题：在来访者担忧的一切事情中，找到某些认知上的表达，并期望这些表达能在某种程度上缓解来访者已经出现的症状。

引发多数人的情绪是相对容易的。大部分（即便不是全部）成年人，都至少有一些积累已久的痛苦、失望、孤独、自责与存在焦虑。我们只要带着一丝善意和坚持，就可以触及这些感受。然而，我们很少会问：我们引发这些情绪后，接下来又该怎么做？

我在上面提到过，情绪是整个工作过程的重点，但并不是目的。我认为工作的目的是增加鲜活的觉察，简单点说，就是让来访者更深刻地觉察自身存在、自身的力量和选择，以及自身局限的意识。[3]在追求这个增加觉察的过程中，我们必须帮助来访者意识到他们是如何限制自己的生命与意识的，同时也要帮助来访者意识到自己潜在的可能性。这一觉察过程将不可避免地伴随着强烈的恐惧、痛楚、内疚、懊悔、希望、忧惧和满足等情绪。我们同时也会受到这些情绪的指引。

关注来访者对自己的生活和治疗过程表达的情绪和态度，将会带来一些指示，让我们知道还有哪些领域需要探索，哪些感知结构在支撑或阻碍来访者的成长，哪些激励资源是来访者感到压力时可以使用的。治疗师适度利用自己对来访者情感的关注，有助于调节情绪的流动，让来访者保持最佳的动机，并帮助来访者避免迷失于情绪本身中。

将注意力用于感受

人们表达和谈论情绪的程度是不同的。有的人会坚持只表达观点，避免表达任何情绪；而有的人似乎永远徜徉于情绪之中。治疗师的工作便是帮助来访者表达真实情绪，因为这些情绪与来访者在生活中关心的事情有关，而这些事情是治疗的动机。

在治疗事业的发展中，治疗师最好能展开一种全新的关系：给予来访者的感受与给予自己的关注同样多。通过这样的方式，治疗师能够评估来访者主体性的展现方式，以及他表达其真正担忧之事的方式。治疗师根据对来访者表达担忧的预备程度的评估，或许可以在自己的干预中更多地提到来访者的情绪，或者更直接地谈论来访者的话语中的一切感受性元素。通过这些步骤，治疗师往往能帮助来访者更多地把主体性和情绪带入工作中。有时候，来访者表现出的情绪需要治疗师给予主要（甚至唯一）的关注。下面的对话说明了这一观点。

片段6-2

来访者（以下简称“来”）：辛迪·布鲁

治疗师（以下简称“治”）：鲍勃·麦克斯韦尔

来-1：我一直在想，也许换一份工作会好一些。但你知道，在如今的就业市场里，频繁跳槽是不明智的。

治-1：你想在工作中干得更高兴些，但是……

（强调感受）

（治疗师将主要关注点放在了来访者的感受上，并没有明确关注工作类型、就业市场。通过留下一个没有说完的句子，治疗师让来访者进一步展开话题。来访者可能会以更多的情绪内容来做出回应。）

来-2：是的，没错。我的意思是，虽然现在的工作也不差，但无法令我满意，我干了4个月就掌握了要领，现在手头都是苦差事。

（平行）

治-2： 这份工作有些内容还行，但有些内容又太没意思，高度重复。

（平行）

来-3： 没错。唉！这段时间我既焦躁又无聊。我想找一份让自己更有动力的工作。我的意思是，我有时候真的想放弃现在的工作。

（强调感受）

（治疗师没有对来访者的观点和感受进行平行（见来-2），而是去关注来访者的情绪方面，治疗师帮助来访者看到自己已经多么厌烦。这可能会让来访者发现更深层次的问题：冲动控制问题、疏离的自我感知问题。无论如何，治疗师和来访者正在巩固两人的治疗联盟，并为更有效的工作做足了准备。）

极端情绪

有的来访者会表现出不同类型的问题：他们的情绪似乎当场喷涌而出，治疗师可能难以辨别这些情绪的来源与意义。我们需要辨别出他们的情绪是下面三种可能的模式的哪一种。

情境下的情绪爆发。因为当下的某些事件引发了来访者释放情绪。贝蒂一进来就抱怨自己被老板骂了一顿。她非常愤怒，需要发泄才能平静下来，然后才能思考这个事件本身，以及事件与治疗中其他问题之间的关联。

以持续的情绪呈现作为自己的生活方式。在工作中治疗师也可能遇到这种模式的来访者。罗伊无须什么挑衅，就能点燃自己的情绪。今天他来到这里的怨气来自同事的粗心大意、餐厅的高昂价格，以及糟糕的交通状况。上一次谈话则是因为公寓糟糕的通风、午餐的变质三明治，还有雾霾。对罗伊来说，最大的任务就是从这摊情绪的污泥中脱身，找到对自己真正重要的东西。然而，罗伊并不知道，实际上他的持续的情绪可能源于自己无意识的计谋，以阻止自己和治疗师发现重要的东西。

更深层次的精神病理。这或许是第三种模式的情绪喷涌而出的原因。与这些来访者在一起，我们很快就能看到，与其说情绪与情景相关，倒不如说它源于内心的刺激，甚至可能与自闭症相关。不良的自我边界、未修通的依赖需求，再加上深层次的无价值感和孤立感，会引发极不适应环境的心境和情绪。

来访者对治疗师的平行

到目前为止，我们都在关注治疗师如何回应来访者，是保持平行还是产生偏离，而意识到来访者处理自身情绪与治疗师的相似程度也同样重要。下面是来访者针对同一位治疗师的三种回应。请注意它们在感受平行上是如何变化的。

片段 6-2（续）

治-5：当你谈及对工作的不满时，我听出了你的愤怒里夹杂着厌倦。

来-5A：（情绪激动地）你说得对，我真的要气死了！我已经跟老板反映过，我对他的安排不满意。我在他的办公室说过，在一起开会的时候也说过。可结果呢？他无动于衷！什么都没发生。

（强调感受）

来-5B：嗯，我想是的。我真的是受够了，每当我想到自己已经努力改变了那么长时间，却仍无济于事，我就真的很生气。

（平行）

来-5C：（哀怨地）嗯，当你处于非常糟糕的状况中，明明已经尽自己所能改变，却仍收效甚微时，不应该感到悲伤乃至愤怒吗？我的意思是，除此之外我还能做什么呢？

（强调观点）

第二种回应（见来-5B）表明来访者适度关注自己的感受，同时关注感受产生的原因，以此来实现与治疗师的平行。要注意的是，第一种回应（见来-5A）同样引入了原因，只是来访者投入其中的精力比第二种要少得多。相比之下，虽然在最后一种回应（见来-5C）中，来访者承认了自己的感受，但是来访者将更多的精力放在了辩解上，而非表达自己的感受。

这样的模式反复出现，于是我们可以从中做出有关来访者的生活方式、她所在意的重要事物的假设。然而，依据来访者的这种单一回应来进行假设显然是很鲁莽的，但信息的积累却能让治疗师做出可靠估计并做好准备。

重视来访者的各种平行的价值。为了说明谈话中对来访者的平行价值的关注，可以对比来-5A和来-5C。很明显，在来-5A的案例中，来访者只需要对治疗师的回应进行隐性“许可”，就能发泄她认为是合理的愤怒。来-5C则完全相反，来访者则认为应该向治疗师证明她的感受是正确的，还为此构建了一个案例作为支撑。来-5C的来访者很容易被看作一个充满自责的人，她不愿直接且坦诚地表达自己的内心感受。（不过，我在列举出这些从不断重复的模式中感受到的直觉时，却违背了自己的原则，没有在假设之前先等待片刻。）

反思

我们对自己感受的感受常常就是一些解答生活中重大问题的线索，这些问题包括：我们如何融入生活，如何体验自我，以及我们如何与他人相处。情绪以及随之而来的一切表达（心境、欲望、焦虑、希望、恐惧、喜爱、敌意）影响了我们对生活的态度。它们确实来自我们的体验，但同样也决定了我们的体验。对我们的感知产生巨大影响的期待，本身也受到了我们过去的情绪和预期的影响。最后，我们被情绪包围，无处可逃，这一点往往会被那些丝毫不会情绪化、永远充满理性的人所忽视。但这种毫无感觉的意图却矛盾地揭露了这类人自我感觉良好的“感受”，以及这种“感受”多么强大！

心理治疗师的旅程

早年间，我尝试在生活和职业对话中不再保持“客观性”，从而去珍视我的来访者，甚至是我自己的情绪发泄。现在我意识到，走极端本身并没有意义，在私人生活和职业生涯中，我们要根据对话的目的和意义来判断此种活动是否合适。我们很容易把一种毫无情绪的寡淡态度强行推向外界。激发大多数来访者释放情绪，这也不困难。困难的是，在我们自身当中找到一个立足点（也帮助来访者找到），从而我们可以触碰，并且有效地表达各种各样的情绪，进而促进我们自己和来访者的对话进程。我们所有人都面临着这样一个挑战：在自身内部获得一个立足点（并帮助来访者也找到这样一个立足点）。这样一来，我们就能够接触并有效表达不同种类和程度的情绪，并让它们有效推进谈话双方的对话。

有一篇博士论文的主题十分有趣，我不确定它是否已经完成，但它有望成为人们面对人类感受与情绪的态度史。我无法确定这篇论文应该归入神秘主义、心理学、社会学、人类学、生物学、伦理学、性学，还是化学和巫术中的哪一类。当然，心理学内部也有着广泛的观点：从一本介绍心理学的教材（其中一章的标题是“情绪：混乱的回应”），到20世纪60年代的一句格言“感觉不错，就去做”。

通过回顾我度过的时光，我可以说，我自己在生活中的情感维度上所走过的路径是极不稳定的。在我很小的时候，我就和许多同龄人一样，从电影中寻找自己的榜样。有一位我非常钦佩的演员，他叫克里夫·布洛克，或许现在都没什么人能想起他了。作为一位非常优秀的英国绅士，他是十分沉稳的。他的管家可能跑来告诉他，“先生，你的老婆和菜贩子跑了”“你的房产抵押提前到期了”“几个大国开始互相发射核弹了”或“你的睡袍着火了”。对于这一切，布洛克的表情都没有变化，他会仔细地将左手手指叠放在右手手指上，并说道：“非常好，贾维斯，请将《纽约时报》给我拿过来。”

直到几年后，我第一次去精神病院，我才真正看到了克里夫·布洛克演绎的那种临危不乱的人。他们被称为“精神分裂症患者”。

当我开始从事心理治疗行业，并向心理治疗迈进时，当我帮助来访者直面他们的内心感受时，我发现了一种力量感，并且确信，帮助来访者直面他们的内心感受是一个很好的疗愈手段。即使我与一等兵琼斯还有其他很多人的工作不是很成功，但我还是愿意相信，情绪与心理健康的关键就在于宣泄。似乎很显然，治疗的任务就是找到受压抑的情绪，并鼓励它们宣泄出来。这在一等兵琼斯身上固然得到了一定的印证，但这个案例毫无疑问令我开始了一场醒悟之旅。不过，在20世纪60年代和70年代早期，会心团体（encounter groups）达到了鼎盛时期，情绪宣泄又自然而然地滑向了另一种经过修正的模式：情绪释放不但可取，更重要的是在众人在场的情况下释放情绪，这些人会充满热情地迎接情绪的到来，并交替进行情绪宣泄，产生相类似的体验。

好吧，我承认上述真理都是有局限的，但其有限的程度或许需要到下一个十年才被完全领会。我很好奇，我现在对它的理解到底有多准确。很可能我仍处于永远不断发展的漫长道路上，只是抵达了另一座中转站而已。

以我现在的了解，情绪构成了我们通往主体性的一种途径，它醒目而又可达。显然我们的感觉来自内心深处，并非理性、客观的手段或深思熟虑的意图所能企及。这一切都表明，我们无法完全通过语言与辩白来解释不安与挣扎，即使是向我们自己解释。因此那个人们耳熟能详的、代表对治疗师刻板印象的问题“你有什么感受”，当然是在正轨上的。上述困境在于这个问题被过度使用，而且那些使用者有时候会将入口误认为是其背后的整个领域。

那是个怎样的领域？在这本书中，我尝试使用各种各样的方式来对其命名、辨识和阐释。仿佛我被迫指出，但不是用我的控制得很好的食指，而是用我的左肘关节，甚至是我的右边臀部。

主体性与无意识处于我们内心的最深处，它们明明只是一些词，但它们向远方延伸之处，却令人难以捉摸（“指向月亮的手指却并非月亮本身”[4]）。然而，这些词与其他术语和概念之间有着足够的共性，因此我认为对于我求索的事物，我有着越来越明确的认识。

作为一名心理治疗师，我一直深受长程工作的吸引，因为长程工作关注来访者的内在生活，其目标是探索我们生而为人的本质，这有可能唤醒我们的一些沉睡的潜能，并且有时候，这一工作能够带来生活的巨变。这样的工作，便与我追求的那个领域息息相关。

这些年来，我已经在寻觅的道路上获得了许多帮助，并且我已经将很多我获得的帮助扔在了一边。这些帮助包括标准化测试、投射技巧、催眠、空椅子技术、角色扮演、幻想引导以及影响精神状态的物质。它们都很有用，我至今还会偶尔用到，但它们虽然有用，却也各有局限。它们以各自独特的方式，在某个时间，为我与来访者提供了有趣的，甚至有价值的帮助。但最终，它们还是将来访者变成了客体，他们沦为研究、调查的客体，沦为技术本身的客体。

我已经开始相信，在我寻求真正主体性的过程中，这些帮助就仿佛是静态的野生动物照片，或者是动物园里面的动物一样。它们展示了猎物，却没有勃勃的生气，而生气勃勃本应是它们最核心、最有意义的特征。

我已经开始相信，只有找到一位真正以主体性为中心，并且具有高度积极性的同伴，我的探索才能在此时稳步向前，并全面发挥我的才能。

The Art of the Psychotherapist

第7章

框架平行

在日常生活以及治疗性对话中，有一种熟悉的表达方式——“让我们言归正传”以及“我们要抓住要点”。我们都知道这一维度的重要性，在此我们将其称为“框架平行”。治疗师经常要求来访者说得更为具体，并且往往更为内隐地鼓励来访者总结自身的经历。

我们有很多表达思维和言语的方式，但对于带来人生改变的心理治疗工作来说，有一种方式可谓意义非凡，那就是让我们的能力从当前延展到普遍，从抽象拓展到应用。有的来访者会描述重复出现的体验，而这些体验之间往往毫无关联，他们从不整合这些体验。还有的来访者对体验的描述又太过粗略，以致治疗师无法确定这些体验在他的生活中到底有什么意义。

框架平行能提醒我们关注这一维度的重要性。在此，我们呈现这一维度的显著优势，谈论它的一部分启示，进而表明当治疗师怀疑来访者在有意或无意欺骗自己时，如何使用框架平行。

想象自己身处这样的场景。

这是个晴朗的秋日午后。周六上午的家务都已经做完，虽然下周还需要再做一遍。你最喜欢的球队正在千里之外与最强劲的对手展开今年的重要角逐，打开电视就能让你身临其境。你已经准备好了花生、啤酒或苏打水，现在可以坐上你最喜欢的安乐椅，和不看比赛的家人讲好，让他们千万不要打扰你，调整好坐垫……啊，简直太棒了！

打开电视，里面刚好放着最后一则广告，比赛大约两分半后就会拉开帷幕，从阴凉的这一边的最高处，恰好有一个看到体育场的好角度。你能看到对面的看台，视线向下延伸便是整个运动场，许多小小的人影正忙着做赛前准备。兴奋与期待弥漫在体育场里，也蔓延到你的客厅里。

双方队员各就各位。你支持的球队开球了：一长串小人围着一个带球的身影。其他小人瞬间散开抢球。接着你支持的小人也开始行动了，两队你来我往。两队小人混在一起，接着……

"小人？"你猛地发现屏幕上一直呈现着漂亮的广角镜头，镜头里是对面的看台与整个场馆。你能肯定，球场上的小人正在画面里挪动，他们在做些什么？你很难说清他们是在做什么，尽管播音员正在努力地描述。

事情就这样继续下去。约莫过了 10 分钟，啤酒跑气了，花生又太咸了，而电视上的画面依然是那个格局，永远都是广角镜头。讨厌！

好，我们再来看看下面这个版本。

同样的一天，同样的重大赛事，你做好了同样的准备：安乐椅、啤酒或苏打水、花生和满怀的期待。同样在你打开电视时比赛刚要开始，但情况还是有所不同：画面切换到一个近距离的橄榄球特写镜头。忽然，一只钉鞋猛踢过去，你的心也跟着球一起悬在空中，后面的看台已然模糊不清。忽然，有两只手抓住了球，球撞向一件汗湿的球衣。它急速地上下颠簸一番，最后消失在手臂、腿以及其他身体部位的混乱交错之中。

比赛就这样继续，全部都是紧凑的特写镜头。或许你连 10 分钟都忍不了，就要关掉这场灾难的转播了。

到底是哪里不对劲？很简单，你两次都没有通过信息传递而真正进入这场比赛。你之所以失败，是因为镜头的框架一直没有变，因此你不能在真正意义上跟进那些动作。这便是症结所在：对客观行为的忠诚传递，无论是太过粗枝大叶还是细致入微，都并不足以唤起你对意义的理解。

若想比赛令你满意，就需要一个敏锐捕捉意义的变焦镜头。在比赛开始时，应该呈现一个对着看台与场地的广角镜头，接着是球与队员的过渡构图，把镜头拉远一点用来展示球场上队员的移动，拉近镜头则呈现球被接住，再把镜头拉远一点让铲球的队员进入画面，再次拉近镜头，给铲球一个特写，等等。比赛会将你带入（或者说你会进入）一种身临其境的、令人满足的、充满意义的时刻。事实上，与距离赛场 45 米的贵宾包厢相比，你坐在客厅的椅子上，虽然距离体育场千里之外，却能够看一场更精彩的比赛。

框架平行是变焦镜头

关注话语框架的过程，就像为对话安装了一个变焦镜头，正如球赛的转播过程一样，能够通过使用光学设备让视觉效果更佳。我们彼此的交谈，也能通过对话题所涉及的一般性和特殊性的巧妙调节，获得难以估量的收益。有的治疗师对上述方法的强大帮助知之甚少。旧有的交谈习惯致使他们过度依赖广阔视角的概括性，或者过度关注细节的特写方法。当然，也有很多治疗师仍然主要在中观范围内进行操作，这样做的优点在于能让治疗工作达到平衡，但这些治疗师也可能错失广阔视角提供的宏大立场，或者微距细节所迸发出的力量。

让变焦镜头动起来

技艺精湛的治疗师深知框架平行维度是达成目标的灵活手段。在一些熟悉的临床情境中，尤其展现出这种方法。

- 通过要求来访者说出“抱怨”的设定和背景，或者通过具体的例子，增进对来访者的了解。

- 通过鼓励来访者详尽地讲述自己的经历，以促进来访者更深的情绪参与，这些经历由情绪驱动，但来访者仍旧保持着对自己经历的抽象描述。
- 鼓励来访者熟悉工作进展的停滞，而非试图将来访者放在一边，如此我们便可以探索工作的障碍和阻抗。
- 通过审视重要生活事件，可以对这件事有更多了解，探寻其中私密而较少意识到的重要意义。
- 治疗师要确保一件事：给予来访者的建议和指示，无论在治疗中还是治疗之外都能起作用，都能被来访者真正理解。还要确保来访者有动力去执行这些建议和指示。
- 治疗师要及时质询来访者有意地或无意地隐瞒或歪曲的事情。

在上面的每一个例子中，治疗师都应该将内容放在某几个层次上，无论是在一般性还是特殊性上，而非满足于某个单一框架。同时在每个框架中，都有一个内隐的假设：与来访者的任何单一回应相比，来访者身上有更多信息或者其他主体性材料（态度、情绪、无意识联想等），但它们是隐藏着的。变换框架的变焦镜头，能帮助来访者更接近主观素材，并将它们呈现出来。

片段 7-1

来访者（以下简称“来”）：达瑞尔·本尼迪克特

治疗师（以下简称“治”）：简·马歇尔

来-31：几个月来，我都有这样的担忧，我只想寻求一点解脱，我真的受不了了。

治-31：你感到一直担心的事情让你不堪重负，对吗？

（平行）

来-32：对，它们似乎就是在消耗我的精力，从来没给过我任何宽慰。

（平行）

治-32A：你再多说一些这类让你无法安宁的想法。

（收缩）

来-33A：它们就是一些接踵而至的焦虑、担忧。我总感觉有什么糟糕的事情会降临到自己身上……或者说，它们已经降临了。

（收缩）

治-33A：什么事呢？

（收缩）

来-34A：嗯，就像是，呃（停顿了一下）……就像是我可能得了癌症，或者艾滋病之类的，失业和遭遇事故什么的。

（收缩）

（提示：在实际对话中，这样的对话往来可能会有上面片段的10倍长。以上内容只是截取出来的片段，以便说明个案主诉的发展脉络。）

治疗师通过与来访者保持平行来开始工作，这往往是很有效的（见治-31A）。接着治疗师柔和地（见治-32A）拉近框架，鼓励减少来访者在对话来-31A中的模糊和宽泛。在接下来的回应中（见治-33A），治疗师更加明显地收缩了谈话框架，更多地探寻令来访者不安的想法。这样做能够让来访者引出“艾滋病”这个词，为接下来的治疗提供另一种可能性。

框架扩大。有的时候谈话框架的扩大有助于工作任务的进行，这样一个更大的画面可以显示出之前可能看不到的联系。我们可以先展示相同的初始回应，而后再通过治疗师的拓展，对这一方法进行说明（见治-32B）。

片段7-1B

来-31：几个月来，我都有这样的担忧，我只想寻求一点解脱，我是真的受不了了。

治-31：你感到一直担心的事情让你不堪重负，对吗？

（平行）

来-32：对，它们似乎就是在消耗我的精力，从来没给过我任何安慰。

（平行）

治-32B：你是怎么看待这种情况的？你是怎么看待现在折磨你的这些想法和忧虑的？

（扩展）

来-33B：噢，我也不知道。（思考的样子）我认为这种状况从上一个感恩节就开始了，但我也无法确定。

（收缩）

治-33B：你能够回想起当时还发生了什么吗？

（扩展）

来-34B：我想不出来有什么异常。嗯，我感觉没什么异常。

（平行）

治-34B：达瑞尔，你别那么快回答。给自己一点时间。去年秋冬时节，你到底过得怎么样？你的感恩节过得如何？你能想起点什么吗？

（扩展）

来-35B：真没什么特别的。我们和岳父岳母一同过了感恩节，过得很不错……接着是圣诞节，我们也是一起过的，还有我哥哥一家人……没什么啊，一切都完全正常。

（收缩）

这位治疗师依然以一段平行作为开头（见治-31），接着她以一种非常普遍的方式询问了来访者的想法，以此将谈话框架打开了（见治-32B）。来访者的回答（见来-33B）较为模糊，但我们总会产生这样的预感，无论来访者说些什么，都可能有无意识的根源，这让来访者所说的话变得耐人寻味，接着治疗师再次打开了一个广阔的框架（见治-33B）。来访者的回答（见来-34B）看似终结了话题。治疗师非常敏锐地发现了来访者缺乏内心动机，因此鼓励来访者切换视角（见治-34B）。治疗师这一次问得更加细节化了，并且能够追问其中的不少线索（这可能与姻亲关系的紧张有关，请注意那句“我感觉没什么异常”）。

在任何以加深来访者对他自己的个人体验理解为直接目的的对话中，框架维度都能提供有力且具有引起共鸣作用的工具。该工具不仅能服务于治疗师，也能为来访者所用，这一维度的使用往往能帮助来访者更丰富地理解自己生命的内在意义。

（提示：由于很多对话都会被压缩为治疗师或来访者的三四个回应，因此在上面的案例中会出现一些困难，似乎表明治疗师正在以侦探破案的方式寻找线索。在我看来，这并非心理治疗的最佳模式。相反，我认为我们应培养来访者的自我探索与发现能力。）

将框架用于培养来访者进行内在探索的案例

片段 7-2[1]

来访者（以下简称“来”）：哈尔·斯坦曼

治疗师（以下简称“治”）：詹姆斯·布根塔尔

接下来的片段，描述了来访者接受几个月的心理治疗，以帮助来访者更深入地意识到他对自己内心探索的阻抗。这并非这一工作中的最高点，但这部分确实是工作中的一块里程碑。来访者是一位研究型心理学家，他非常看重客观性，因此按照治疗师的指导去进行更深刻的自省是很难的。他来接受治疗是因为他多次向十几岁的儿子蒂姆发火。

治-1：你刚才在想什么？

来-1：哦，我……我只是很好奇，你会不会对我说点什么。

（收缩）

治-2：不，我只是想知道，你有什么担忧。

（平行）

来-2：好吧，我很担心爱丽丝。她现在跟新男友约会很频繁。我的意思是，我虽然不是个假正经的父亲，但我希望她能够学会照顾自己。我觉得自己必须做点什么，却又不知道到底该做什么。她好像很自以为是。我问琼，她是否了解爱丽丝的全部消息，可你知道吗？琼却说爱丽丝能当她的老师。我想，对于一个19岁的少女，我们真的无能为力，但你总会想着自己应该做点什么……

（收缩）

治-3： 哈尔，你刚才一直在谈论一个忧心忡忡的"你"。我很难说这些事情到底是不是在以第一人称表述。(我甚至怀疑哈尔在来之前就已经准备好了说"对爱丽丝的担忧"这件事，这种担忧听上去是客观的而且很疏离的。)

（平行）

来-3： 噢，是吗？用第一人称来说并不难。我非常担心爱丽丝。她是个很好的孩子，我不想她受到任何伤害。看见了吗？就是第一人称。

（收缩）

治-4： 没错。哈尔，告诉我你是如何担心她的。你能大声说出来让我听听吗？

（扩展）

来-4： 好吧。我只是觉得她是个很好的女孩，可她真的还小，你明白吗？我不能容忍她受到任何伤害。还有……她身材很好，我感觉所有男孩都想接近她。我想的就这么多，都是我内心的写照。

（平行）

治-5： 哈尔，你听上去正试图更多地触及内心的问题，但我认为这还远远不够。比如，我想知道你是怎么看待向自己女儿传授性知识，如果她产生了困惑，有多大概率会选择告诉你，作为一个性感的女人是什么样的感觉。再比如，如果有人伤害她，你可能会对他做些什么，等等。

（扩展）

来-5： 哦，当然，我全都想过。这些事情我全都想过。我发自内心地希望她明白，她随时随地可以将任何事情告诉我们。当然，如果任何人伤害了她，我也不会放过那个人。

（收缩）

治-6：哈尔，我们好像还是漏了些什么，即使现在我们的距离更近了一点。我刚才说起的每个问题，或许都能引领你进入一整段思维与感受。它们就像是章节的标题，各自有着众多与之相关的想法和感受。刚才你提到了其中两个，像回答问题一样迅速解决了它们。但这只是探索你担忧的事情的一个开始，而不是结束。

（扩展）

来-6：我知道你在试着帮助我，我只是觉得自己不是那种善于自省的人。我的意思是，你们这些搞精神分析的人，总能在这些琐事上争论不休，我也承认这能造福一些人。但我就弄不明白了，对我来说，我就不把它们当回事儿。我需要直截了当地解决问题。

（收缩）

治-7：你在说这些话时，在想什么问题？

（收缩）

来-7：嗯，随便哪一个。

（扩展）

治-8：别，选一个。你最想直截了当地解决哪个问题？（坚持。我向哈尔提出了挑战，让哈尔面对这个问题。）

（收缩）

来-8：噢，比如说，我现在还是没办法在和蒂姆说话的时候保持冷静。我知道最近好些了，但我能预料到，情况会随时失控。并没有实质上的进展。

（平行）

治-9：好吧，所以问题就出在这里。

（收缩）

来-9：嗯，没错。我明白你之前的意思了。问题出在我身上，你了解得非常清楚。其实我也明白。可我为什么就是不能保持冷静呢？

（收缩）

治-10：对啊，那你的答案是什么？为什么你在和蒂姆说话的时候不能保持冷静？

（平行）

来-10：噢，可恶，我不知道。

（平行）

治-11：那么，解决这个问题的直接方式是什么呢？（步步紧逼）

（收缩）

来-11：我应该找到原因，不断鞭策自己并做出改变。

（平行）

治-12：那你准备怎么办？

（收缩）

来-12：试着将问题搞清楚，同时运用理性。

（平行）

治-13：好的，那我们开始吧。现在就开始将问题搞清楚，运用理性。你说给我听听。

（收缩）

来-13：噢，你知道这根本没用，我也明白。我已经试过千万遍了。根本没有进展。（轻笑一声）我知道你讨厌我这样做。

（扩展）

治-14：对，确实是的。我认为你在找借口，你在拒绝认识自己的不足之处，也在逃避应该做的事。

（收缩）

来-14：对！你知道吗？其实我能意识到这一点。我的意思是，我深知自己非常想摆脱那种陷入死胡同的感觉。

（平行）

上述片段的显著特点在于，我坚持让来访者直面自己一直以来对理性的过度依赖。同时在治-4、治-5和治-6中，我还设置了任务。这三处对框架扩展的运用（以及其中暗含的对理性的挑战），在后来成为收缩性回应的参考点（下面从治-7开始的我的8个回应中有7个是这样的）。接着我们看到了“引导”的作用。值得注意的是，这样的治疗方案的一部分，都在推动治疗，来访者的14个回应中有12个，治疗师的13个回应中有8个都很明显地呈现了这点，它们在话题平行中的作用处于“发展”这一水平。这一水平通常代表着良好的工作关系（与存在着大量发散和话题变化的治疗方案形成对比）。

探询有所保留的内容

通常来说，当治疗师要求来访者暴露一些信息时，来访者在意识层面都很乐意。但来访者仍然会对一些信息有所保留，不论他们能否意识到这些信息。这些有所保留的内容大多是关于一些令来访者感到不适、尴尬或羞愧的事，例如愤怒和敌意、性冲动和性行为、财务细节、宗教和精神信仰、法务困境等话题。几乎所有令来访者不适的事情，都预示着一个具有情绪和主体性重要性的领域。

要面对的是阻抗而非冲动

在这一点上，经验丰富的治疗师与他们的新手同行显然不同。简而言之，我们要认识到：我们要关注来访者对于全盘暴露自己的阻抗，而非关注阻抗所针对的内容。

来访者需要有所隐瞒，这就标志着存在一个新手治疗师很容易产生兴趣的内容领域，而且他们很容易采用非常严苛的手段（如催眠）来加以突破。在这样的行为中，我们会错失许多有关来访者心理构成的内容。直接关注来访者隐瞒的理由，要比试图绕过隐瞒而获取背后的内容更为明智。

在治疗师充分调查来访者为什么需要隐瞒之后，被来访者隐瞒的内容往往很轻易就出现了（而且往往让极度想要一探究竟的治疗师失望）。更重要的是，一旦这个障碍得以解决，其他从未被来访者注意到的内容（因为来访者并没有很刻意地隐瞒这些内容）也会出现在意识当中，并且能够登上治疗的“舞台”。

因此，让来访者意识到自己的隐瞒并非毫无依据。框架平行这一维度在此就很有用。治疗师可能会通过一系列的步骤，最终接近目标，这些步骤逐渐从普遍到具体，他们还会对非语言性质的线索保持敏感。以下是对这一过程的简略说明。

片段7-3

来访者（以下简称“来”）：哈利·福代斯

治疗师（以下简称“治”）：多萝西·泰勒

治-31：你从学校毕业以后，换了好几份不同的工作。

来-31：是啊，很多次都是不欢而散。我感觉很难找到真正适合我的事业。

（平行）

治-32：那些“不欢而散”是什么样的呢？

（收缩）

来-32：噢，你是知道的，它们和通常的一样。那些工作地点并不适合我。

（扩展）

治-33：我不确定自己是否真的懂你的意思，什么叫“不适合你”？

（平行）

来-33：我是说那里的人或者工作内容并不是很适合我。我认为你能明白的。

（收缩）

治-34：我还不是特别清楚。你能给我举个例子吗？

（收缩）

来-34：哦，当然可以。比如我去年在游乐场的那份工作。我当时真的以为这是份好工作，但那里的老板是个酒鬼，他根本不知道自己在做什么，他总是因为员工犯了错，或者没有完成足够的工作内容而对他们大加责备。气死我了，他人品很差，你得相信我！

（收缩）

治-35： 你为什么离开那儿？

（收缩）

来-35： 你这是什么意思？我就是因为受够了，才离开了那样的环境。你要相信我，那里真的很糟。

（扩展）

治-36： 哈利，跟我说实话，你有没有被解雇过？

（收缩）

来-36： 对于我真正想做的工作，我没有被解雇过。

（扩展）

治-37： 但这并不意味着你从来没被解雇过。

（收缩）

来-37： 我的意思是，对我来说，我对工作的满意度，以及老板是否对我满意，都会受到太多事情的影响。关于我到底想在什么样的地方工作，我有自己的想法。

（扩展）

治-38： 我能理解这点，但你还是没回答我的问题。你到底有没有被解雇过，给我个明确的答案，对你来说似乎挺难的，是吗？

（收缩）

来-38： 不是很难。我只是不明白回答这个问题的意义在哪里。（停顿）好吧，嗯，我被解雇过两次，那都是些很烂的工作，反正我一点都不想干。

治疗师通过不断追问来访者的逃避，从而保持自己对谈话的掌控（见治-33、治-34、治-36、治-37、治-38），治疗师虽然没有责备来访者，但立场十分坚定，将谈话框架不断收缩，迫使来访者面对自己的局促（见治-32、治-34 到治-38）。治疗师一旦搭建好了舞台，就可以在谈话中毫不退缩（见治-38）。来访者在两种极端状态下，都采用框架平行的维度以避免自我暴露：一方面（见来 -34），他很具体地描述了一个职位（尽管描述的方式很有偏向性）；另一方面（见来-36 和来-37），他的表达又非常抽象，显得过于笼统。

反思

由于我们每个人都有自己舒适和熟悉的框架，而且我们都很希望自己能轻易理解他人，同时很快被他人理解，我们可能会很容易将这种“轻易理解”误解为真正理解他人。上面给出的例子就是这种潜在的误解形式之一，但当其出现时，谈话双方都不曾有意欺骗。有了（可能是令人沮丧的）经验以后，治疗师开始能感到一种差异。这种差异体现为：在治疗师和来访者的对话中的两个不同的抽象层次上表达的同样的意思，与在这两个层次上被隐藏的意思其实有着真正的差别。对此，较为合理的做法就是将所有重要的素材都放在不同的层次上进行重新表述，以便再三检查双方是否有了真正的理解。

这一过程的确需要治疗师使用自己的艺术技巧。预备好的问题列表或者观察事项根本不存在。其中存在着无限的可能性，而且，只有在当下，治疗师才能够判断应该采取哪种策略。当我们在考虑自己观察到的事物应该如何理解、整理、解释与使用时，我们会更加依赖个人敏感性和技巧。

这一过程中有一条规则：人们在概况或具体层面理解的信息，必定是一种被误解的信息。

心理治疗师的旅程

1941 年夏天，我获得了文科硕士学位。那时候硕士学位比现在的博士学位还要稀缺，因此它让我的人生亮起了许多绿灯。我最初一份和我所学专业相关的工作是在美国农业安全管理局（U.S. Farm Security Administration），我在那里研究田纳西人（就是最初所谓的“乡下人”）。

年轻的心理学家、医学实习生、护理学生、社会工作研究生和行政管理人员都来到田纳西州杰克逊县的那座小镇上，我们在那里演练各自的技能，测试那些来自农村的人。在我们接触过的人中，有一些人已经多年未曾离开过大山了，还有些人从未踏出过大山。杰克逊县（我记得人口约有一万）对他们来讲已经是“城市”了。我们这些心理学家进行了一系列测试，我也不知道这些测试是谁挑选出来的，其中包括很多（即使在当年也是）老掉牙的测试，比如纸上迷宫、诺克斯方块、弗格森拼板，我还记得其中有 1916 年的斯坦福比奈词汇测试。

这些人对我们以及我们提出的奇怪要求都很耐心：“把你的铅笔尖放在这儿，不要提起来，也不要碰到任何一条线，尽可能快地找出走通这个盒子的方法。”“看我是怎么敲打这些方块的，现在，拿起你的那个方块，跟着我做。”“看看你能否将这些碎片拼起来，将它们刚好嵌进这些槽里。”“火星（Mars）这个词——M-A-R-S，是什么意思？”

弗格森拼板是一种类似于七巧板游戏的任务，这好像令我们的研究对象最感兴趣。我们最感兴趣的是这些人对词汇测试的回答。比如上一段的那个“火星”问题，目前他们公认的回答是这样的：“你说的那是牧场上奶牛打滚的泥潭。”（You mean like where the cow mahrs (mires) down in the pasture.）显然，这个答案在我们的测试规则中是错误的，但在他们的文化中，这就是正确的。当然，我们会遵守自己的规则，否则便不客观了。

可悲的是，我们这些本该对人类十分了解的心理学家，却倾向于从各种客观的方面去看待这些人，认为他们稀奇古怪。我们从未尝试过从他们的角度来看待这个世界。他们是我们的研究对象。我们研究者，却只采用了客观测试中的长焦镜头，这种将一个人简化为一些明确的回答与外显的动作的做法，使我们无法真正与这些人对话，真正地认识或了解他们。这给了那些一味追求客观性的人一个沉痛教训，他们需要明白，但同时他们又很难明白：简化便是摧毁。

第8章

焦点平行

随着治疗师对来访者回应中各类平行的变换越来越敏感，并且在调节他自身的平行方面更有技巧，这一发人深省并且使人更有力量的平行视角的其他可能用途也会变得更加明显。本章就会介绍这一治疗工具的一个延伸，即注意力的焦点平行。

本书已经反复论证过：在治疗工作中，治疗师需要主要关注来访者的主体性。在本章中，我会描述一种有用的方法，评估本章之前的尝试所产生的效果。当然，这种方法同样也能帮助来访者进一步深入自己的内在。

关注来访者内在知觉领域的焦点，是实现上述目标的关键。来访者说话时的关注点在哪里？他正有意识地描述哪个人？在来访者的注意力中存在许多可能的焦点，我们确定了四个，并分别审视了它们的作用：关注来访者的内在世界；关注来访者与治疗师之间的关系；关注来访者与他人的关系；关注治疗师。

深度心理治疗要求治疗师与来访者都优先关注来访者的内在世界，这样有利于治疗师获得并维持一种对于来访者的现象（知觉）场域（来访者的内在意识流以及知觉结构，后者是前者的特征）的敏感性。这些意识流会在不同的时间点集中在不同的对象上，比如对来访者重要的人、来访者的主要活动、治疗师，以及来访者对自身及其存在方式的反思性认知。

娴熟的治疗师会对来访者的内在意识流持续产生直觉，而且会利用这种直觉来促进来访者的内在探索，同时影响自己的干预时机和措辞，以求达到最佳效果。[1]影响意识流的一个最主要的维度，与任一给定时间上的处于焦点位置的人有关。

注意力焦点的概念

治疗师与来访者谈论的任何事情，都可能会将双方的注意力引向其中一方，也可能引向彼此间的关系，或各自与外部世界的关系。我们用“焦点”一词来指代上面描述的意识流集中的对象。片段 8-1 给出了治疗师对同一来访者的四个不同回应，它们阐明了我们在本章关注的四个注意力焦点。这些例子将阐明“焦点”一词的内涵，并逐渐展现出它的重要性。

片段 8-1

来访者（以下简称“来”）：贝拉·卡农

治疗师（以下简称“治”）：查尔斯·施耐德

来-1：当我尝试和你谈论我的精神生活时，我感到很难为情。它对我固然重要，但我不太想提起它。

（来访者 / 治疗师）

治-1A：你难以启齿是因为我吗？

（治疗师）

治-1B：别把自己逼得太紧了，但你要是能够和我分享生活中的这一重要领域，将会对我们的工作有所帮助。

（来访者 / 治疗师）

治-1C：你和其他人说话时，也这么害羞吗？

（来访者 / 他人）

治-1D：尽管你非常想着手处理这一重要的领域，但你仍发现自己有所保留。

（来访者）

这四个可能回应的差别，在于将来访者的注意力指向何处：第一个回应（见治-1A）要求来访者考虑治疗师，以及考虑治疗师对自己产生的影响；第二个回应（见治-1B）同样指向来访者与治疗师的关系，但侧重点有所不同，第一个回应引导来访者考虑治疗师的特征，而第二个则引导来访者关注自身的内在体验。第三个回应（见治-1C）将注意力转移到了来访者与他人的关系上，第四个回应（见治-1D）则要求来访者意识到自己内心的冲突。

选择一个合适的注意力焦点

虽然对潜在的注意力焦点有很多种归类方式，但我们在此只考虑这四个焦点。显然，它们都不是唯一的“正确”焦点。然而，了解每个说话者在不同的时间点上如何选择注意对象是很有价值的。同样，试着在一段时间内将注意力集中在某一点上，通常也是很重要的。换句话说，当注意力焦点在一段时间内保持相对稳定，而非在潜在可能出现的焦点之间随意切换时，谈话的治疗效果往往更佳。

在实践中，人们并不需要严格按照我们在此使用的分类来看待当下讨论的话题。上述分类主要是为了提升和训练我们意识的敏感性，但当我们与来访者工作时，我们需要让这种过于正式的组织形式进入潜意识，同时我们要去发现这一特定个体的知觉空间的独特模式。

焦点在人际关系上：来访者 / 他人

这一领域包括除了来访者与治疗师之外的所有人，以及在治疗工作中来访者自己关注的对象。很显然，这是个十分广阔的领域，其中情绪与态度的潜在可达范围很广。虽然在这里，我们的讨论并不期望将这一广阔领域中所有的细分类目都处理好，但很显然，治疗师会注意并讨论来访者对待亲近之人和疏远之人的差别，对待人和事的差别，对待当下、过去、未来的差别，以及其他有意义的差别。

不够成熟的来访者，在早期常常倾向于讲述自己与他人的人际关系。对这些来访者来说，讲述这样的人际问题最为保险，因为这可以让来访者自己显得相对客观；这样既避免了治疗师与来访者所谈的内容直接接触，也保证了来访者自己是唯一的信息来源。

正是出于这些原因，我主张在来访者能够忍受的前提下，尽快将焦点从这种人际问题上移开。采用这一手段并非因为我有隐秘的施虐倾向，而是源于我的观察，优先关注内在感受，让我们在工作中（时间和精力方面）获益良多。当来访者能够容忍关注于内在感受的工作方式后，他就会从理解指导其内在世界的模式开始，然后很容易发现这些模式随后在其他焦点重现。

贝拉（见片段 8-1）就是个很好的例子，她认识到精神生活对自己固然重要，但其中充满了极度焦虑。她常在精神层面修行，但她也会发自内心地避免自己面对尚未意识到的、令自己不安的问题。一旦在自己的内心明确看到自己逃避问题的模式，她就会相对轻易地发现：自己在和治疗师谈论精神领域时表现出的犹豫不决，正是在重新演绎这些同样的模式；与治疗师的交谈很可能会导致贝拉提及那些可怕的问题。

我们通过观察可知，一个人可能会从来访者 / 他人的人际关系的焦点出发，从而发现自己的逃避属于哪一种模式，而后又发现了这种模式正在内心中重演。这种情况固然可能发生，但在谈话双方认识到更核心的概念之前，发现这个人际的焦点往往需要几番尝试，比如，观察来访者如何避免与朋友或牧师谈到对自己有威胁性的问题，或者观察来访者如何借用书籍和电影来为自己开脱，等等。

通常来说，对治疗师而言，下面三种情况最适合将来访者的注意力集中到来访者 / 他人的人际关系的焦点上。

- 此情况相当于一个准备或过渡性的地带，来访者可以借此进入其他更具威胁性的工作领域。此时，新的来访者往往需要一段时间来适应工作，巩固自己和治疗师的联盟关系，并接受自我探索的惯例与职责。
- 此情况相当于一个演练场，来访者可以将从其他地方收获的内容，在此进行演练和延展。一旦有关来访者如何构建自己的身份认同以及世界观的一些重要的、一般性的模式得以暴露，并至少部分进入了意识，那么探究这些模式是如何在来访者及其人际关系中再现的，并发现其再现的方式就很有价值。
- 此情况相当于一个不那么具有威胁性的地带，当工作紧张程度过大时，此处可以作为一个休整、冷静的地方。片段 8-2 展示了做到这一点的方式。

片段 8-2

来访者（以下简称“来”）：碧翠斯·布罗伊尔斯

治疗师（以下简称“治”）：赫伯特·德雷克

来-1：（哭泣，重重地叹气）噢，我真不知道怎么办了。我感觉事情不能再这么下去了，但又不敢贸然做出改变。我感觉自己陷入了僵局。

（来访者）

治-1：你现在感到左右为难，这让你很害怕。

（来访者）

来-2：是啊，是啊。（哭着）我忍无可忍了。我真的不知道该怎么办！我该怎么办？

（来访者）

治-2：我知道你很难找到摆脱当下处境的方法，但这就是我们一同工作的目标啊！告诉我，你从前有过这种绝望的感觉吗？

（来访者 / 治疗师）

来-3：噢，从来没有！（停顿）我是说，从来没有现在这种感觉，怎么会这样？

（来访者）

治-3：在你之前有类似感觉时，你和谁在一起？

（来访者/他人）

来-4：我不记得了。我记得孩子死的时候，我有过这样的感觉。现在我已经记不清了，但我想就是在那个时候。当时，我丈夫没有帮上什么忙，他自己的生活都已经很困难了，但我们还是互相扶持。他的妈妈当时给了我们依靠，那时我前所未有地感激她。

（来访者/他人）

在上述简短的片段中，治疗师帮助来访者获得一种被倾听、被理解的感受（见治-2），同时通过在谈话中引入治疗师的意识，逐渐促使来访者走出痛苦。当来访者开始反思其他的时间与环境对当下造成的苦恼时（见来-3），工作就已经有了一些进展。相比于其他的个人经验，对当下压力的高度主观性的感知（见来-1），更容易得到来访者的客观看待。这一过程具有一种过渡的意义（见治-3），也可以扩展到其他人身上，整个过程能够减少来访者之前感受到的孤立感（见来-4）。

焦点在人际关系上：来访者/治疗师

来访者在谈及自己与治疗师关系的舒适性时，差异是很大的。有的人感觉自己和治疗师很熟悉，他能够从容地表达自己的感受；有的人则恰恰相反，犹豫不决，如惊弓之鸟。此外，有的来访者在与治疗师的对话或表达中，只是清楚地表达焦虑，两人并没有产生真正的接触。移情毋庸置疑存在，但有些经验丰富的治疗师会认为移情毫无用处。

很显然，对来访者与治疗师的关系展开探讨时的语气，对这一焦点是否会对来访者造成威胁十分关键。有时候我们愿意理解和支持对方，有时候我们则可能需要揭示和探索质疑、矛盾、分歧、愤怒或性欲，乃至治疗外的联系甚至对亲密关系的追求。来访者在这一工作领域中的从容程度差异巨大。对某些人来说，直接处理治疗联盟意味着一种安慰和肯定；但对于许多来访者（尤其是不够老练的来访者）来讲，情况则恰恰相反，探讨即时的关系将造成很大的威胁。

亲密关系或冲突。经历过上述威胁的人可能会采取一种做法，因为在他们的记忆中，亲密或冲突都发生在两个人直接而明确地谈及双方关系时，这两种场合中都可能存在威胁。的确，对某些人来说，谈及自己针对谈话对象的看法与感受，是一种非常不礼貌的行为。

有一些来访者通过向治疗师展开猛烈的攻势来应对工作中的威胁。他们可能常认为自己受到了不公正待遇，可能抱怨治疗的费用和时间设置，或者攻击治疗师的冷漠、误解以及其他的"罪行"。他们可能十分武断，喜欢纠缠。对他们来说，对治疗师产生依赖是一种近乎无法忍受的威胁。他们也许会过度依赖治疗师，需要不断得到指导、安抚，并让治疗师帮助他们做决定。换句话说，他们需要在与治疗师的关系中，将自己完整的生活领域呈现出来。治疗师有效利用这一焦点的关键，在于恰当的时机。

内在工作的准备。正如我在讨论来访者 / 他人的人际关系时指出的那样，尽早在来访者的内在领域彻底开展工作，能够获得诸多益处。但正如在前面的例子中见到的那样，这条建议似乎很难适用于以欺骗他人为自己的主要行为模式的来访者。在这种情况下，只要来访者的内在世界还没完成任何有意义的进展，双方的工作就需要在人际关系层面的来访者 / 治疗师焦点上滞留一段时间。片段 8-3 阐释了这种状态的工作。

片段 8-3[2]

来访者（以下简称"来"）：弗兰克·康奈利

治疗师（以下简称"治"）：詹姆斯·布根塔尔

弗兰克是一家小旅馆的行李员。他算半个嬉皮士，蓄着胡子，不爱洗澡，对这个世界充满愤怒。

在这一片段的开头，弗兰克将其所有注意力都集中在外部环境，否认自己报告的内容与内在自我有任何联系。我会用加粗的“**他人**”以标注他的此类强调。到了谈话的后面部分，标注有加粗的“**来访者** / 他人”与“**来访者** / 治疗师”字样的回应，显然弗兰克开始将关注重点转向了自己的内在体验。其真正的内在体验则会用加粗的“来访者”进行标注。

来-1：当时我在图书馆，有个人走过来对我说“你为什么不洗澡？你这个叫花子”。我让他离开，他脸都涨红了，说要逮住我。天哪！怎么到处都是这些可怕的家伙！

（来访者 / 他人）

治-1：所以，你怎么看这件事，弗兰克？

（来访者 / 他人）

来-2：我怎么看重要吗？（语气愤然）就该把这些人都关起来。他们才不该到处乱跑呢！

（来访者 / **他人**）

治-2：嗯，我知道。那这对你来说意味着什么？

（来访者 / 他人）

来-3：你什么意思？对我意味着什么？我已经告诉你了。我认为这些人都是疯子。

（来访者 / **他人**）

治-3：他是个疯子，然后呢？

（来访者 / 他人）

来-4：他就是个魔鬼。

（来访者 / **他人**）

治-4：好吧，他是个魔鬼。可那又怎样呢？谁在乎呢？

（来访者 / 他人）

来-5：我真是见了鬼了。

（来访者）

治-5：你可真是见了鬼了，你刚花了将近一刻钟，向我抱怨这个你毫不关心的人。

（来访者 / 他人）

来-6：我只是照着你说的做。

（来访者 / 治疗师）

治-6：我说什么了？

（来访者 / 治疗师）

来-7：你让我想到什么就告诉你。你说我应该这样，我照做了，你又对我大呼小叫。说实话，我……

（来访者 / 治疗师）

治-7：弗兰克！我根本没让你想到什么说什么。这太扯了……告诉我，你到底在担忧什么，你生活中真正的麻烦是什么，你把它们说出来，别让任何东西混进来。

（来访者 / 治疗师）

来-8：在头一次见面时，我们就说过了。

（治疗师）

治-8：好吧，好吧。我们说过了。那生活中有什么让你顾虑的？

（来访者）

来-9：好吧，为什么听上去你好像对我忍无可忍？

（来访者 / 治疗师）

治-9：弗兰克，你说的没错。这事情很复杂，既与你有关，也与我有关。可奇怪的是，其实我非常喜欢你，我享受和你在一起的时光，有时候我表现得有点嫌弃，是因为你常常行事幼稚而且极端。

（来访者 / 治疗师）

来-10：我根本不明白，你为什么把责任推给我？

（来访者 / 治疗师）

治-10：弗兰克，你又不是那个蠢货。你明白，至少有点明白我在说什么。你现在是在将矛头指向我，好像要让我一击毙命。

（来访者 / 治疗师）

来-11：可我为什么要这样做呢？

（来访者）

治-11：因为你除了纠缠和攻击，根本不知道自己要做什么。

（来访者）

来-12：你从哪里看出来我在纠缠和攻击了？无论我说什么，你都要找我的茬。

（来访者 / 治疗师）

治-12：这恐怕是真的，但这是你自找的，弗兰克。

（来访者 / 治疗师）

来-13：我怎么是自找的？我有什么理由这么做？

（来访者）

治-13：你内心有种激怒他人的需要。我已经看到你对我这么做了，因此我相信你也会对其他人这样。

（来访者 / 治疗师）

来-14：我想激怒他人？好吧，要是你和我一样，每天要遇到那么多可怕的家伙，你也会……

（来访者）

治-14：弗兰克，你对生活怨声载道，却不愿意做点什么。

（来访者）

来-15：你这么说真让我不舒服。我想我应该告诉你我的感受，这可真是把我恶心坏了……

（来访者）

治-15：嗯，我知道。我知道你对我说了一遍又一遍。我知道你向我倾吐感受的时候原本带着那么多的满足，现在认为我对你不公，因为你一直在服从我的指示。

（来访者 / 治疗师）

来-16：我想我只是没什么跟你说的兴致。生活是如此千篇一律，我每天早上醒来，都会产生哀伤而崩坏的不祥预感，接着我就会将它们全部带到你这里，一次性全部告诉你……

（**来访者** / 治疗师）

治-16：可你现在显然很有兴致，你说生活对你兵戈相向，而你也渐渐习惯通过扭曲的行为来招人反感或生气。事情变成这样非你所愿，但事实就是如此，我认为你在某种程度上已经意识到了这一点。

（来访者）

来-17：我也不想不开心的。看到其他人快乐无比，而我独自一人，永远在糟糕的处境里原地踏步，这真的没什么意思。

（**来访者** / 他人）

治-17：你有没有想过，如果不那么难过，感觉会怎么样？

（来访者）

来-18：肯定非常放松吧（平静地）。

（来访者）

治-18：不，弗兰克，你说这话或许没过脑子。你自己感受一下，要是你不再难过，要是你失去了悲伤和孤独感，事情会怎样？

（来访者）

来-19：（沉默了一会儿，他真的在思考这个问题。接着，他的神情突然紧绷，语气愤懑。）要是我永远放弃痛苦，那快乐也将永远不复存在。

（来访者）

我们尽可以对弗兰克的矛盾想法一笑置之，但他的爆发确实具有讽刺意味，他认识到的是自己的愤怒姿态让他在这世上有了立足之地，这让他感到生活虽然充满了挫败与失望，自己却仍有一股力量。

在这个被大量删节的片段中，我们仍然不难看出来访者 / 他人领域中双方进行的工作十分广泛，它让弗兰克开始关注自己和治疗师的相处方式，也为他的内在探索进行了破冰式的开拓。

焦点在内心上

很显然，我现在坚信那些最具基础性的长程心理治疗工作，其来源为人们仔细探索内在领域。在任何意义上我们都无法否认，人际关系对人际关系中的双方所具有的重大意义。的确，我们能够找到相关案例，表明此工作领域是心理学困境的终极来源及其试验之地。然而，这些困境位于来访者的内在世界中，建立在感知结构之上，治疗师需要对此有所关注。

在内在焦点上展开工作并不意味着此类工作中绝不涉及来访者以外的人或客观事物。恰恰此类工作常常参照这些人或客观事物，但是输入、描述与反映这些人和事的主要目的在于展现来访者对自己身份的建构方式，以及他们的生活领域的性质（“自我 – 世界”这一概念或其建构系统）。

此种观点很有意义，治疗师往往尤其关注双方谈话的内在方面。下面是一个例子。

来-A：母亲过世以后，我悲痛欲绝。她原本是我所有苦难的安慰。

（来访者 / 他人）

治-A：现在你面对这件事，感到孤立无援。

（来访者）

来-B：他们好像根本不能明白我想倾诉什么，反倒总是对我应该做什么指指点点。

（来访者 / 他人）

治-B：你有点不知道如何获得他人的理解，是吧？

（来访者）

来-C：我不明白，你为什么不能告诉我该怎么做？你在这类事情上的经验要比我丰富得多。

（来访者 / 他人）

治-C：你很难为自己做决策，这会让你困扰吗？

（来访者）

当然，这些回应都不能被孤立地对待。正如与弗兰克的工作（片段 8-3）中所示，只有通过双方的反复往来，并且不断地正视自身的存在，一切的认知才可能拨云见日，但治疗师若是在工作中自欺欺人，反倒可能弄巧成拙。

焦点在治疗师上

虽然人们在工作中可能常常提及治疗师，但治疗师往往不会完全从专业视角对来访者的认知领域表现出真正关注。相反，他们可能会进行暗示、偏题的闲聊或者有意客套。这些并非该焦点的意义所在。我们在此主要关注来访者说话内容的参照系，即他在谈话中关注重心是什么。到治疗工作进入前期的安稳阶段后，对于许多来访者来说，治疗师才进入了工作的背景。

概括而言，在大多数情况下，单一的治疗师焦点只适用于如下 4 种情况。

- 来访者的存在方式使得来访者专注于治疗师的观点、评价、需求和回应，进而难以冒险分散注意，去关注自己的工作进程的时候。
- 在治疗进程完成后，来访者从中获得了高度的自我理解和自我导向，并且需要通过对治疗师个人进行残留的期望和关注（这一些过渡因素影响）才能进行工作的时候。
- 当治疗师和来访者共同导致治疗陷入僵局，而治疗师准备通过揭示自己在工作中的角色来打破僵局的时候。
- 当治疗师自身有某些需求，并且必须提出需求以维系治疗联盟，或处理自身生活中的某些问题，而这些行为（可能）会干扰治疗的时候。例如：治疗师身患重病或必须进行重要手术；治疗师将搬到其他城市或退休；治疗师正在经历一场个人危机（如离婚和失业），而来访者可能会对这些危机有所耳闻，治疗工作或许会因为这些危机而受到干扰。

对治疗师的全情关注。一开始，来访者容易受到心理驱力的推动，将注意力放在治疗师身上。通常来说，这种情况最终会阻碍来访者继续进行自我探索，而自我探索又正是治疗的主要工作。不过在工作中，尤其是工作早期，来访者对治疗师的关注，可能需要通过一些直接手段进行处理。

在这样做时，治疗师会注意到来访者或显性或隐性地提及自己，并评估来访者是否积极地进一步关注自己的形象和回应。治-1A（见本章的片段 8-1）便是对此最直接的尝试，当治疗联盟日渐坚固，且来访者在对双方关系的明确探讨方面积累过一定经验时，治-1A 的做法就很合适。但对于一个新手来访者而言，他可能会发现这一问题让他很难为情，这时候片段中的做法就不太适合。对这样的来访者而言，要击破其犹豫产生的基础，需要展开一系列步骤，如片段 8-4 所示。

片段 8-4

来访者（以下简称“来”）：贝拉·卡农

治疗师（以下简称“治”）：查尔斯·施耐德

来-1：我在尝试向你谈谈我的精神生活，我感到很难为情。这对我固然重要，但我不那么想提起它。

（来访者 / 治疗师）

治-1：精神生活对你很重要，可你……

（来访者）

来-2：是很重要。（停顿）我知道说出来会好受些。但……但我一开口，就感觉喉咙发紧。

（来访者）

治-2：你想谈谈自己的精神生活，但你发现自己一开口就什么都说不出。

（来访者）

来-3：我不知道为什么……我为什么……我猜是因为我怕你……

（来访者 / 治疗师）

治-3：在某种程度上，你对我的忌惮妨碍了你说出实情。

（来访者 / 治疗师）

来-4：我知道自己并不该有这种感觉，但我就是会不由自主地这么想。我的意思是，我一直想知道你的想法。

（来访者 / 治疗师）

治-4：我的想法对你在这里畅所欲言造成了巨大障碍，对吧？

（治疗师）

来-5：我想是的。我对有的事情都感到好奇，比如，你也有精神生活吗？

（治疗师）

治-5：贝拉，我会很乐意下次再回答你。对我们来说，现在要紧的是了解你对我的感受。现在还有什么与我有关的事对你造成了困扰吗？

（治疗师）

和我们通常使用的例子一样，这也是治疗工作记录的浓缩版本，它可能是多次交流，乃至多次谈话的缩影。其目的是向来访者阐释，治疗师可以接受她的犹豫，并且阐释这种犹豫本身就可作为治疗的研究对象。同时，治疗师还通过几种方式来促使来访者产生更多动机，以应对案例中的阻碍：治疗师首先抛出一个不完整的回应（见治-1），巧妙地引导来访者将内容表达完整，起码要展示出来访者的潜台词。接下来，治疗师巧妙设置了两个回应（见治-2 和治-3），以帮助来访者意识到自己的内心冲突，来访者希望通过这些冲突来减少自己和治疗师发生争执的焦虑。接下来（见治-4）治疗师便将注意力引向自己，但其方式是将这种注意力与来访者的内在冲突相联系，并暗示来访者同治疗师的交谈可能会有效地化解冲突。

请注意，该片段的关键问题（见治-5 的最后一句）与前面案例（片段 8-1 中的治-1A）相同，但在此片段中，治疗师鼓励来访者将注意力从广义的自我意识转移到与治疗师的特殊关系上（收缩了框架平行），这为后续的工作打下了基础。来访者通过其自身对治疗师的关注，表明她已经为这一步骤做好了准备（见来-5）。

关注治疗师的其他情况。其他三种情况都有可能演变成案例中的情形，在此情形下，治疗师会选择进行某种类型与强度的自我表达。对与这一步骤相关的完整处理方式已经超出了本书的论述范围。不过这里列出了简要的建议与指南。

首先，也是最重要的一点：治疗师要严格保证诚实，这意味着治疗师给予来访者的信息不该失真。来访者依靠治疗师的帮助来检验现实。要是治疗师在提供信息方面不够真实，就是从根本上背叛了来访者。诚实并不是说治疗师必须围绕一切令人瞩目的话题，做到知无不言。事实上，治疗师有时的确无法知无不言，诚实要求治疗师坦承自己是有所保留的。

例如，治疗师会说："关于你感兴趣的这件事，我可以跟你谈谈，但我并不会把我知道的事情全盘托出，因为这会辜负某种信任。"或者说："在此时，我可能会说不合时宜的话，这让我感到不自在。"

若是治疗师的语气平和而坚定，往往能受到他人尊重。如果来访者确实需要争辩、劝诫，或者试图超越治疗的边界，我们也应该将这些视为治疗研究中的正常现象（当然也可能将其看作一种阻抗，见第 10 章）。

其次，治疗师表露出与工作直接相关的回应，要比表露出与来访者的治疗问题无关的回应更合适。治疗师有权保护自己的隐私，但是事实上，他们要求来访者完全暴露自己，治疗师却没有承担起类似的义务。

再次，暴露治疗过程中的回应，即暴露对于治疗工作及其进行方式的感觉和想法，往往相比于暴露个人、治疗之外的生活细节更合适（同时这也是来访者更需要的）。

最后，只有当来访者进行了充分准备，治疗师也尽可能充分地检验自身的需要、动机和意图之后，治疗师方可暴露与来访者有关的敌意、怨恨、刑罚、性欲、诱惑以及竞争性感受，当这类感受非常强烈时，治疗师最好在深入研究这些问题之前，先接受督导或者团体会诊。

小结

当治疗师倾听来访者说的话，并确定在何时以何种方式做出回应时，除了谈话的显性内容外，他还可能关注很多方面：如情绪的量级和种类、推论的质量与方向、自我描述、常见的态度与价值观、治疗师自身如何受到感知，等等。经验丰富且高效的治疗师，会同时在感觉和知觉的诸多层面上展开工作。很显然，治疗师需要关注的东西有很多，并不完全能够用外在的方式进行充分、详尽的分析。在本章中，我们确定了这 4 种集中意识的焦点，即我们所谓的“注意力焦点”，它们分别关于来访者与他人的关系、来访者与治疗师的关系、治疗师和来访者的主观内在世界。

心理治疗师的旅程

我曾听说在传统霍皮语（Hopi）中没有第一人称单数代词，没有宾格的“我”，没有物主代词“我的”和“我的东西”，也没有主格的“我”。只有“我们”以及“我们的”。艾里希·弗洛姆[3]指出，个体性（individuality）是一种相对较新的人类进化成果，几千年来，它都是少数人的特权。或许这些人自己也清楚，是个体性令他们与众不同，但正因如此，个体性显得有点非人类化，甚至会带给人们一丝危险的气息。

如果个体性是人类的一种新型进化成果，那么个人的主体性又是什么呢？我们绝不能错误地将个人的主体性等同于情绪和感受，正如我们在第 6 章提到的谬误一样。人类的情绪贯穿人类的整个发展历程。事实上，人类的历史可以被看作在民族、文化与民众生活中上演的一部情绪变迁史。相比于理性，情绪更有力量支配整个人类故事的进程，正如芭芭拉·塔奇曼[4]笔下的那样无情。当然，新出现的主体性永远属于我们自己。其建构源于梦境、传说或神话，也源于伟大的原型以及各种艺术作品，同样源于科学与日常琐事的创造性。那谦逊卓越、充满爱意的所想所做，也能够融入点滴小事之间，比如做一顿饭、收拾房间、与朋友交谈，以及对陌生人心怀善意。

然而，主体性的涉猎往往是外显的，且通常强调其产物，比如我在上面所说的那样。人们认为主体性的最终结果很有价值，仿佛是一切来源的综合，而事实上，结果更有可能仅仅是副产品。伟大的创造精神似乎不太可能寓于其创造出的产品中，坐视自身的创造潜力消耗殆尽。

问题是，我们又一次将指向月亮的手指误以为是月亮。然而，主体性的产物并非主体性本身。[5]

那么，我们的主体性到底是什么？

我们能够通过主体性来推演，也能够墨守成规，我们能够写诗也能构建哲学，但我们并不能具体阐明主体性。我们很显然做不到。具象意味着客观化，而将主体性客观化，便是摧毁了它的本质。

或许个体发生（ontogeny）概括了种系发生（phylogeny），而个体的进化再一次追溯了物种的进化之路。

有的来访者很愿意谈论外部的事件、力量、人与环境。他会尝试做出解释，认为自己是这些影响的产物。他拒绝接受指责，不认为是自己选择的道路导致了当下的痛苦，导致了自己对生活的不满。

多么奇怪啊！他为什么不肯定自己的权力？为什么坚称自己是痛苦的受害者而非始作俑者？对他来说，为什么追寻、要求、请求拯救更加可取，而他不愿意打破自己的牢笼走出去？文化教育催生出了决定论，这一论调让我们坚持客观化，权衡罪恶与苛责、正确与错误。来访者都希望自己是对的，不愿背负罪恶感，而且有能力帮助他人，为此他可以牺牲自己的自由。他会精挑细选，利用主体性来获取自己想要的东西。

在这一章，我们明确了深度心理治疗工作的终极场景势必是内在心理焦点，那是人们与自我、自我认同，以及一个人自己创造的世界的一次交锋。我们还看到一点：来访者将治疗师的注意力引向了外部，引向来访者与他人的关系、来访者与治疗师的关系，有时甚至还会引向我们本身，以及来访者又是如何对进入自己的核心、自己的内在、自己的主体性，并对治疗工作产生阻抗的。

这种阻抗并不仅仅源于文化环境，来访者自己也会感到，一旦他们留在自我的中心，便可能永远不会与曾经熟悉的世界再度熟悉起来。他们可能产生一种直觉，他们假定主体性的权威王座意味着自己需要忍受残酷的抉择，忍受无法激发自身潜力而又难以阻挡的负罪感，还意味着自己要长期活在难以确定、含混不清、支离破碎的远景之下。[6]

若真的需要面对这一切，谁不会想要逃避呢？逃避是人们必需的权宜之计，但成千上万的人每天都口口声声说自己不会逃避。这是种多么片面、扭曲的表现，而且其扭曲仍然没有停止。

当我们更加接近自我的中心时，会发现自己长期生活在一种沉重而局限的想象之中，这种想象关乎我们自己是谁，我们是什么。我们首先将自己局限在这副皮囊之内。我们一直认为在意识的范围内便能解答自己是谁这一问题。我们已经假设自己周围显然有一圈客观性的围栏，它确实将我们圈了起来。它就是时间、地点和环境。

上面的表述有点奇特，但或许能够充分概括一切。这意味着我们的真实身份要比想象中的多很多。其包含的内容，比受到我们自己强加的限制的情况要多得多。我们在思考某些问题时，在我们开始探索不受限制的意识之前，我们就已经停下来了。在我们与他人交往时，我们对语言和身体设置的条件，让我们失去机会，无法进一步接触那些转瞬即逝的感受。

PART 4

第四部分

抵达更深层次

The Art of the Psychotherapist

第9章

客观化 - 主体性比率[1]

平行（第三部分）有助于治疗师拥有敏锐的注意力和巧妙的干预手段，但是这本身还不足以让来访者更深入地沉浸到治疗中。为满足这一需要，我将在本章中提出一些更有效的方法。

来访者在密集心理治疗中所做的事情，主要包括来访者试图描述并理解某些问题，主诉，以及令自己忧虑的状况（我会用“忧虑”一词来概括这些主题）。来访者在治疗中有多努力，就意味着他在多大程度上真正地肩负起对自己的责任，以及在多大程度上学会使用自己的主体性的力量。来访者呈现并探索自己的生活问题的模式有很多。本章描述了四种，即忧虑的客观化模式、趋向客观化模式、趋向主体性模式和高度主体性模式。[2]

治疗的重要任务之一就是帮助来访者更为直接、专注地努力解决生活中的难题，正是这些难题让他们求助于心理治疗。来访者通常会与这些难题保持距离，从而避免自己承担责任，因此无法获得自己分外渴望的改变。从客观化变成主体性这一维度，关乎上述频繁出现的来访者模式，也关乎我们如何去帮助那些前来接受心理治疗的人，使其更好地把握令其困扰的问题。

倘若治疗师熟悉了从客观化到主体性之间的不断变化，就会发现其中充满价值：观察来访者如何“理解”自己的忧虑，能够帮助治疗师粗略估计出来访者对治疗的投入程度，这种观察还可以引导出后续的步骤，以便提升来访者的投入程度。

在众多任务中，在任意既定的时间点上，治疗师要时刻意识到与来访者工作的重点问题是什么。带着这样的意识，他接下来必须记录下来访者如何处理该问题的方式。本章描述了来访者的几种典型的方式——这并非一套完善的归类，只是一些最频繁出现的模式。我将这些模式分为四种，从客观化模式，到两种（客观化与主体性共同出现的）中间模式，最后到高度主体性模式。

上述分类与其代表性模式见表9-1。治疗师应该领会这一维度的总体意义，而非只是机械地将来访者的活动与表中列出的模式一一对应。来访者并没有系统性地学过这些问题，因此他们会持续而自然地产生其他的应对模式，因此并不容易时刻与我们列出的模式相契合。

我们先从初始访谈开始，它让我们能够对来访者描述忧虑的各种方式进行检验。

表9-1 来访者呈现忧虑的模式

来访者呈现忧虑的模式
忧虑的客观化模式
• 命名
• 描述
• 评估
趋向客观化模式
• 功能性联想
• 因果性或分析性联想
• 历史细节或生活事件
趋向主体性模式
• 身体意识和联想
• 描述梦境和幻想
• 情绪联想
• 加工再认
高度主体性模式
• 自发幻想
• 自由联想
• 在忧虑指导下的搜寻

片段9-1

来访者（以下简称“来”）：安迪·坎贝尔

治疗师（以下简称“治”）：布兰奇·内森

场景：布兰奇医生的办公室。时间：第一次会谈。

治疗师与来访者第一次见面，都向对方说了自己的名字并寒暄了几句，接着布兰奇医生询问来访者安迪。

治-1：你为什么这时候来见我？

来-1：呃，我觉得自己应该找人帮忙了，已经有一段时间了，但我一直在拖延，而且……

治-2： 嗯？

来-2： 我总感觉还不是时候。其实我想过好几次了……也问过我女朋友的想法，她也觉得我应该来见你。因此我又和我的医生聊过了，她说心理治疗有时候有用，有时候没用。因此我就拿不定主意了，但……

治-3： 决定自己该怎么做很困难，对吧？

来-3： 是的，我的意思是，我看起来似乎……并不想因这种事情小题大做，可这对我来说又是个挥之不去的问题。

治-4： 我不太清楚你说的到底是什么问题。

来-4： 噢，当然，我很抱歉。是我在犹豫，我想说问题的确在于我的犹豫。我好像总是犹豫不决。我知道，每个人都有这个问题……或许我不该觉得自己与众不同，但……

治-5： 我明白（期待他说下去）。

来-5： 是的，问题就是我习惯于凡事犹犹豫豫，我的意思是，我并不想贸然行事，你可能会说。我不想找借口……可后来呢，我又感觉自己无论如何都做不到坚定。但我也不敢确定。

治-6： 再跟我谈谈这种犹豫，说说你是怎么受到它困扰的。

来-6： 好吧，每当我要决定某些事情时，我就会很为难。仿佛我只是在心中不断地徘徊，我从来都不知道怎样做是对的。我这样已经有很长时间了，我本可以更加相信自己，但是我做不到。事实上，我感觉情况越来越糟了。

治-7： 可能会越来越糟。你可能会比从前更加犹豫不决吗？

来-7： 嗯，可能吧……我也不确定，你知道的。有时候事情似乎出现了转机，但我又会很快面临抉择，此时我会再次陷入困惑。

治-8： 状况有时候会变好，有时候又会变糟？

来-8： 没错。我想的确如此。哦，这让我非常愤怒。我很讨厌这样。这让我感觉自己是个非常难以决断的懦夫！可事实上这种懦弱一次又一次在我身上重演。

来访者安迪在两个层次上呈现了他的问题：他谈论这个问题，进而将这个问题用行动表现出来。显然（但并不确切）安迪没有觉察到后一个层次，而治疗师布兰奇也没有让安迪觉察到后一个层次。然而，治疗师可以有效地审视安迪用言语呈现自己主诉的方式。

起初（见来-4 和来-5），安迪只是将这个问题称为“我的犹豫”。安迪没有接受这个短语中的物主代词“我的”所暗含的所有权，因此他似乎将自己的主诉视为一种独立的力量。换言之，他将一种给他造成影响的问题（“我的结核病对我而言是个问题”）描述为“一个困扰着自己的外部事物”。

在布兰奇做出几次接纳性、鼓励性的回应之后，安迪（见来-6）才对影响他的问题做了一点描述。此时，他总结性地重述了这个问题，快速地追溯其发展历史，并且做出评估，认为这个问题正在恶化。

当安迪做出了评估式的回应，并表达出他对这种犹豫状态的愤怒（见来-8）时，工作进入了第三步。在此之前，这种愤怒一直被隐藏，此刻它被更加清楚地展现了出来，而且，我们看到一种减弱的趋势，即来访者将这种忧虑付诸行动的可能性减弱了。（来-8 展现出的犹豫相比之前的回应要更少些）。

忧虑的客观化模式

一个人的主体性位于其独特性和个体性之中。当来访者在一个毫无独特性的观察者位置上观察自己的情况时，他显然会将自己和自己的情况客观化。这就意味着他会对自己的问题无能为力。我们看到，安迪用了三种不同的模式来呈现自己的问题。这三种模式都是对问题的客观化，也是对他自己的客观化。现在，我要回顾上述三种模式，并指出它们隐含的意义。

命名

想象一下，你戴上一个眼罩，此时有人把一个陌生的物体放在你的手上。你能感到此物。你不断把玩它，用手指按压它，或许还会闻闻它，或者把它贴到脸颊上。有趣的是，你起初并不知道这个物体是什么，而后你忽然辨认了出来："这是一块石头。"突然间，你明白了，你手上的东西不是别的，就是一块石头。原本新奇而具有个性的未知事物通过你的归类，转变成你熟悉的事物。于是你把那块石头抛到一边，顿时对它没了兴趣。

同样，来访者的某个问题也可以被归入一个范畴——犹豫、无能、羞怯、孤独、抑郁等。命名过程的意义在于，将一个问题具体化为一个事物，并且和这个事物保持距离。其中总是隐含一个想法：所有类似症状的人都会有同样的顾虑，于是来访者不再具有独特性。

在用手中的石头举例时，我们指出了一种非常重要的现象，当一个人带着很模糊的主诉去寻求心理治疗时（比如，无法通过命名来概括来访者的情况属于哪个范畴），这种现象也可能出现。在这一点上，来访者常常十分努力地表述他忧虑的事物，也就是说，来访者似乎与自己的问题具有紧密联系。于是，当有人给出一个可以被来访者接受的命名（或诊断）时，来访者和主诉之间的关系就很可能发生改变。其中来访者的情绪会减少，来访者的症状似乎"离开了"他本人，变成了一个独立的存在（此时，这个问题转移到了治疗师身上）。

此处，我们可以进一步展示上述重要过程：图 9-1 呈现了三个谜题。这三者之间并没有关系，但每个谜题都代表一个常见的阶段。第一个（A）谜题代表"死后的生活"。现在请你看看另外两个，想想它们代表什么。思考之后再继续阅读。

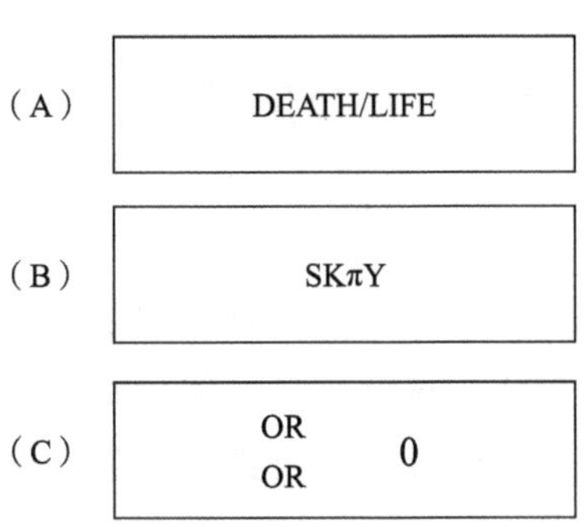

图 9-1 三个阐释客观化作用的谜题

第二个（B）谜题的答案是"天上掉馅饼"（Pie（π）in the sky），如果你没有很快就得到答案，那么对我这样轻易地给出答案，你可能会有一点情绪反应。许多人也许会感到失望或者受挫，他们更想自己解开这个谜题。此外，不论这个答案是我这样给出的，还是读者自己想出来的，一旦答案揭晓，人们就会对谜题失去兴趣。这就是客观化的作用。

第三个（C）谜题的答案见本书最后的注释和评论部分。[3]

描述

倘若你再次拿起已经检查过的那块石头，你会发现，这块石头要比这个尺寸的大多数石头更重，其中一端比较圆滑，另一端则不规整。换言之，你注意到了它的特征。这些特征似乎是这块石头所特有的，而且很显然，所有的理性观察者都能发现同样的属性。

当来访者命名自己的问题之后，下一步往往就是描述它。对问题的描述，就仿佛它是一个具有某些固有特征的客体，就像那块石头一样。这意味着任何一个面临同样困难的人都会以同样的方式来描述问题。很重要的是在这种描述中，个人对问题的独特见解已经淡化，正如我们之前观察到的那样，这也意味着个体不再有能力对自己的问题施加影响。

我们再看看安迪是如何描述他的问题的，我们可以清楚地看到他身上的距离感和无力感。

来-6：好吧，每当我要决定某些事情时，我就会很为难。仿佛我只是在心中不断地徘徊，我从来都不知道怎样做是对的。我这样已经有很长时间了，我本可以更加相信自己，但是我做不到。事实上，我感觉情况越来越糟了。

评估

别急着放下这块石头，接下来我们很可能会感觉这块石头有点讨厌，总之会对它产生某种兴趣，意识到自己喜欢或不喜欢它。我们通常会在这时产生一种观念，即石头有几分“可爱”或“无聊”。尽管人们会在一瞬间意识到其他人对石头可能产生不同的体验，但这样的意识通常不会是第一反应。

当安迪说起他憎恶自己的犹豫时，他的意思是犹豫让他无法决断，显然他给这个问题赋予了力量，这个问题似乎与他无关。带有评估性的回答让来访者对其主诉的客观化延续了下去。

呈现模式的重要性

接下来探讨来访者利用治疗机会。目前为止，我们已经将关注点放在了安迪及其他来访者呈现自己忧虑的模式上。在安迪与布兰奇的第一次会谈中，这已经成了安迪的主要活动。在后续数周乃至数月的时间里，他仍不断地重复这个话题，当然，与此同时他还说了其他问题。但除去某些例外，安迪还是在绝大多数时间里应付着他意识中对他的生活和健康很重要的问题。这些问题通常是隐含的，但有时候是明晰的。安迪处理这些问题的模式，就是他把握并利用治疗机会改变自己的重要表现。

作为安迪的治疗师，布兰奇频繁地思考安迪如何利用治疗的核心问题，并不时让安迪自己也关注这一问题。布兰奇记录下了安迪如何真诚地对自己需要解决的问题进行深入探究，如何负责地将它们作为自我的一个部分，也记录了安迪能否意识到并利用好自己的资源。

趋向客观化模式

片段 9-2

一段时间过去了。安迪更高度地投入到治疗工作中，他还（无意识地）开始变换各种模式，以领会他在治疗中出现的问题。

来-11：有时候我会觉得事情正在好转，但有时候我又不确定了。这真的很难说。比如昨天我试着决定要不要把旧车卖掉……嗯，珍妮特总说我还在开那辆旧雪佛兰，真是蠢透了，可我认为它还能开很久呢。当然，我不是修车师傅，而且……

治-11：你刚才跟我说这件事情的时候，你似乎在和自己辩论。

来-12：嗯。好吧，还是有点不同，但我明白你的意思。我为什么总是这样呢？或许我只是害怕表明立场。或许我是希望珍妮特或其他人能够对我的决策负责。

说明：我再一次呈现了一系列经过虚构的对话节选。这样做有利于构建语境，但这并不意味着在真正的治疗工作中，一定要如此系统性地坚持这一标准。

功能性联想

如果我们继续想象，自己还握着这块小石头，那么就很可能想到如何去使用它："当个镇纸挺不错的。"在这种模式下，我们会产生一些认识，这些认识往往针对在人们的反应中出现的更个体化、个性化的特质。比如，有人可能会这样想："我可以将这块石头扔出去砸一些东西。"这暗示了每个人或许都有不同的认识。

对人们忧虑背后的动机的猜测，介于客观化与主体性的中间区域，不过其更靠近上述连续的过程中客观化的那一端。来访者对自己主诉问题个体化程度的接受度因人而异。

片段 9-3

来-12：嗯。好吧，还是有点不同，但我明白你的意思。我为什么总是这样呢？或许我只是害怕表明立场。或许我是希望珍妮特或其他人能够对我的决策负责。

治-12：你在决策时遭遇如此困境，可能是出于什么原因呢？

来-13：我不知道。为什么大多数人都会遇到这个类型的问题呢？在我之前你肯定接触过有这类问题的人。

虽说安迪又快速切换回了一种客观化的态度，但安迪的这种猜测可能很重要，能让他获取掌控生活的力量。治疗师想记录下功能性联想的出现会有多抽象，或在多大程度上源自真正的内在认识。有关两者差别的线索，存在于与来访者工作中的沟通层次，以及与此同时出现的其他联想之中。当工作中的沟通进行到关键时刻层次时，那些发现自己的主诉具有潜在价值的来访者，更有可能更好地理解这些问题的意义。另一方面，冷静客观地猜测，正是标准沟通层次或关系维持层次的典型表现。

当来访者与自己的问题保持距离而进行推测时，比如说出“可能……”“也许……”和“我想知道是不是……”时，我总想告诉他们这么说没有什么用。我想告诉他们：

> 如果可以，尽量避免使用“可能”这个词。它们都是模糊不定的措辞，当你那鲜活的心灵走上了这样一条路时，你会完全迷失于各种可能，而根本不知道哪个想法是确定的，哪个是不确定的。

因果性或分析性联想

来访者习惯于揣测因果，或试图找到自身忧虑的组成因素，这非常类似于功能性联想。微小的区别在于，寻求原因有助于质询来访者的独特过往。

此外，在进行因果质询时，理性化取向表明人们倾向于运用某种能力来帮助某人。当然，这常常是一个客观的过程，仿佛主体只是一个机械问题，比如一个水槽被堵住了，或者一辆车无法发动，而这就是问题的难点所在。理性化分析或因果论证都很有趣，往往会给粗心的治疗师挖下陷阱，因为这些理论分析只会让我们记住一些枯燥的认知公式，其中没有任何明显的情绪或行为改变。

片段 9-4

来-14： 我花了很长时间去思考，为什么我比大多数人更难做出决定。或者说，至少我认为自己是这样的。你从没说过吗？（停顿）好吧，不管怎样，我一直试图思考这个问题，我记得，当我要做出任何决定时，我爸爸总是先我一步。

治-14： 你的意思是？

来-15： 好吧，比如有一次，我说我很想在床上换种不一样的枕头。

我想我肯定是之前在朋友家住过一个晚上。不管怎样我说过，我不喜欢海绵乳胶枕，希望我们买一些羽绒枕。我当时觉得很自豪，因为我深知枕头间的差别。后来我爸爸说："你知道羽绒枕怎么来的吗？"这个问题让我很高兴，因为我才刚刚学到相关知识，因此我正准备告诉他。"从鸭子身上来的。"我说。然后他只是微笑着说道："那么从鸭子的哪个部位来的？"我不知道，我感觉自己一无是处，我兄弟大笑着说道："鸭子的哪个部位？鸭子的哪个部位？"

治-15：你当时觉得很失落。

来-16：你说对了。我当时很恨爸爸。好吧，不是真正的"恨"，而是……好吧，我觉得我恨了他一段时间。我也很恨我兄弟，我后来当然也释怀了。可我还是很想知道，是不是这类事情让我犹豫，甚至无法直截了当地说出自己的想法。

这一段对话是典型的对原因的推测，并重述一些记忆或其他时段，从而寻找"解决"问题的线索。安迪对与父亲和兄弟之间窘迫事件的记忆，可能很好地指出了归因的源头之一，但是事件的回忆本身，并不会对安迪持续的犹豫不决造成显著的改变。

历史细节或生活事件

注意到一点是很有益处的：在安迪关于父亲和兄弟的事件的叙述中，隐藏着"这就是造成我犹豫的原因吗？"这样一个问题。力量隐藏在过去的事件中，而非当下叙述事件的人，即安迪身上。如今，安迪似乎被视为这个事件（或他爸爸的迟钝）的受害者，就像安迪有一条腿跛了，他将之追溯到几年前发生的一次车祸一样。

这种因果思维至少可以追溯到弗洛伊德，尽管弗洛伊德当时就认识到"洞见本身是不够的"。然而，令人遗憾的是，这一点至今仍然隐含在许多心理治疗的文献和实践中，这基本上是对心理治疗的外行看法。那些与来访者有过深入且长期工作的人通常都会认识到，了解某种模式的起源并不足以带来治疗性的改变，正如知道推动一块悬崖边石头的动力，并不足以阻止这个石头的掉落一样（用一个客观的形象来描述高度主观的问题）。

这一段中的一切形式都共享着一种二元性，如果我们只注意到了外显的内容，那么这种二元性下的所有形式，都可能是类似于表面上的更为主观的形式。当安迪说出他与父亲之间的那个故事（片段 9-4）时，他开始探索自己的主体性，但他的视角依然还是在寻找“它对我造成了什么影响”。相反，倘若他一直沉浸在犹豫不决的感受中，沉浸在他为此而感到的痛苦中，相同的记忆也会出现，但还有一个完全不同的心理事件也很可能发生：他可能会体验到大量的情绪，更重要的是，记忆不会以孤立的形式呈现（就像从手指中抠出一根刺一样）。反而，记忆可能是一片更广阔的意识觉察领域的一部分，这个觉察围绕着犹豫、痛苦、与父亲的关系、其他一些核心内容，它们会给远超当下问题的内容提供道路。

上述差异就在于，治疗师习惯仅仅看到外显和表面的内容，这会带来知觉上的困难。为了认识到这种差异之中至关重要的意义，治疗师必须运用自身的主体性，即直觉。

趋向主体性模式

来访者处理其生活问题的这种模式都具有一些共同点，即这些问题都被视为，至少是潜在地被视为存在于来访者自身中的东西。随着来访者在自身的经验中寻求一些能够给他的感觉、视角、行为带来明显改变的帮助，之前的外显化和客观化这两种模式的运用就会明显减少。

片段 9-5

随着安迪和布兰奇不断取得一些微小的胜利，也经历了通常治疗过程中那些令人丧气的失败，他们已经成了一个颇有成效的团队。不过今天，安迪有点泄气。

来-17：布兰奇，我似乎看不到任何前路。有时候，好似我们走到了某个地方……好吧，你知道，可能没有得到最终的答案，但是……不管怎样，我今天似乎想不起任何事情。就我看来，我坐在这儿一直只是在说一些毫无意义的话，而且……(叹气)

治-17：停一分钟吧，安迪，深呼吸。你都快缺氧了。

来-18：好。(他背靠着椅子，按照之前受到的指示，慢而深地呼吸。)

治-18：(等待安迪深呼吸三四次之后）现在，注意下你身体之内的东西。不要控制自己的想法，但是要注意到你当下身体的感受。(她继续等待）现在，在你的身体中找到任何程度的紧张，看看你是否可以放开它，随它去。

来-19：(他慢慢调整到一个更为舒适的姿势，松开了自己的腰带，稍微挠了挠腿。）嗯，这样好多了。

治-19：(又等了一会儿）现在听一听你的内脏，听一听你的胃、你的心和你的肺。看看其中发生了什么，你现在需要说些什么。在真正感到你的身体而非你的心灵需要说出的东西之前，什么都不要说。

来-20：(闭上眼睛，轻轻地深呼吸，沉默了至少一两分钟之后。）我感到很悲伤。我不知道！它就在我的胸口，在我眼里。好像我很想哭或者怎样。只是觉得很悲伤。我不确定那是什么，只是有某些东西让我觉得很不好受。

治-20：嗯。

来-21：我不知道那是什么，但是……(眼神涣散)。我感到很厌烦，厌烦于一直都是这样一个……(眼泪缓缓从面庞流下）这样一个笨蛋。我不想像现在这样。(声音变大）我真的不想！

身体意识和联想

安迪已经认识到了我们身体中积累的主体性。只要我们对此表示开放，那么这些宝藏大多数都可以被我们感受到，在安迪的例子中，当我们面对生命的问题时，这些宝藏给我们带来了一些鲜活的视角。

我们需要在某种程度上具备有关我们自身本质的悟性，才能抛掉那种熟悉的身心分离的观点，这是一种客观地看待我们自己和他人的日常观点。对那些缺乏这种悟性的来访者使用这种手段，是不明智且无效的。治疗师最好先等待，直到来访者开始理解内在觉察与他们对自己的外在思想之间的差异。过早地使用这种工具常常可能增强来访者的阻抗，使得他们之后运用这种资源更加困难。

描述梦境和幻想

由于治疗师对梦境和幻想的理解不同，对此的实践也就各有差异。有些人将这些素材视为一些从编码的无意识中传出的信息，必须被治疗师或来访者解码；有些人发现，鼓励来访者用这些素材当作联想的刺激源是很有帮助的。[4] 我认为梦境和幻想是趋向主体性的一类方式，因此我的态度是这两种极端理解之间的折中。

在对梦境和幻想进行回忆和工作的难易程度方面，来访者也各自不同。他们常常需要使用躺椅才能最好地使用这些素材。对于那些可以接受自身主体性的来访者，鼓励他们报告梦境并同时允许自发性的幻想进入意识觉察，常常可以打开一些入口，让工作通向更进一步的内在世界。

我的实践就在于要求来访者仔细地说出梦境或幻想，并将之与来访者能发现的、同时出现的一些联想联系在一起。通常在这一点上，我会记下某些词或形象，它们非常关键，或者以一种承载情感的方式被说出来。我将这些词或形象反馈给来访者，让他们对这些素材进行任何自己希望的联想；同时我也准备克制住任何对这些素材进行客观化或逻辑分析的倾向。这一过程常常会带来一些额外的素材，它们可能会反复出现多次。我会挑选出一些未被来访者察觉的双关、歧义、口误，并用同样的方式对此进行处理。

帮助来访者走到如同我刚刚描述的那种工作程度，通常是一个耗时的过程，与这一过程同时发生的，还有帮助他们整合忧虑，让他们认识到自己有力量去做些什么。当一位来访者自发、充分地处理自己的幻想和梦境时，他就完全在真正的主体性层次（最后一类）工作了，其中所谓的“自发幻想”的模式就会出现。

关于梦境的意义。做梦始终是一个神秘的过程，也是一个对于生命和存在非常关键的过程。正如那些将主体性作为核心关注点的人所期待的那样，我觉得梦境就是主体性本质的缩影。没有任何梦境可以完全被我们清醒地、有意识地回忆、记录和理解。梦境明显就是一种意识状态的表达，它比我们体验自身存在的一般方式要广阔得多。许多转换的形象、多层意义的感知、万花筒式的感觉、对清醒生活中重要事件的直觉，这些都暗示着一片属于我们自己的领域，但是我们对它的范围、力量和进入它的方式都所知甚少。我常常将来访者的梦境用作一些例子，来展示潜藏在梦境当中的更多素材，并展示它们是多么需要向自发的内在觉察敞开。

情绪联想

在片段 9-5 中，安迪对自己眼中“这样一个笨蛋”感到痛苦和悲伤，因此他情绪性地联想到了自己的生活问题。正如例子展示的那样，我们通常帮助来访者通过对自己身体的更多觉察去探索来访者的情绪。在众多其他的可能性道路中，开放地讲述当下的生命经验以便进行探索，常常是很有效的。

片段 9-6

来-22：珍妮特和我在一天晚上看了一场电影。我不记得电影的名字了。不过这不重要。重要的是，这个场景一直在我脑子里挥之不去。我不知道为什么，但是它此刻又出现在我的脑海中了。我应该告诉你吗？

治-22：当这个场景出现的时候，就说吧。

来-23：好吧。这个家伙一大清早就站在他屋子外面，只是看着天色渐亮，什么也没做。他出于某种原因而早起，并且走到这里，他的妻子和孩子都还在屋里睡觉，而他只是看着天空。（停顿、吞咽了一下，喘口气）当我告诉你的时候，我此刻感到有些窒息。这并没有什么意义，但是……

治-23： 你不断地批判自己的感受，并且说它没什么意义，从而干扰了你找到它的意义的机会。

来-24： 是啊，我觉得是，但是我不知道这种感受出现的原因是什么。我是个城里的孩子，从来没有住过那样的农场。而且我没有结婚，而且……

治-24： 你似乎想证明，你的感觉是多么错误，没有给你自己机会去探索这些感觉。

来-25： 不，我不想这样。等等，让我看看能否让这个场景回来。（他往后靠，闭上眼睛，叹气）

治-25： 慢慢来，安迪。那个男人站在这里，黎明就要来临了（声音很轻柔，有点像梦境）。他的妻子、孩子都在身后的屋里睡觉，而他只是在这儿站着。

来-26：（喉咙里发出深沉的声音）只是站在这里，家人在睡觉。他的家人……他的家人。我没有家。（喘气）我没有家，但是……但是我想要一个家。

治-26： 你没有家，但是你想要一个家。

来-27：（睁开眼，盯着治疗师看着）是的，我想要一个家，我已经厌倦独自一人，仿佛处在生活之外了。

加工再认

另一个能够放入这一类的模式与时机有关，这种归类有点武断，即来访者在这时（通过自己主动发现，或通过治疗师恰当时机的解释）觉察到某个问题在治疗谈话中是如何表现出来的。我说这种归类有点武断是因为，这一模式在相当大的程度上取决于这种再认的性质，它主要是一种疏离的、类似于描述性的观察，是一种对应于因果性联想的、比较意识化的知识，还是一种具有情绪性联想性质的认识，或一种源于真正主观探索的深入洞见。下面的例子描绘了第三种可能性，即一种情绪性联想。

片段 9-7

来-30：我上次来这儿之后就在想，我要告诉珍妮特，我们应该马上结婚，而不再去等待……等待我们现在所期待的事情。但是之后……

治-30：但是之后？

来-31：好吧，当我见了她之后，她脑子里满是我们下个月的旅行计划，除此之外，我没有感到有什么确定的……

治-31：你不确定会结婚？

来-32：好吧，是的（停顿）。我的意思是，我觉得这是我想做的事情，但是有点……好似对我而言，现在是时候安定下来了，而且我知道她也想，但是……但是当我和她在一起时。（停顿）哦，可恶的！我现在又开始了。

治-32：你的意思是？

来-33：好吧，就像刚才。我是如此犹豫，导致我甚至不能直说。它一直都……我的意思是，我一直看着事情的另一面，而……

高度主体性模式

在第 1 章，我强调了一种看法的重要性，即最深度的、带来人生改变的心理治疗就是来访者的主体性。如今，我们要去探究在这个领域中的来访者以何种方式处理自己人生中的忧虑，因此我们现在所做的尝试或许不可能成功。

对于来访者探索他们主体性的模式，我们不可能将之描述为某种标准化的模式集合。困难在于我们反复提到的主体性具有极强的个体性。但是困难更在于，我们不可能评估一个人在多大程度上是真正主体性的。

“如何做”是一种客观化的任务。在这个领域，我们可以说，“首先，用这样的方式摆好这个装置的各个部分。然后捡起这个羽毛做的小玩具，将有线的那一端插入A孔，然后逆时针转半圈。然后……”这种效果有限的类比意义在于，我们可以教会来访者如何发动车、开车和停车，但是我们无法教会他们如何获得去某个地方的内在动机。

在主体性领域，我们能做的，最多就是对一些模式进行描述，他人会觉得这些模式可以有效地让他们更容易触碰到自己真正的主体性。然后，我们可以鼓励来访者用这些模式作为自己努力的出发点。换言之，我们可以给来访者提供一些方向，指导他们如何开始内在探索，但是我们无法告诉他们，如何顺着其中某个方向前进。

这个过程中真正的主体性的部分会在个体心灵中飞速前进。不论我们能给出什么客观性或外显的工具，它们都是不合格的，它们都会带来困惑而非帮助，会导致预期的主体性被行动化，而这种行动其实是反治疗的产物。

自发幻想

片段 9-8

来-34： 布兰奇，我觉得被困住了。我觉得我并不是真的足够努力，但是……好吧，我……（停顿），我并不想被困在这里。（停顿）我试图紧跟自己的思路，不让自己变得支离破碎，但我似乎根本做不到。

治-34： 你对自己正在做的事情太过小心了，以至于你不能真正思考要说的事情。

来-35： 我知道！我知道的，我讨厌这一点，但是我怎么样才能停下来呢？

治-35： 让我们看看，我是否可以帮你深入到自我意识——躺在躺椅上，放松你自己，让躺椅撑起你的整个身体。

来-36：(躺在躺椅上，开始深呼吸）嗯，好了，现在怎么做？

治-36：放松，安迪。你还是没有放松。

来-37：(重重地叹气）好。

治-37：现在稍微安静一会儿，看看你的内心是如何看待自己的。不要试图思考任何事情。不要试图说出任何事情，而是让自己对任何自发出现的形象保持开放。当那些形象出现时，你需要等一会儿再说话。让这些形象成形，然后慢慢告诉我你看到了什么。

来-38：(沉默了两分钟）什么也没有。只有一片雾蒙蒙的虚无。(停顿）好似这有一片大雾，大雾之类的。(停顿）我不知道那是什么，但是雾中有某个东西，某个更黑暗、更坚实的东西（停顿）。

治-38：(轻轻地）嗯。

来-39：我不知道是什么，但是它在动。它似乎很舒服，我的意思是，我为此感觉很舒服。

治-39：嗯？

来-40：是我，或者说是某个我，但是又不是我。我知道，这没有意义，但是……

治-40：(轻轻地、坚定地）你似乎正通过批判自己来打断你的想象。

来-41：啊。(停顿）我就是这个“我”，但可能又不是……至少现在不是。我觉得，就好像我在看着自己，这个自己有点……有点不同……更确切的是他自己，呃，我自己。它还是很模糊，雾蒙蒙的，但是……但是我发现它越来越清晰了，我的意思是那个意象……或者说，我的意思可能是，我自己越来越清楚……越来越知道我想成为什么。

我们不可能列举这些自发性意象到底会以什么形式出现。有时候，它们像安迪的经验一样，是正面的；有时候它们可能是一些恐怖的、引起焦虑的、让人灰心的意象；有时候它们可能很清晰，它们的活动很清楚；有时候它们又很模糊、难以解析。通常而言，如果来访者可以顺从心流、间接地觉察，那么一些与他的忧虑相关的素材就会出现。但是，这里就有个很重要的“如果”。使用自发性意象的关键就在于帮助来访者真正打开自己，接受那些可能进入意识的问题。

当然，有时候来访者无法让自发性意象发生，这时候治疗师需要评估，这类询问是否真正可行，他的引导工作是否激起了来访者（有意识或无意识）的阻抗，并且评估来访者无法找到自发性意象本身是否就是一种表达，表达了来访者正在处理当下的问题。

一句忠告。对于自发性意象的使用，这两类情况具有相反的意义。第一类情况是，自我结构较差的来访者处在极度的焦虑或抑郁中，或在面对超越治疗范畴的危机时，他们通常无法通过忽视一般性的客观化处理过程而使用自发性意象。

第二类情况是，我们必须谨慎地鼓励来访者使用自发性意象。他们通常是一些功能正常的人。他们乐于跳入幻想的海洋，而且几乎不会沉沦在其中。我的意思不是说他们都是自闭型的，而是说他们很容易找到意象和幻想，他们可以对此进行大量的讲述，说出让治疗师卷入其中的细节。整个治疗谈话都可以以这种方式进行：大量的丰富图景和戏剧性的景象都呈现了出来，而真正的治疗性询问很少出现。对于这类来访者，在这些素材最多呈现十分钟之后，治疗师最好考虑一下这些自发性意象到底在表达什么。这可能会使得我们发现，有一种阻抗性的功能在主体性探索的伪装下起作用。

自由联想

弗洛伊德的“基本规则”就是要求来访者说出脑海里的一切，不要做出修改，不要考虑是否合适，不要有任何其他限制。因为据估计，我们大多数人每分钟能想到大约 800 个词，但是只能说出 125 ～ 150 个词，因此这个基本规则明显是不可行的。然而，其背后的观点是有价值的，而且有些来访者做得非常好。

片段 9-9

治-44：安迪，今天我希望你尝试一些不一样的事情。

来-44：好吧，什么？

治-45：我建议你今天再次使用躺椅。现在躺在上面。（等待来访者完成）现在，让你的觉知完全开放，不要做出有意识的指引。（停顿）现在，试着告诉我出现在你意识中的任何事情。只需要描述出来，注意到任何出现的东西。尽可能这么做，让你自己只是成为一个通道，让此刻你身上的一切都通过这个躺椅，再通过你表达出来。

来-45：我不知道我能否做到，似乎我无法想到任何事情，这有太多，或者……

治-46：没关系，安迪。这就是此刻出现的东西，只需要让它们继续出现。

来-46：好吧，嗯……（停顿）。呃……我想不到要说什么。一切都很模糊，没有任何清晰的想法，而且……

治-47：嗯（接受的语气）。

来-47：啊，这似乎没有意义。我的意思是，我无法做到你想要的事情。（停顿）嗯，我在尝试去做你想要的事情！再来一次。我一直试图做人们想要我做的事情。我厌倦了，但是，我……我想知道……我想知道这会怎样……

治-48：嗯？

来-48：倘若我听从自己的内心。我不认为自己知道那意味着什么。就像现在，我想要只听自己一个人的，你知道吗？而且我什么都没做，我只是在浪费时间。我并不真的觉得这有效，布兰奇……

治-49：（轻轻地，坚定地）继续，安迪，你已经这么做了。

这个片段展示出一种治疗初期很常见的困难：任务引发的自我意识会让来访者怀疑其有效性。但是这个片段也展示出，只要给予合理的鼓励、坚定而友善的坚持，来访者在不知不觉中很快就能处理这些问题。对于来访者而言，前提条件就是认识到主体性探索的必要性，并且能够自己付出努力。

使用躺椅。我发现给来访者使用躺椅或靠背椅是很有价值的，尽管我总是时不时地推荐，但我并不要求必须使用它。当我们躺着思考我们的生活如何时，和我们坐着（通常是面对面）与人交谈我们的生活时，会有很大的不同。很明显，前一种姿势（当自我意识已经过去）更有助于促进主体性探索。（我的来访者中大概三分之一或一半都常常是躺着的，而不到三分之一从来不这样做。）

在忧虑指导下的搜寻

我所谓的“搜寻”（searching）就是一种挖掘的方式，这种方式与弗洛伊德所说的自由联想的基本法则一样，都体现了一种顺其自然的能力。当我们遇到一个必须回应的情景，但是我们对此没有预先经过练习的回应方式时，我们就需要这种人类与生俱来的能力。[5]

忧虑指导下的搜寻就是自由联想的一种发展形式。由于来访者不可能说出一切进入意识的事物，因此我们需要一个标准，从而从大量的潜在素材中进行选择。这项功能要由忧虑来实现。

忧虑是让某人真正关心某些生活问题的体验，是让人真正投入的体验，是让人准备付出努力想要改变的体验（第 11 章进一步探讨了这个重要的概念）。忧虑的价值就在于，它是主体性探索中的一个赋权和指导力量。

有效搜寻的产生需要三个条件：①来访者必须认识到他想要更深入、更全面地探索的一个生活问题，并且向治疗师完整地描述出来，且常常要反复描述；②尽管来访者要做出描述，但他同时必须尽可能深入地沉浸其中，要尽可能停留在关键时刻层次；③来访者必须维持一种对探寻的期待，准备好接受惊讶。

片段 9-10

来-51：你知道，布兰奇，我觉得我们已经部分解决了关于我犹豫的问题，我知道，这几天这个问题已经好多了，但是……

治-51：但是？

来-52：但是我觉得，在某种程度上，我们仍然忽略了什么。

治-52：嗯。

来-53：比如说周四，当时我们谈到我爸爸，说他总是在我们说话之前做决定，我当时觉得好像那并不是重点。现在我仍然有这种感觉，可是我也不知道重点在哪里。

治-53：只要跟着这种感觉……你就能感到还有什么其他东西，某些你要告诉自己的东西。

来-54：好吧，我试着想想那是什么，我只是不知道……

治-54：试着搞清楚它是什么，这妨碍了你要做的事情，你要做的，就是倾听你自己的内在。

来-55：（停顿、沉默了一分钟左右）我想起了我告诉过你的那个有关晚餐的场景，当时我兄弟和我爸爸打了起来……好吧，不是真正的互殴，只是他们都很生气。（停顿）我真的不知道我想了什么。他们两方都希望我站在他们那边，但是我不知道该怎么办。

治-55：嗯。

来-56：我哥哥唐抓着我的手臂说了一些话，类似于“来吧，拿出点胆量，告诉他你在想什么”。我当时太害怕了。爸爸说，“让他自己选，你这个恶霸”。这句话让唐更加生气了，他开始朝爸爸吼起来，说爸爸才是更大的恶霸。我很害怕他们会真的开始打对方……或打我。

慢慢地，安迪找到了他做决策时犹豫的另一个根源。至此，他已经看到，他的忧虑并非一个孤立的问题。他要认识到，他要牺牲自己的观点从而得到他人的喜欢或至少是接受，认识到他多么渴求自己的存在方式，以及认识到他内心积蓄了多少愤怒。这些愤怒即将浮出水面，同时这也增添了一些恐惧，让他没有胆量深入自己的感觉。

帮助来访者进入更深层的工作

本章的寓意并非在于每一个来访者都应该在真正主体性的层次上工作。不是每一个来访者都应该这样，也不是每一个来访者都能做到。其实很多来访者做不到。对某个特定来访者需要的治疗层次取决于许多因素，比如，呈现问题的本质、愿意接受长程治疗的程度、自我功能的完整性、想要改变的强度和深度。

我们已经观察到，对于有些人，我们应该劝阻他们不要远离现实接触，而这是更深的层次需要的。这类来访者可能没有足够强大的自我，或者可能处在紧张生活情景之下，这种情景需要即刻、实际的回应。倘若这类来访者很明显地表现出继续深入的困难，但是又必须这么做才能改善他的人生，那么治疗师就可以在尺度上少一点进展，而不是急于推动他做出重大的功能性改变。因此，对于一个在做功能性联想，且思考他所忧虑之事根源的人，我们最好鼓励他更多地觉察自己的身体感受及其有关的联想。之后，倘若这个工作完成得很好，我们可以请他试着对梦境和幻想进行报告和联想。

甚至那些似乎是受过深度工作培训的来访者，也不应该被突然地推向真正的主体性层次。治疗师最好要对来访者准备好进入的层次有一个印象，然后逐渐鼓励他顺着这个尺度，循序渐进地前进。在任一时刻感受来访者所处的位置以及他的需要，才是治疗师艺术的本质。

为何布兰奇不帮助安迪做决定

有些人会这样想：他们觉得治疗是在绕圈子，而不是去处理安迪的困难。的确，有些实用的建议可能会让安迪做出是否要和珍妮特结婚的决定。但是当下一个重要决定到来之时，安迪很可能又会出现同样的问题，比如要在哪里定居、是否现在要孩子，等等。只有帮安迪找到他犹豫的根源，才能给这种出现的模式带来更为根本性的改变。

这个根源在传统心理治疗的教条中被视为“原因”，即安迪症状的历史源头。我们当然已经了解到某些事件，这些事件很明显导致了他在表达自己时很谨慎，但是仅仅知道这些并不会结束这种模式。只有当他完全觉察到，犹豫不决是如何在当下为他所用，犹豫是如何成为他在如今的生活中定义自己方式的一部分时，他才能够减弱这一模式。

“减弱”并不等同于消灭。这种类似的基本模式通常被称为“性格”模式，这种模式很少会在心理治疗中被完全消除。与其说来访者会看到自己的模式如何起作用，不如说他看到了更多额外的事物，帮助他不再受到模式的控制。这种针对自己的更大视野，就是治疗性改变的本质，以及生活能力提高的本质和生活满意度提高的本质。

小结

本章处理了来访者理解将他带入治疗的忧虑，以及与这些忧虑有关的问题。最初呈现的主诉可能是整个工作中最重要的，也可能很快沦为一种背景或彻底消失。然而，在来访者处理某些忧虑的任何一刻，这个主诉都可能得到解决。来访者的处理方式，正是整个治疗工作的最重要的核心内容。

对于那些适合更深度工作的来访者来说，第一步就是帮助他们在某个层次工作，只要这个层次是他此刻已经准备好使用的层次。当工作了一段时间后，他们会自发地开始加深参与程度。当然，我们的来访者并不会一直在其中某一个层次上，而会在一个范围内变动。我们要注意，他们大多数时候在哪个层次，他们在何时参与最深，以及他们为之努力的、偶尔能达到的是哪个层次。

来访者一般如何处理他的内在生活和主体性呢？这些相同的层次在各种程度上可以用于谈论张力、希望、恐惧，以及主观生活的其他方面，包括关系。

下面是一些对上述维度可以应用的方面。

- 是什么让来访者对自己感到忧虑。
- 是什么让来访者对他人和客体感到忧虑。
- 来访者如何讲述体验、梦境等内容。
- 来访者如何谈论治疗本身。
- 来访者如何提出有关治疗师的问题。
- 来访者如何表达自己的当下感觉。
- 来访者如何寻求帮助。

心理治疗师的旅程

牛顿在他的时代改变了世界，当时无人能及。他曾写道：“我不知道世上的人对我怎样评价。我却这样认为——我好像是一个在海边玩耍的孩子，不时为拾到比寻常更光滑的石子，或更美丽的贝壳而欢欣鼓舞，而展现在我面前的是完全未探明的真理之海。”[6]

这是多么令人赞叹、多么谦逊的一句话，它却出自一个如此深刻、如此本真的视角。我希望我借用牛顿的隐喻不算是冒昧。这句话很适用于此处的目的。

展现在我们所有人面前的是浩瀚的主体性之海。我们在浅水区涉水，在海边漫步，但是我们不敢、不能冒险进入海洋深处，或走到更远。因为我们还都是孩子。

我们对这片海洋所知甚少，尽管它就是我们古老的家乡，或者说，是我们诞生的媒介。我们的“荣耀之云”（trailing clouds of glory）从婴儿的主体性中喷涌而出。我们假设，婴儿是一张白板，但是生物学家和物理学家所做的越来越多关于婴儿的研究表明，事实恰恰相反。威廉·爱默生[7]那惊人的构想似乎表明了，即便胎儿还在腹中，崇高的意识就已经出现了。

这些观点一直遭到忽视，直到最近。在沙文主义最盛的那个时代，我们拒绝一切与当下的、科学的、客观的观点不一致的现实。东方精神智慧繁荣的那几个世纪，千古传奇、“不发达”文化中的传统信念、那些不遵循理性教条的人们做出的观察和推测，这一切都被我们忽视，视之为不值得严肃关注的迷信。

主体性就是一片广阔的海洋。当我们第一次浸入其中，或第一次在其中怯生生地游泳时，正如本书描述的那样，我们很可能会发现，我们熟悉的那个世界从此产生了问题。

我的一些主张如下。

- 我们并非真的知道自己的身份。我们拥有比自身意识的觉察要更广阔的内容。我们不知道如何理解或使用那个潜在的自己。
- 倘若我们修正自己的身份感，从而囊括那些意识外的或不客观的内容（真正整合那些未知事物和主体性），那么我们可能会开始理解更多自身潜在的内容。正是我们拒绝未知的需要，使得它们成为未知的和不可理解的。
- 在我们这个时代和文化中客观性所带来的逃避，是一种真正的癌症，可能完全摧毁我们这个物种，甚至是我们这个星球。这是一种扩张，它本身无害，但这种扩张会侵入其他健康的过程，它会将这些过程破坏并被摧毁。

  一切客观化（外显化，即客观化的一种形式）的要求，会摧毁许多难以描述的微妙之物。

  我们的先祖相信一个全知的上帝存在，他甚至知道“人内心的事物”。这意味着我们无法逃避自己的思想、意图，以及行动的责任。从外在责任中解脱后，我们慢慢地捡起了内在固有的责任。
- 绝望一直是一条通向我们潜在、非现实的事物的最常见的道路。一旦大门被打开，它会导致范式的转变，以及其他创造性的成果。

或许“末日审判”（Armageddon）的到来会让我们陷入绝望，我们需要这种绝望以跨越偏见。或许只有全世界的绝望催化剂加起来才可以做到这一点。这有可能发生，同时能让某些东西保留下来吗？

❀ 完全认识到主体性那更深刻、更内在、更基本的角色，意味着建立一种完整的新范式：不只是对于心理学，也是对于科学；不只是对于科学，也是对于人类；或许不只是对于人类，也是对于存在本身。

The Art of the Psychotherapist

第10章 与阻抗工作的基本方法

来访者之所以展开改变人生的心理治疗，就是为了改变自己的人生。他为治疗带来的“工作内容”，是他存活于世间的方式。改变人生的治疗必须做的，就是帮助来访者改变生存方式。但来访者的生存方式远不止他自己意识到的。这种方式是他是谁、他如何感受所处世界的基础。因此，当治疗真正改变人生时，来访者能感到自己的身份以及自己的世界（简而言之就是他的生命）正在受到威胁。来访者对于治疗效果的阻抗，并非没有合理性。

要想让探索与面质成为可能，就需要来访者有相当深度的主体性参与，这是带来人生改变的心理治疗的核心。治疗师提供有意义的、支持性的关系，使用强有力的方法时的敏感性和技巧，是来访者有相当深度的主体性参与的基本要素。本章就展示了这样一种方法，它建立在精神分析的开创性工作基础上。

与其他章的内容相比，本章对治疗方法，或者与阻抗工作的基本方法的呈现具有一定的流派性质，来自我对人类性格本质以及心理治疗基本原理的观念。我试着将这种方法提出来，以便那些有不同取向的人仍然能够受益于它。

弗洛伊德的一个最重要贡献就在于定义了阻抗，并认识到它对于治疗的努力具有核心意义。他写道："当我们承诺让来访者恢复健康，来减轻其障碍的症状时，来访者会带着强烈而固执的阻抗来面对我们，这种阻抗会在整个治疗过程中都有所持续。"[1]

弗洛伊德应该并不是一个发现了这样的事实的人。也就是说，弗洛伊德正在努力帮助一个本来应该受他帮助的人，但是那个人却在阻止弗洛伊德，不让他自己获得帮助，而他却又多次寻求帮助。显然，医生、牧师、教师和很多其他人，在人类早期就遇到过这种矛盾的现象。弗洛伊德作为一个深度治疗师，他所做的绝无仅有的重要举动，就是接受阻抗，把它看成一个部分，甚至是一个进入治疗事业的核心部分，而不是像更为常见的处理方式一样，将其视为某种动机不强、恶意或固执的表现并忽视它。对于一个忌妒弗洛伊德的贡献，忌妒他的名字所体现的内涵的人而言，弗洛伊德的"没有一种精神分析不是对阻抗的分析"非常具有启发性。

"阻抗"的定义

这个重要术语能够通过几种方式以及临床意义上的几个层次来定义。各种取向的治疗师与理论家使用该定义的方式有很大差异。我会提供一个基本概念，接着展示它的一些表现方式。在此，我们首先要认识到这个术语的一般性用法：我们常被告知"你感冒是因为抵抗力㊀降低了"。似乎这个词在疾病中更为常见。这个术语的这一用法显然表明了，阻抗（抵抗力）是我们的身体的一种固有的、有益于健康的过程，当然，可能并不仅仅局限于生理。

阻抗这个词用于命名来访者对减少威胁的那种想法，也用于命名来访者用于实践这些想法的过程。如此想来，很显然在我们处理自身体验的方式中，阻抗是一个普遍的、正常的甚至是可取的部分。这是一种亟须牢记的重

㊀ "抵抗力"对应的英语单词为"resistance"，与"阻抗"对应的英语单词相同。——译者注

要认识。谁不会追求威胁的减少呢？随之而来的问题则更加不同：我们会将什么事情认知为威胁，因而阻抗它们？如何减少威胁？其代价又是什么？

弗洛伊德发现在分析中出现了严重的阻抗，致使他未能遵循自由联想的基本原则，也使得来访者无法接受治疗师提出的解释。即使人们对理论与实践已经进行了诸多修改（包括对基本原则的强调已经少了很多），现在许多治疗师仍然认为：阻抗是来访者对治疗师的解释所采取的防御。在我看来，这可能是一种阻抗，但我也相信它有可能不是。

阻抗并不能等同于来访者的对立、对抗或者敌意。来访者可能会通过大喊大叫对治疗师的解释提出异议，但他们是在场的。在我所使用的这个术语的意义上，他们并没有阻抗。来访者可能会对治疗师大发雷霆，并且表现得十分明显，但只要这不是一种逃避在场的屏障，我就不会将它视为阻抗。当然，现在这两个例子将这一点夸大了。实际情况很难简单地被界定为阻抗或不是阻抗。然而很明显，我所感受到的阻抗与传统精神分析取向的观点并不相同。

阻抗是一种保护我们自身熟悉的身份认同以及已知世界，避免自己感到威胁的冲动。在深度心理治疗中，阻抗是指来访者在治疗工作中，避免真正地呈现出可达性与表达性。其中有意或无意的威胁在于，沉浸会为来访者的世界带来挑战。

阻抗表现为来访者通过将自己客观化，并保持表面上的适应，以阻止自己深度地沉浸到治疗工作中。阻抗是对主体性拉力的反作用力，是一个人在生活中避免真实在场的需要，这无关乎是否处于治疗中。如此想来，阻抗导致了一种不真实的存在。

阻抗的维度[2]

为了帮助我们掌握阻抗的意义，并为我们应对阻抗的思考进行准备，现在我将阐明这一无处不在的临床表现涉及的一系列维度。

会谈阻抗。即首次显著的阻抗，通常发生在治疗师与来访者的初次接触中。

南在第1次谈话时迟到了5分钟。她的道歉敷衍了事，浮于表面。在接下来的3次谈话中，她平均都要迟到8～10分钟。她的第5次谈话迟到了近一刻钟，治疗师指出了这一（迟到）模式，并且询问南有何想法。她对此笑笑，不以为意，她解释自己的工作日程是如何繁忙，并向治疗师保证今后会做得更好。治疗师并没有步步紧逼，但他感到自己与南在这一点上缺乏真正的接触。

我们对阻抗模式的第一次认知，通常是以这种方式出现的。我们感到疏离，或者注意到来访者正从参与中退缩，又或者意识到我们已经失去了询问的主线。我们可能会将其视为“会谈阻抗”，并常常将其看作一个孤立的问题。图10-1将其放入了一个小框。

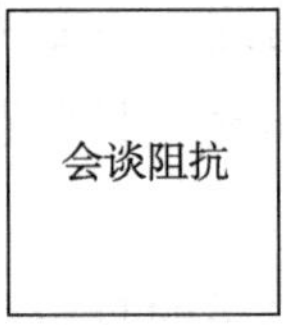

会谈阻抗

图 10-1　被看作谈话中出现的孤立现象的会谈阻抗

生活模式阻抗。当治疗师了解来访者以后就会发现，会谈阻抗并不是一个孤立事件，而是一种来访者会反复表现出的模式。很显然，这是来访者的反应列表中经过有素训练的一个部分。接着同样显而易见的是，来访者在咨询室中表现出的模式，通常也是他们在外面的生存方式。下面的例子中的阻抗可能太清楚了，甚至让人感到有些夸张，但仍然很有代表性。

南在接下来的两次谈话中又分别迟到了一两分钟后，在后面的谈话中一再迟到。她对此总能找到借口。一旦被问及这种模式，她又总是不以为意，认为这无关紧要。“我的工作安排真的太紧了。”“我总是最后一个到场的（笑）。”“这和治疗无关，在我和你开始治疗之前，这种情况就已经开始了，而且在我的往后余生，它都可能持续下去。”

南并不会轻易接受自己的持续迟到是一种阻抗，因为她确信这是一种独立于治疗的存在方式。当然，这就是问题所在：发现生活模式阻抗在咨询室外产生作用，清楚地表明了将其带入治疗话语体系的重要性。治疗中的阻抗不再被仅仅看作一个孤立的问题，或者一个令人苦恼的但并不重要的习惯。现在我们意识到，这是一个更广义生活模式中的一部分。图 10-2 将会谈阻抗放在了生活模式阻抗这一更大的框架中。

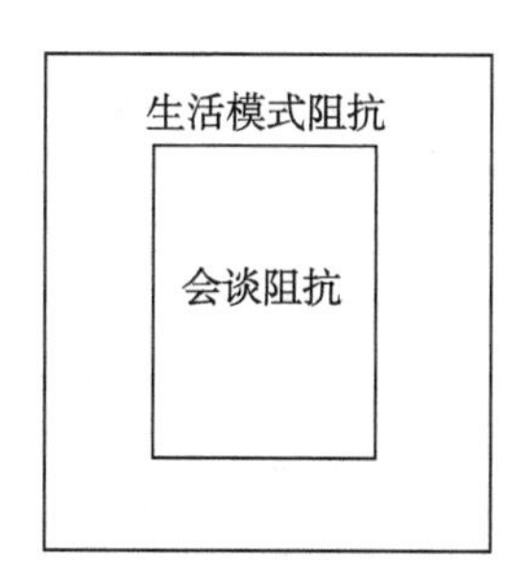

图 10-2　被看作生活模式阻抗中一个方面的会谈阻抗

生活限制过程。下面是个至关重要的步骤，为深度治疗中的阻抗赋予了重要性。通过一同工作，治疗中的双方会发现其他的生活模式也会令来访者逃避对治疗的沉浸，而这会干扰他的自我探索，并且这在治疗之外的生活中也随处可见。换句话说，生活模式阻抗很显然来自来访者生活里的不幸，而这些不幸可能正是促使他来接受治疗的直接或间接因素。

此外，我们逐渐认识到，这些模式并非孤立的难题，而是形成了一个系列，其作用在于限制来访者的世界（包括他的自我概念），让他感到自己是安全的，有能力管理自己的生活。这有时候被称为“移情神经症”，它在咨询室中作为一种缩影，代表着一个令来访者不能继续原来的生活的庞大神经症性格式塔。认识这样一系列限制了来访者的“自我 – 世界”这一概念的模式，是一种具有深刻意义的认识，因为它帮助我们理解了阻抗最深层次的功能，认识到它的积极方面，并以一种成功率最高的方式来指导我们的治疗干预。

我会首先举例说明这一点，再进一步深入探讨。

在南的治疗中逐渐显现出她需要用活动来填满每一刻。只要她发现自己没什么“需要做的”就会几近恐慌。在她接受治疗时，她羞愧地承认了自己这隐秘的强迫症。这让她害怕，她希望治疗能够使她缓解。现在事情渐渐明朗，即她一旦有空闲，就需要这些活动来填满每一刻。同样，她的迟到也是为了确保自己永远不必等待任何人或任何事，这是一种应对空虚的方式。

在这个例子中，为了以框架的方式展现来访者在谈话中与生活中普遍困扰着他们的忧虑，模式实际涵盖的复杂方面被剥离了。现在，一个更大的结构（见图 10-3）囊括了会谈阻抗与生活模式阻抗，这一框架表明了我们在工作中所暴露的内容，对来访者的生活来说更有普遍意义上的重要性。

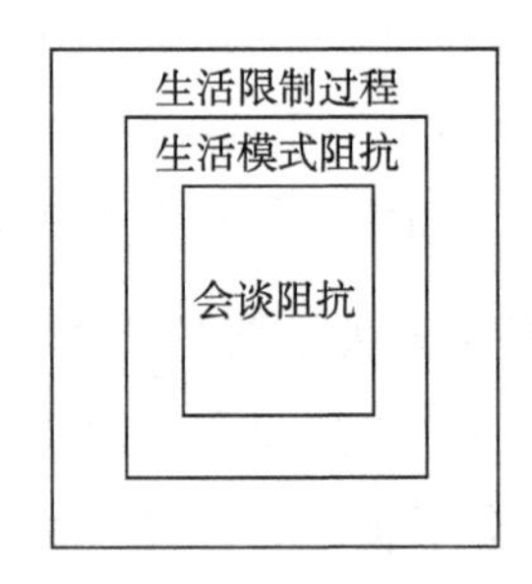

图 10-3 会谈阻抗与生活模式阻抗都属于生活限制过程

自我–世界建构系统（The self-and-world construct system）。[3]我们每个人都必须发展或建构出一个概念，关于自己是谁，自己是怎样的存在，以及自己的世界是怎样的，它如何运作，还关于自己如何在这个世界中找到属于自己的方式。我们开始产生一些概念，它们有关自身的优点和缺点、自身的需求，威胁我们的巨大危险，以及我们梦寐以求或避之不及的事物或存在状态。潜在的世界如此巨大，我们往往必须对这些可能性做出一些妥协，以确保自己能活得有价值。

罗洛·梅对于我们如何将世界收缩到自己感觉安全的范围进行了描述。[4]我们中有的人会缩到一个非常小的角落里；有的人却总在开拓新的可能性；我们中的大多数都满足于一个舒适却范围有限的世界，只是偶尔会去探索新的潜在选择。

> 南在治疗中发现，逃离孤独以及不断被事情填满的需求在生活中无时无刻不在困扰着她，这极大地扰乱了她与其他人的关系，以及对她的治疗。由于无法冒险暂停下来进行评估，她在大多数生活场景下都做出了浮于表面的、即刻可用的选择，进而在治疗中难以发挥自己的真实水平，并且除了短暂而随意的关系之外，再也无法维系其他的关系。她了解到这些不足后，现在就可以对抗长久以来避之不及的恐惧，并通过这种对抗来重新汲取自己剩余的潜力。

的确，这种自我 – 世界建构系统要比阻抗的功能广泛很多。自我 – 世界建构系统还包括具有建设性、功能性的结构，这些结构让来访者的生活成为可能，并为其生活提供了充实感。因此我们能看到，这是一个包容性的结构，将各个阻抗模式囊括在内。这种结构在图 10-4 中被写成自我 – 世界建构系统。

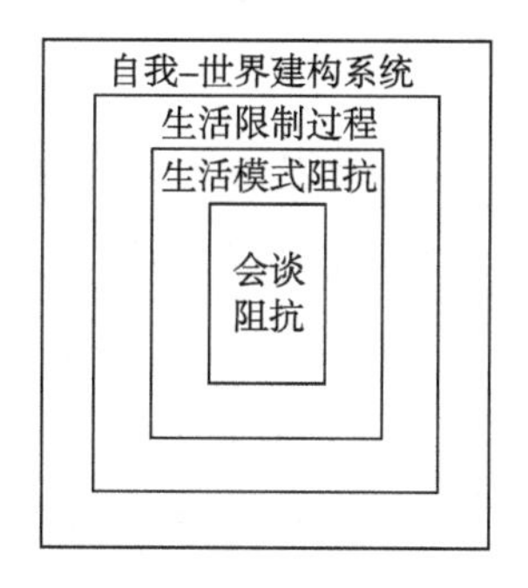

图 10-4　所有阻抗方式对于自我 – 世界建构系统而言，都被阐释为其中的结构

总结

现在，阻抗这一概念为何如此重要应该已经很明显了。对阻抗的认识揭示了来访者认识自身和建构自己的世界的方式，这在治疗中具有核心重要性。如此一来，显现出来的病理性或催生痛苦的要素便会在治疗时立刻出现，以获得治疗中双方的直接关注。这使治疗工作对来访者的生活产生了直接影响（也与那些要求将治疗的收获转移到来访者治疗外的生活的工

作形成了对比）。

这一观点的更深层意义在于，它呼吁我们对整个自我－世界建构系统中具有建设性并对生活起作用的方面进行关注，并提醒我们，阻抗仅仅是某些方面而已。阻抗依附于自我－世界建构系统，后者也有积极的方面。

> 在南小时候，她出生时家中除了父母还有两个姐姐。这四个人在南的不期而至之前，已经构成了一个温暖的团体。在南5岁时，家中最受宠爱的二姐在一次划船事故中丧生。虽然并不确定，但南或许看见了她的死。南认为自己在某种程度上对这场悲剧负有责任。即使到今天，她仍在猜测自己可能是如何导致这场悲剧的，又如何能够阻止其发生。
>
> 南说，家人告诉她，从那以后她就彻底变了样，变得孤僻而易怒。在整个童年中，她都有着对夜晚的恐惧，以及醒来后的恐惧。她现在仍偶尔做噩梦，在梦中她努力保全自己或自己的孩子，想逃离某种模糊的威胁。
>
> 在我们的工作中，南唤起了自己学着依靠阅读直至入睡的记忆，在清醒时她时刻保持极度忙碌的记忆，以及每当空闲时便给自己布置劳心费力的问题的记忆。所有这些通过忙碌替换恐惧、自责以及焦虑的思维方式，都通过各种形式持续着。她说，她现在认为是这些思维方式，让她在孤独而痛苦的高中生活中，没有选择崩溃或自杀。

临床工作遭遇阻抗

现在，是时候从概念层面转向临床事件了，阻抗通过这些事件表现了出来，而治疗则追求降低阻抗导致的限制作用。首先，各种各样的例子证明了这一过程中千变万化的潜能。接着，我们检验了阻抗的积极功能。这两个步骤为与阻抗工作的治疗进程的精细过程做好了准备。

阻抗的典型模式

下面的例子将揭示阻抗是如何干扰来访者的充分在场与沉浸的。正如我们刚才所见，这些例子就是我们往常首次意识到阻抗模式的方式。然而治疗师需要认识到，自己并不是阻抗的对手，也并不是要想办法击败阻抗。相反，他希望找到阻抗的建设性方面，并帮助来访者削弱阻抗的破坏性方面的同时，加强这些建设性的方面。

> 爱丽丝问了许多关于治疗师的问题："你结婚了吗？你是在哪里长大的？你对自己的工作满意吗？"当这种持续的好奇心反弹到她那里时，她的阻抗就像受到了不正当的指控一样。"我只是对你很感兴趣而已，你太了解我了，而且……我想我对你的背景了解得越多，我会越放松。我并不是想多管闲事，希望你不要生我的气。"

这位治疗师记录了上述内容，爱丽丝的问题经常将她自己的沉浸打断，似乎将谈话变成了一种社交交流，这种交流通常是在爱丽丝获取某些令人不适的素材时提出来的。显然，质疑是爱丽丝的阻抗的一种方式。

> 查尔斯对治疗过度投入，以至于"他正在进行阻抗"这个想法会令他大吃一惊。他每一次来参加谈话，都会将自己想要攻克的问题列出来，或者带来一个精心记录好的梦境。

他就是理想型的来访者吗？不是的。查尔斯对我们工作的内容与水平保持着如此紧密的控制，以至于工作仍旧作为一种学术实践，他追求成为优秀的学生。每当我试着让查尔斯对内心的无意识、不可预知以及冲动敞开心扉时，他都会发现自己丧失耐心、心怀怨恨。

> 琳达自己也是一位治疗师。她的兴趣在于学习更多关于深度治疗的知识，并获得一些"个人问题"上的帮助，正如她自己对

> 此事的定义。关于这些私人问题的治疗工作，会不时被自己的职业动机打断，因此琳达有时会向我提出某个问题，问我以自己的方式进行干预的意图。还有些时候，琳达又会悔恨自己作为来访者没有表现得更好些，否则我与她的治疗工作就不会遇到如此多的困难。

琳达非常真诚，想彻底实现自己的完全开放，并全身心投入到自己的工作中。她知道获得主体性深度的重要性，她不断观察自己是否达成了目标，正如她也观察着我，看看我如何努力地帮助她一样。当然，这样做的结果，就是琳达将自己变成了研究对象，仍然无法获得真正的主体性。当我将这一点反馈给她时，她很轻易就表示了认同，并为自己的阻抗而懊恼，于是比以往任何时候都更加努力。她在不知不觉中，巧妙地让我陷入了一种试图帮助她的过程，我尽全力帮助她不要如此刻意地进行尝试。

> 埃迪正处于痛苦之中，在很多谈话中都充斥着他对焦虑、痛苦，以及需要一些帮助才能控制这些情感，诸如此类的描述。我们常常需要在一个小时结束前，设定一个工作停止的时间，这样他才可以通过几个步骤来保证情绪的足够平复，得以顺利离开咨询室、开车去履行其他职责。他每天都生活在恐惧之中，害怕自己被恐慌打倒。他有几次甚至发现自己必须给我打电话，要我提供支持，并保证我仍然在他身边关心着他。

埃迪并不懦弱，他在业务上十分高效，还能与各种人进行卓有成效的谈判与交易，却一次又一次回到治疗工作中。然而，这项工作也正是他真正遭受巨大威胁的地方。他憎恶自己的恐惧，却难以改变丝毫。他需要大量的治疗工作来帮助自己接受这种恐惧，如此我们才能重新引导与缓解这种恐惧。

除了上述内容之外，我们熟悉的阻抗的其他模式还包括乐于争辩、抱怨不公、过度理性、感情泛滥、勾引、唱反调、困惑、消极、无欲无求、过度依赖治疗师，或者过度依赖他人。

很显然，来访者说过的任何话、做过的任何事都可能达到阻抗的目的，正如来访者说过的任何话、做过的任何事都可能在表达自己的健康与完善一样。依据我们在任一特定时刻的目的，我们可能会更关注阻抗或健康的那一方面，也可能两者兼而有之。

阻抗的一些功能

关注来访者参与治疗的阻抗，我们便能识别阻抗在不同时间起到的不同作用。

- 自我暴露的开放程度的减少。
- 保持治疗工作的客观、合理与超然。
- 推迟感受和想法的暴露，直到来访者预先了解过它们。
- 保持对治疗工作的方向、强度与质量的控制。
- 避免对需求、渴望或其他情绪的直接体验，特别是当这一切指向治疗师时。

对阻抗的干预

我接下来会描述针对阻抗的工作模式，它们基于以下假设。

- 来访者真的有做出改变的动机，尽管此时可能无法了解这些动机。
- 向来访者简单地进行有关阻抗模式的口头报告（反馈）不太可能有效果。
- 向来访者展示阻抗的事实及其在心理上的耗费，是帮助来访者改变阻抗的关键。
- 由反复出现的有一定深度的即时体验产生的觉察，更有可能带来影响。

- 认识到，相比于对模式组合的识别以及模式组合与深层次需求结构的关系，单一的阻抗模式的有效性要差一些。

通过这些观察，我们可以设定一系列步骤来帮助来访者着手放弃阻抗。

标记

首先，治疗师必须要帮助来访者认识到在内在探索过程中抵达一定深度的重要性（第 2 章已详细描述了这一过程）。

其次，来访者需要一些帮助才能意识到那些干扰其内在探索的模式。这往往意味着最初治疗师必须试着识别出来访者的一系列阻抗反应，这些反应看上去是在来访者的意识中最普遍、最容易理解的。接着，治疗师应该反复地让来访者注意到这些反应。这里有一些典型的例子。

- 你现在感觉很困惑。
- 你刚才转移了话题。
- 你现在将注意力从自己身上转向了我这里。
- 你期望我能告诉你现在该谈论什么。
- 你失去了思考的能力。

对阻抗的标记是一次又一次指向阻抗模式的问题。这意味着引起治疗师的关注，供其选择的模式必须是常常出现的，且该模式目前正在干扰着来访者对自身主体性的探索。这也意味着通常来说，最好在任一给定的时刻，都仅选取唯一一个这样的模式来进行关注。在已经对数个模式进行识别，且每个模式持续一段时间后，再多标记几个模式。

我说过，治疗师必须要反复地将自己所选择的阻抗指出来。“反复地”就是指随着频率的增加，治疗师需要指出来访者对当下体验方式产生的依赖性。治疗师在第一次谈话中这样做时，他可能还要抓住 3 ～ 4 次机会来进行标记；第二次谈话中可能需要 8 ～ 10 次。不久以后，几乎只要这种行为出现，治疗师就应该采取行动。治疗师或许会对施加如此大的压力而感到胆怯，但只要识别出来的阻抗模式是正确的，并经常以这样的方式进行标记，那么治疗进程很可能向更深层次移动。

在标记过后，即使事隔很短的时间（特别是当来访者开始了解阻抗是如何干扰自己的工作时），通过以下言语来提示来访者注意阻抗的使用频率都是很有帮助的。

- 你会再次发现自己陷入困惑。
- 你是否发现自己再一次转移了话题？
- 这里我们再提一次：你正将关注点从你的内心活动转向我这里。
- 我们反过来，试着由我转向你，好吗？
- 你再一次丧失了思考的能力。

我们会注意到，这些例子之间的不同在于它们各自所承载的人际压力程度。治疗师希望根据治疗联盟的状态，以及来访者投身于内在探寻的程度，来对这一过程进行调整，同时也能够探听到来访者是否真正在试着支持工作。

阐释阻抗的影响

当来访者通过标记了解到他对模式的依赖频率时，该标记需要被拓展以展现其对工作的影响。这通常意味着治疗师指出阻抗是如何影响来访者将自己客观化、降低情感参与，或者通过其他方式来避免将主体性视为中心的。请注意，这里涉及的影响是即时产生且仅限于外显内容的。在后续阶段中，阻抗的动机将呈现出来，但在当下阶段，治疗师阐释阻抗常常导致无益的讨论乃至争论，这些讨论关于某些得到提议但显然是无意识产生的意向，以及关于它们是否真的是产生阻碍的原因。

片段 10-1 呈现了这一进程的可能走向。

片段 10-1

来访者（以下简称“来”）：贝蒂·史蒂文斯

治疗师（以下简称“治”）：卡尔顿·布莱恩

来-21：最近我一直在想我跟你说过的关于我父亲的事，还在想我经历青春期时他到底怎么变了。我不知道这只是我的想象，还是果真如此。

治-21：只要你一直置身事外，就很难走得更远。

来-22：是的，我明白。但当我一旦试着进入感受时，我就会将一切混成一团。

治-22：那你现在有没有混成一团？

来-23：好吧，现在倒是还没有，但是快了。你等一下。（停顿）好，现在只要我想到这件事，我就会想起自己小时候他是什么样的，接着我就想哭，希望他能一直是那个样子。

治-23：他对你很好，然后呢？

来-24：哦，是的，可然后……到我 12 岁或 13 岁时，嗯，事情开始发生了变化。

治-24：接着就发生了变化。

来-25：是的，但我记不得多少了。我的意思是我知道事情发生了改变，但我没办法找回从前的感觉。（停顿）真的，现在一旦开始尝试，我只会发现一系列想法涌现出来，全都混在一起。事情常常都是这样的。

治-25：所以，你的困惑又一次让你无法了解，自己想要了解的到底是什么。

片段 10-1 呈现了与阻抗工作的两个要点：来访者已经开始意识到阻抗的模式以及困惑（见来-21），但治疗师并没有尝试对其影响进行说教，直到这种影响实实在在地出现（见治-25；教学回应是在来访者体验到阻抗之后出现的，见来-25；而非出现于来访者仅仅提到该阻抗的时候，见来-22）。

阐释必要性

当来访者意识到阻抗的模式时，治疗师通常就应该开始向来访者阐释，告诉她这种行为并非简单的糟糕的说话习惯，或粗心大意的典型，而是一种富于动机的行为。

来-26： 好吧，我并不是故意要混淆的，你明白。我是因为情不自禁。

治-26： 听你这话，感觉是我在指责你做错了事。

来-27： 是啊，我的意思是，没有。我想说的是我知道你在试着帮我，但我一旦搞混，就没办法控制自己。

治-27： 你很难明白一点，你或许在某种程度上会不知不觉地将自己的困惑利用起来。

来-28： 我怎么可能会想那样做呢？

治-28： 好，让我们把这个问题先放一放。现在你告诉我，你此刻感到困惑吗？

来-29： 不，现在没有。

治-29： 我们现在并没有关注你的内在世界，我们站到外面来，说说你的外部世界。

来-30： 嗯。好啊，这就对了。

治-30： 好，现在又回到内在。你能够重新触碰自己对于很小的时候，父亲给予你的爱的那种渴求吗？

来-31：（她坐回椅子上，闭上眼睛叹了口气。她沉默了一会儿，接着又叹了口气，才睁开眼睛。）是啊，是的，这种感觉似乎一直都在。你知道的，圣诞节我见到了父亲，他现在看上去好老，那么苍老，那么虚弱。这让我很难过。

治-31：（温柔地）让这种悲伤停留一会儿吧。

来-32： 我不知道还能和他一起过几个圣诞节。自从母亲去世，他好像就失去了继续尝试的意愿。我想知道他是否还会想到我们的过去，我和他的过去。我也很想谈谈这些事。我也很想……很想……噢，我也不知道自己想要什么。（她坐直了起来）我不知道。它们全都混在一起了。

治-32：将它们混起来是你的另外一种困惑。它们将你挡在了门外，让你没办法了解自己到底想要如何理解自己的感受！

来-33：没错，它们就是这样！我从未想到过这点，但我能对此做什么呢？

首先值得注意的是，治疗师在为来访者解释阻抗之前，应该再三确认来访者在主观上准备好了去了解阻抗。在来访者首次要求了解时就给出这项建议（见来-28）不仅是徒劳的，而且会在后面促进来访者了解阻抗时设置一些障碍。

展示备选方案

来访者提出的问题（见来-33）似乎在要求治疗师进入下一个步骤，以帮助来访者应对阻抗，但治疗师可能会注意到，来访者对阻抗仍有一种防御性。如果是这样，治疗师最好推迟下一步骤的进行，直到来访者更为自发地意识到阻抗对工作的干扰，并且更直接地寻求解决方案。（事实上，如果治疗师的标记，以及与治疗效果相关的讲授进行得足够好，来访者可能会主动地认识到自己需要什么。）

片段 10-2 假设双方已经完成了更多工作，因此，来访者现在正向一种状态转移，真的开始寻求当令其困惑的阻抗出现时，自己应该做些什么。

片段 10-2

治-41：你又有了困惑的感觉。

来-41：好吧，我也不知道自己困惑时应该做些什么，我只是，很困惑。

治-42：就这些吗？

来-42：你这个问题让我更困惑了。还能有什么呢？我还能做什么呢？

治-43：你的困惑会导致你无法更深入地审视自己。

来-43：（难过地）是的，确实是的。

治-44：你就试着与困惑共处吧。去感受它，尽可能地去体验它。

相比于标记，治疗师引入这样的建议（见治-44）需要对来访者的准备状态更加敏感。因为这个建议要求来访者意识层面的意图有所改变。在这种情况下，来访者的困惑一直被视为不该出现的东西，而现在她收到的建议是靠近而非拒绝它。这一步对来访者来说往往很困难，但通过治疗师温和而坚定的鼓励，他们可以学会对阻抗采取不一样的态度。这是一个重要的进展，因为它带来了来访者内在环境的一部分改变，在这样的环境下，来访者的精力就不会如此分散了。

在片段 10-2 中，来访者受到鼓励以便结束自己的困惑，因为这是一种主观体验。假如阻抗的模式各不相同，比如，来访者试图推论出治疗师应解决她的一些内在问题，治疗师可能就会在接下来建议来访者与由于理智而中断的感觉共处一段时间，如片段 10-3 中所示。

片段 10-3

来访者（以下简称“来”）：碧翠斯・布罗伊利斯

治疗师（以下简称“治”）：赫伯特・德雷克

来-1： 我正在竭力让自己理解这种持续的恐惧。可我好像搞不清这是什么原因造成的。

治-1： 你又一次试着想要搞清楚，就像你自己是一个谜团一样。

来-2： 唉，我不是这个意思。我只是厌倦了这种感觉，恐惧来回流转，可我甚至不知道它们到底是什么。

治-2： 当你产生这种感觉时，你就已经知道了。

来-3： 对，没错。（叹了口气，难过地）那时候我就知道，那时我也讨厌这种感觉。

治-3： 你现在听上去要比刚才更接近这种感觉。

来-4： 是的，我想是这样的。但我好奇的是，我为什么必须要拥有如此多的糟糕的感觉呢？

治-4： 你似乎并不认为此时真正获得这种感觉会产生多大帮助，你更想去分析自己是如何产生这种感觉的。

正如治疗师在这一部分中的第一条评论（见来-1）所表明的那样，来访者反复地试图从逻辑上找到自己恐惧的基础。在此前，治疗师曾经和她说过这样的模式，但显然她还不能理解治疗师的做法并不仅仅是纠正她不当的措辞选择（见来-2）。因此她直接进入了“想要更好地理解”的状态，尽管她小心翼翼地尽可能不再去用这个词。

然而，治疗师已经植入了一种暗示（见治-3）并揭示了阻抗的一个次要方面，即对体验的摈弃（见治-4）。治疗师必须在各种相关要素间往返，这些要素都处于来访者对自己感受的阻抗中。这样做将逐步将阻抗的识别从此处的偶然性开始前移，逐步移动到核心位置，例如下面的案例（这可能是在对阻抗进行了更多干预工作之后产生的）。

片段 10-4

来-11： 好吧，我只是在想，我能不能找到自己产生这种感觉的原因，进而改变它们。

治-11： 把事情搞清楚，解决好，这些都是多年以来你试着让自己改变感受的方式。可你是怎么证明这一点的呢？

来-12： 嗯，我知道。我又开始了，听上去好像我能够把自己的情绪解决好，就好像它们都是算术题一样。我知道这确实不管用，可我就是不知道还能再做点什么。

治-12： 将事情搞清楚——这个办法会对你的许多方面都奏效，但当你试着进入自己的内心，试着更多理解自己的体验时，它就不奏效了。

来-13： 那是肯定的！

治-13： 将事情搞清楚可能导致你无法拥有自己的感受和内在想法。你认为自己能够试着仅仅与这些感受和想法共处，而不去弄清楚任何事情，只是任由它们浮现出来吗？

来-14： 呃。我也不知道。（停顿）我可以试试。我们来看看，我感受到了一种……

治-14：（打断）等等，等一会儿。花点时间去了解自己，否则你很快就会评论自己，而非感受自己。

治疗师开始在此阐释重要的一课（见治-12）：阻抗模式曾令来访者十分满意，具有积极价值，可它已经成为强制性的，并且逃脱了来访者的意图控制。随之而来的便是治疗师向来访者阐释的机会，告诉她如果想变得对自己、对治疗师更加敞开心扉，那么她就不必放弃这种控制。下面的治疗师评论，有助于来访者对这种阐释的认同。

- “在你有机会决定事情是否对你有帮助之前，你需要将它们搞清楚。”
- “让你体验此时和自己独处的感觉，并不意味着你必须随时随地体验它们。你仍然可以选择。”
- “似乎你以为，只要依赖理智之外的事物，就会让你成为一个情感上的笨蛋。这并不是很合理吧？”（微笑着说）
- “你当然需要控制，我们都需要。麻烦就在于你只知道如何将自己的感受苛刻地关起来。”

片段 10-3 和片段 10-4 展现了阻抗模式在同样的语境中，似乎并不总是显而易见的，即使它们的过程是一样的。无论来访者说的是“搞清楚”，还是说“找到原因，分析其基础”“把它推导出来”“运用逻辑”，他显然是在将自己的抑郁（也就是他自己本身）变成了一个受到客观分析的对象。当治疗师认识到各种不同的阻抗表现有着相同的潜在影响并指出其中的共性时，就是在伸出援手。

阐释阻抗的功能

在片段 10-4 中，治疗师开始向来访者阐释（见治-12）阻抗模式并非随机事件，而是来访者有意为之。下一步就是帮助来访者发现，那些阻碍她的行为在某种程度上也在为她服务。这是一个重要的步骤，但实现需要智慧，以免令其听上去像是一种指控，好似来访者在有意干扰工作，就像片段 10-1 和片段 10-2 中早期阶段的来访者（见来-26 和来-34）那样。

这样的信息需要通过各种方式得到克服，阻抗模式已经在为来访者服务了。阻抗并不一定一无是处，虽然当下有可能会妨碍来访者，但来访者还有可能在自己决定克服阻抗时，就已经让阻抗模式有所改变了。

松懈与替代

随着工作中反复地标记、阐释阻抗模式的影响，并开始提出替代方案，来访者在治疗中的自我探索很可能产生微妙的变化。来访者对阻抗模式的强迫性、无意识的把握将开始松懈。有时候阻抗会变得不那么紧绷，偶尔甚至根本不会发生。

另一个可能发生且十分重要的进展，或许是来访者更加深刻地意识到主体性的核心地位，以及治疗师是怎样清晰地对阻抗进行解释，表明对阻抗的解释是用于保护主体性的。有了这样的认识，来访者可能会明白，尽管她有意识地想要开诚布公地进行充分的自我探索，但仍存在一些无意识的想法会阻碍这项工作。她同样可能开始意识到自己的阻抗，并通过这些阻抗试着坚持自我探索，在某种程度上保持与自己内在体验的联系，即使在阻抗产生时也不停止自我探索。

因为来访者发现了阻抗的价值，所以他并不觉得必须放弃所有控制或限制自己的阻抗，于是他开始放松，对于自己和治疗师理解自己开辟了新的领域，这方面的工作可能会在整个治疗过程中以不同的强度进行着。当然，其他的工作也将同时进行，但始终会保持显著的深度（通常是处于关键时刻层次），这是判别阻抗相关工作与其他工作之间相对重要性的标准。

到目前为止我已经谈及的阻抗模式，似乎表明每种模式都是独立存在的，但这实在太不真实了。这些模式是相互交织并重叠在一起的。将这些模式进行剥离的工作，则是深度心理治疗与众不同的方面之一，在真正的人生改变中，这是必不可少的。片段 10-5 就以高度凝练的方式呈现了这一点。

片段 10-5

来访者（以下简称“来”）：哈尔·斯坦曼

治疗师（以下简称“治”）：詹姆斯·布根塔尔

哈尔一直在试着更深入地理解自己对儿子蒂姆那几乎无法控制的愤怒情绪。他现在知道，试着说服自己摆脱这一切是多么徒劳，可他不知道自己还能做些什么。在这个片段中，他异常快速地经过了几个阻抗层次。

治-21： 现在当你想到你自己以及你和蒂姆的关系时，浮现在你脑海中的是什么？

来-21： 和我之前跟你说的一样。（此时他处于阻抗的第一层次。他还分不清事实报告和内在探索。）

治-22： 若是它们现在确实自发地进入了你的脑海，那你再说一遍。

来-22： 哦，我并不喜欢固执，但我已经试过一次又一次了，事情没有任何进展。（垂头丧气，近乎绝望）我不知道他为何如此令我发狂。我根本不能和他沟通。（这是在第二层次，即泄气，且预示着可能进入第三层次，即愤怒。）

治-23： 好吧（坚持并鼓励地），现在就试试看吧。也许我能够跟你同频，在你试着去思考它的时候，我还能更好地观察你的想法是如何变化的。

来-23： 好吧（半信半疑而无奈地）。嗯，我仅仅是自己在想，这到底是为什么……（第三层次，报告过去的经验，而非表达当下的过程。）

治-24： 别，你等等，哈尔，别光说，现在就采取行动。你把想法大声说出来，我才能听见你处理问题时内心世界的样子。你只要让我听到，只要跟着自己的思路来思考就好。

来-24： 好吧，我很怀疑我们之间是不是产生了某种俄狄浦斯情结，我憎恶作为家中另一个男性的蒂姆，可那对我来说似乎毫无意义。然后……呃……我想或许是我自己从未经历过青春叛逆期……因为战争等经历，所以我便憎恶蒂姆的叛逆。但如果是这样，我便未曾有过任何闪亮时刻或者相关回忆，抑或一切。(停顿) 接着我会想，我要去多读一点爱利克·埃里克森的著作，看看自己能不能想出更好的主意，但我仍感到不容乐观。(第四层次，将自己客观化。)

治-25： 哈尔，你仍然处于旁观位置，你看你自己就像在看另一个人，你必须为这个奇怪人物的所作所为想出可行的解释。

来-25： 是啊，我也这么想。(充满困惑，难以确定) 嗯，我也想知道我到底怎么了。我知道要是我不能够很快地控制住自己，我会将蒂姆赶出去，或者导致我们其中之一做出什么出格的事情。我真的对自己太失望了，我有时候因为自己的行为，都想踢自己屁股几下，而且……(第五层次，自我惩罚立场。)

治-26： 哈尔 (急切地打断)，当你不再将自己当作一个亟待搞清楚的谜题时，你的所作所为就像一个强硬的教官在斥责一个愚蠢的新兵，难道你从来没有从自己的角度思考过你的想法吗?

来-26： 好吧，没错，我想是的 (真正地陷入了苦恼，比从前更深刻地感受到了问题的存在，也更焦急地想要解决)，我是说，有时候我真的很悲伤，感觉对不起自己。我也许可以不这样想，它并没有任何好处，但我真的不能浪费时间了。(第六层次，自我怜悯。)

治-27： 噢！哈尔，你如果不是那个被斥责的蠢货新兵，那么就是一个可怜的无能懒汉，令人可怜。你真的没有机会再成为哈尔了，成为那个置身自己生命中的人，他尽力将事情做到最好，并对家人以及他们的生活感触良多。难怪你是如此难以做出你想要的改变！

来-27： 啊！我不喜欢这样子。我的意思是，我想我是真的理解了你这次说的话，但我真的不愿意你可怜我。（同一层次，自我怜悯。）

治-28： 可怜你！（无法掩饰的愤怒，但我可能没有令情绪如此强烈地喷涌出来）你这个笨蛋，我并不是在可怜你，但我确实与你有很深的共情。你的处境的确万分艰难，无论你是否了解或喜欢这种处境，我都能懂，因为我自己也常处于这种境地。

来-28：（他沉默了一会儿，咀嚼着这句话。然后他的声音弱了下去。）我理解你了，另外，谢谢你。

多棒啊！事情很少如此顺利（当然，这是谈话节选）。尽管如此，这次谈话是在每周 3 次的设置下进行了 6 个月后发生的，其间已经完成大量的准备工作。

挖掘阻抗的更深层次目的

提示： 本部分展示了一种阻抗动力来源的观点，其根植于存在主义、人本主义与精神分析心理学。迄今为止，其治疗方法相对而言是不受制于理论的，因此对于各种取向的治疗师来说都是受用的。可接下来的案例就不再是这样的了。

当来访者逐渐开始熟悉针对其阻抗需求的工作时，他同时也在学着将这些工作看作自身的一部分，而非入侵的外来者，同时还认识到自己对它们有一定的选择手段，并且有可能对它们的运作进行更多的调控。这种全方位的认识有助于来访者产生进步感，以及对未来困难工作的前进动力。

从直接孤立地减少阻抗，到对潜在的神经过敏的结构的过渡步骤，都能帮助来访者揭示阻抗的更深层次目的。为了理解这一重要步骤的意义，我们首先要在自己对临床过程密切关注的基础上，向后稍退一点。

自我 – 世界建构系统

当我们思考自己作为人类时，我们会意识到自己一直在努力，想在我们生活的主观与客观两个世界之间建立有效的联系。

我们建造这些桥梁的主要方式之一，就是不断发展与接近自我－世界建构系统。如果桥梁的两端都牢牢固定，那么我们的生活通常是圆满的。然而，如果该系统与我们内部或外部现实之间的匹配有误，那我们就会经历焦虑或其他痛苦。

正如我们所见，自我－世界建构系统定义了我们是谁、我们是什么，以及我们活在一个什么样的世界。如果我将自己定义为一个有绅士风度且充满爱心的人，而且我关心他人，同时我的所有经历都能证明这一点，这固然很好。但我要是对自己的孩子大发雷霆怎么办？要是我向另一个人谋取了不正当利益怎么办？换句话说，要是我违背了自我定义，会发生些什么？

当我对自己和世界的体验与我定义自己和世界的方式不匹配时，我可能会产生以下行为：我能够认识到这种不匹配，并着手修改我的自我－世界建构系统，以便让它更加真实。我能够在前意识层面上体验这样的不匹配，但我会发现这对我的自我－世界建构系统来说实在太令人沮丧了，于是我便压抑了这件事。一旦体验受到压抑，并被带离意识，我就要通过某种方式将这种体验拒之门外。在此，人们熟悉的精神分析理论的“防御机制”一词就非常具有描述性，即我运用了投射、否认以及其他扭曲的方式。

然而深度心理治疗倡导对来访者主体性的探索，其中也包括那些具有冲突性的潜意识部分。这项任务直接威胁到一个人对自我与世界的定义与自身实际经验之间的、原本受了压抑的分离。阻抗起到了一种先发制人的作用，尽管它看上去令人不安，难以忍受。

简而言之，阻抗的目的是保护来访者定义自己与世界的方式，从而维护来访者的自我认同。这是一种拯救生命的想法，即使这种想法逃离了意识的控制。

阻抗功能的一些例子。下面是一些来访者的阻抗模式的案例，以及它们在保护自我－世界建构中所起的潜在作用。[6]

劳伦斯总是日理万机，成就非凡。他将活动和成就视为自我认同的基础，非常害怕失去它们。

詹妮弗非常坚持原则，只为了以正确的方式做事，因此她无论说什么或做什么都力求精准。然而最终，当她冲动地对自己的情感采取行动时我们发现，她是如此确信自己不讨人喜欢，因为她感到自己很不可靠。

弗兰克喜欢争论，常常愤怒而粗暴。他坚信只有通过战斗，才能为自己赢得一席之地。他害怕关心任何人，因为他怀疑这种感觉永远不会有回报。而后在治疗中，他必须面对自己的孤独，以及获得一段没有愤怒和冷漠的关系的可能性。

露易丝太需要取悦他人了，以至于她不知道自己的心里是否还有自我。她害怕冲突，感觉冲突会将她毁掉。她不得不去接受自己愤怒与反叛的感受。

揭示阻抗的目的以达到治疗的效果

我在前面说过，与分析和减少阻抗同时进行的，还有其他的治疗工作。其他的治疗工作则需要包括将来访者的自我 – 世界建构系统逐步引导出来。

关于自我 – 世界建构系统的更多信息。当然，治疗师对来访者看待他自己和他所生活的世界的方式的理解，并不是通过直接提问就可以实现的。它要求治疗师特别关注来访者在自我报告、在他与治疗师及他人的关系中，以及他选择在治疗中探讨或不探讨的话题中呈现出的内隐性。需要探索的最重要领域之一，便是来访者坚信会产生压倒性威胁的事物。治疗师逐渐建构了一种印象：关于来访者看待自己的方式、来访者的价值体系、来访者对自己所生活的世界的理解方式、来访者眼中的力量和效率的来源、来访者梦寐以求和避之不及的事情，等等。

相比于收集相关的素材，这个过程和画肖像画更加类似。通常来说，首先会出现一个大体轮廓，接下来是对某些特定部分的稍稍加粗，其他部分则几乎不被触碰。随着新的观察结果对早先印象的修正，改变也一定将适时地出现。我们无法期待最终的完满。人类太过微妙，太过多面，且正在为一个切合实际的目标而努力。

存在危机。[7]随着表露以及通过阻抗而展开的工作，以及对来访者的自我–世界建构系统进一步发展的理解，这两者将不可避免地汇聚到一起。十分紧迫的一点在于，来访者的自我–世界建构系统和随着阻抗被击退进而被表露的事物之间所产生的根本分离，会导致两者发生冲突。这个时代充满了改变生活的潜力，但如果处理不当，也会导致严重的危险。

我们做一个简单而直接的设想，来访者的生活与世界中，必然有些事物会以一种或多种方式消逝，以便后面能够以全新、更健康、更真实的方式重现。必然消逝的可能是一种珍贵的自我认同方式（“我一向认为自己公正无私并总是为他人着想，但现在我不得不面对事实，我有时候很自私，甚至偶尔具有毁灭性”），或许事情可能会完全进入一种可怕的状态（“我一直认为如果自己的残忍和邪恶的幻想被人知道，我就会被毁掉，或者至少终结任何人想要了解我的欲望，而现在，我却正在与他人谈论这些幻想”）。

死亡当然是一个充满戏剧性的词，但它最完美地捕捉到了这一危机的深度。来访者此刻经常会有关于死亡的梦境、幻想甚至冲动，因为他们本能地知道死亡必然会发生。如果治疗师对于工作以及自己的工作搭档（来访者而非治疗师）能够做到比较理想的在场，那这些冲动发生的可能性就很小，但它们对整个工作是很重要的，因此必须要得到尊重。

我在此不会试图去详细地说明需要处理的、所谓的“存在危机”，也就是关于存在的危机。我只需要说，如果治疗师企图在这样的模式下工作，他需要在很久以前就告诉自己，他同时需要超群的奉献精神与敏感性，才能将此进程继续下去。

这一阶段的要点如下。第一，治疗联盟需要足够强的保障给来访者提供支持。第二，来访者自己对抗阻抗并与阻抗工作的节奏应该受到尊重，只要爆发出来的阻抗通过这种方式得到认同就好。第三，治疗师必须坚定不移地尊重来访者的自主权，避免来访者在有关对抗的工作中产生不适当的侵入。安慰、对行动的建议或者解释，往往很难做到恰当。第四，治疗师需要关注并处理自己对于对抗的反移情和个人回应，因为这一切往往也会对他自己产生影响。

心理治疗师的旅程

正如那些移民者的后代不断提高他们自己的社会地位一样，心理学长期追求成为一门真正的科学，摆脱其先祖在哲学与形而上学中的污点。它拒绝说出“精神”“灵魂”乃至“意志”这样的古老语言，虽然其“姓氏”中保留了令人困窘的前缀“心”(psyche)，因此被转译成了各种不受待见的术语。

可以肯定的是，不少学院派心理学都试图将自己和哲学分离，然而，它们却仅仅吸收到了 19 世纪自然科学中苟延残喘的旁门左道。那种简化论和决定论的观点，已被当代物理学家在很大程度上抛弃了，而那些研究人类的学者更是早该这么做了。

每当我想到深度心理治疗与精神领域[8]那不可避免的集合时，这些想法便浮现在了我的脑海中。我并不十分认同“超个人心理治疗”，我感觉一个人身上囊括了整个人类的能力，因此也囊括了我们能够通过所有方式理解的一切领域。

然而，当我们回到思路中的重点时，我逐渐切实地意识到我们对自己以及我们对世界定义的武断性，这种意识是势不可挡的。我与很多人一样，从小就认为客观世界是稳固的，独立于观察者。这种新的认识打开了一种仅供推测的维度，对它的探索只能无限接近它的边界，对它的了解永远不会穷尽。不知不觉间，我堕入了一个朦胧地带，在那里，我模糊的视线只能让我勉强辨认出久远而熟悉的地标，而现在它已经不可挽回地发生了改变。无论你是否乐意接受，这固然是，且一直都是一个精神领域，不管“精神”这个术语被如何使用。

西德尼·朱拉德极力主张将“精神”这个词重新纳入我们的心理学词汇。[9]我所用的“精神”是指那种表达我们主体性的动力。成为主体，就意味着成为存在中的积极要素，意味着成为一种将潜能转化为现实的力量，意味着成为先知而非被观察者，成为行动者而非被动者，成为演员而非角色。成为主体，便意味着我们不会去寻找我们行动的原因，就像我们试图去理解岩石为何会滚下山坡一样。我们认识到，主体性就是原因本身，就是那个将石头推过山头的人。

精神是我们存在的力量，它推动我们走进生活。我们的精神表现在目标性与方向性上。人类总是处于进程之中，走向某个地方，做着某件事情。人类，或者说作为主体的人类从来不会空虚，不会产生真正的惰性。第12章我将精神这一概念进一步扩展，将其定义为一种推进意向性的动力。

作为治疗师，当我鼓励来访者层层揭开阻抗时，我们便接近了原始的精神。当我们一同真正地意识到存在的开放性（它源于对世间一切定义的任意性）时，就会出现一种我们认识到终极自由的震撼时刻。关于那一刻，艾伦·瓦茨写道：“当他想要寻找关于自己的特定真相时，他找到了自由，但误以为那只是虚无。”[10]这种令人震撼的认识，往往在其含义还不能完全震慑住我们（并有一定概率叨扰我们舒适的世界）时，就被忽略了。

要想预测来访者在某一时刻会做什么，是不可能的。自杀的可能性虽然微乎其微，却注定存在，正如前文记录的那样。重大生活变化的可能性也同样存在，相比之下也更容易发生，比如工作的变动、离婚或结婚、新的住所与生活方式的变化。

基于这样的时刻，也基于很多其他时刻，我逐渐意识到了决定论观点的局限性。来访者在尽其所能地认识到自身的可能性后，便将我们的最佳预测推翻，接下来是前进还是后退、选择新的方式还是坚守旧的方式、治疗的契机是良好还是糟糕的，这一切最终都取决于来访者自身的内在精神的丰盈或匮乏。

来访者的自主性，并不意味着对我们的职责的豁免。我们仍要尽自己所能挑战来访者，以便充分利用治疗机会。在来访者最终行使自主权之前，我们必须保证客观，并保持谦逊。只要我们保持开放的状态，就会不断收获惊喜，因为我们会重新认识到，来访者的生活对他们产生的影响，仅仅是他们身上问题的一部分。他们越是充分地面对自己的阻抗与选择，他们最后的选择就越容易产生惊喜。

这一切都意味着，来访者正巧妙地将我从一个专注的不可知论者转变为一个信徒，我并不知道自己信仰什么，但信仰却日益坚定，我相信总有更多事物会令我越发笃信，我们会因此渐入佳境以犒赏自己的努力。这样的事终会越来越多！

PART 5

第五部分

内在心理过程

The Art of the Psychotherapist

第11章

忧虑：力量和指引的来源

来访者其实基本没有花费一点时间去思考和感受自己的痛苦以及自己身上发生的事情，这个发现令人震惊。而只有当我们看着镜子，问自己同样的问题时，这种令人震惊的感觉才得以消失。我们总是拖延，不去对我们的生命历程进行严肃而广泛的沉思。同时，我们总是低头忙于那些实际的当下问题。

来访者可能会报告自己常年存在的痛苦，会讲述自己花了无数时间去解决自身问题。但是，当我们问到什么是主要问题，他们尝试了怎样的解决办法，他们想怎样进一步探索什么样的内容，诸如此类的问题时，我们通常会听到一些模糊的回答、一些困惑，以及一些从未表达过的意向。通过关注来访者的忧虑，将它视为一个需要获得治疗关注的核心问题，我们就能提供一个框架，从而以一种严肃而坚定的方式，让来访者进行被拖延已久的自我探索。

本章以达到治疗效果为目的，从四个重要方面定义了来访者的忧虑：痛苦、希望、承诺以及向内性（inwardness）。在最理想的情况下，我们可以知道忧虑的某一个方面是如何被引发出来并且受到关注的，据此，我们可以描述忧虑的四个方面。我相信，来访者的忧虑为我们的工作提供了主要动力，也是我们工作方向的最可靠指南。最终，治疗师的忧虑可以被视为对来访者的忧虑的必要补充，二者一起构成了治疗工作的强大动力。

一位来访者来接受心理治疗，因为他为自己生活的某些方面而忧虑。当我这么说时，我在以一种特定的方式使用“忧虑”一词。尽管这个词并不总是传递一种情绪上的不悦（dysphoric mood）的意思，但它还具有某些其他性质，让我们总能联想到担心、问题、诉求、症状等类似的词语。

定义忧虑

忧虑是一个人的态度和一系列情绪的名称，表明这个人严肃地思考了自己的生活及其历程。

忧虑是感觉、思想、意向的集群，它是由一种对存在经验的发展 – 预期视角组织而成的。在效果上，忧虑可能最终会对一个人的存在方式、个人生活的环境和关系、生活的内在方向造成一些改变。

与他人关系上的忧虑进程。前面的章节将我们从治疗对话（在场和压力），引向了指导和再认（平行的形式）主题中的意义的方式上，这些方式能够帮助我们深入来访者的主体性（客观化到主体性的比率，以及与阻抗工作）。忧虑和意向性是深入来访者的主体性的两个视角，它们只是偶尔、部分地进入来访者的意识。现在，我们接触到第一个视角——忧虑。我们的目的是在生活的外在方面和主体性之间建立桥梁，而这个层次也就是我们能抵达的最远处。在这一点之外，我们几乎只能完全依靠直觉和推断来工作。

忧虑和意向性是非常具有概念性和治疗性的工具，这恰恰是因为它们是我们得以观察和影响来访者的存在模式、管理生活的模式的最直接工具。那些对这些进程有着透彻理解，并且在运用这些理解方面具备敏感性和技巧的治疗师，能够以一些深刻的方式影响来访者。于是，这项工作就需要一种高度的个人和职业责任。

忧虑的四个方面

正如我们所见的那样，忧虑是一种主观状态，具有认知、情绪和意向内涵，当来访者严肃地思考自己的生活历程时，这种忧虑就会显露出来。因此我们可以认为，忧虑作为一个整体或一种格式塔，具有四个主要方面：即痛苦、希望、承诺、向内性。在理想情况下，当来访者寻求心理治疗时，他忧虑的这四个方面都在“运行”。实际上这种情况非常罕见。的确，即便在某个特定案例中情况果真如此，此时我们还是可以质疑这个来访者是否需要治疗，即他是否真的具有如此强烈、充足动力的忧虑。在通常情况下，他忧虑的一些方面是外显的（通常是痛苦），而另一些方面则是内隐或不完全出现的。现在我们要检视其中每一个方面，以便考虑如何更有效地让这些方面去影响我们要完成的工作。

理解来访者的痛苦

当来访者严肃地思考自己的生活到底如何时，他可能会体验到一些情绪上的压力、焦虑和实际的躯体疼痛。他发现自己的存在方式中那些有时候非常重要的方面会带给他伤害、痛苦、失望。这种痛苦常常是让来访者下决心寻求专业帮助的最重要的、能够被来访者最清楚地意识到的动力。然而，痛苦本身并不足以完成这项任务。

来访者带着多种痛苦与张力前来，有时候，当他们第一次来到我们的咨询室时，这种痛苦是被掩藏的。当一名看似安静的来访者忽视了自己的忧虑时，治疗师就需要想到这一点。总体而言，我们完全可以假设，来寻求我们帮助的人都在痛苦中，而且他们足够痛苦，以便可让自己克服许多障碍，以便在此时此刻坐在这里。

然而，痛苦不能被视为理所当然，我们也不能让它掌控我们的工作。单纯地减轻痛苦谈不上治疗。痛苦是一种自然的信号，意味着人类系统中的某些东西出现问题了，需要得到关注。孤立地平复痛苦是愚蠢的，这就如同在汽车仪表盘闪烁的红灯上贴一块纸板。

治疗师会逐渐理解来访者痛苦的强度、形式（纠结、强烈的焦虑、强迫性思维、愤怒或其他情绪爆发、生理上的痛苦）、历史和历史中发生的任何变化，以及来访者本人是如何看待痛苦的。这是一个渐进的过程，而非一种形式化的质询。

此后，来访者会描述自己的痛苦。来访者会看到，外显的描述只是他的痛苦呈现出来的一部分，且在很多方面只是一个次要的部分。

片段 11-1[1]

来访者（以下简称“来”）：劳伦斯·贝洛斯

治疗师（以下简称“治”）：詹姆斯·布根塔尔

劳伦斯是一个商务专员，他来进行治疗是因为一些无法解释、无法预料的严重惊恐片段闯入了他的生活。在一段更早期的纳入性谈话中，有关治疗安排的细节问题已经得到了讨论，现在是他的第一次常规治疗谈话。在最初的几分钟里，他谈论了一些有关商务安排的进一步细节。现在，在补充了这些内容之后，他似乎陷入了痛苦。

治-11：我觉得，你现在很难说点什么。

来-11：某天，我在从纽约起飞的航班上读到了一个故事。一个有关亚马孙的故事……空姐把旅行杂志递给了我……那个故事就在上面……整体来说，那个故事没什么重要的，但是中间有一些有关那些土著的旁白。它们，嗯……

治-12：（我突然意识到，他内心中在进行一场剧烈的争斗。我不知道那是什么，我对此了解不多，但是我能感到那种张力，就像一个冲我来的能量波。）你此刻处在某种纠结中。为什么不花些时间说说那个故事，并且看看你能否告诉我，自己内心所发生的那场斗争？

来-12：（冷静了下来。他的紧张被他如此小心地掩藏起来，以至于他一想到这件事就会受伤。）好，好吧，我想告诉你我读过的那个……我的意思是，我第一次洞察到这件事之后，我就陷入了……我觉得很难说出来，因为我担心，这个故事会让我想起那天发生在飞机上的事。啊！那种生理上的痛苦，真是令人惊讶。

治-13： 在飞机上发生了什么？（一个简单的真实性问题，或许能给他一点动力。）

来-13： 我出现了一种恐惧。（他一动不动地坐着，等待着、倾听着自己。）我在旅行杂志上读到了这篇故事，于是我突然发现内心中出现了一些感受。我不知道我能否把控住，就感觉飞机舱门好像要打开了，要把我从大约1200米的高处扔下去。我非常希望如此。几杯浓烈的马提尼下肚，才让我缓了过来。为了消除恐惧，我之后又喝了酒，午餐喝了红酒，之后喝了白兰地。至此，我放松了下来，看着我眼前播放的那部愚蠢电影的后半部分，却一直无法集中注意力。可恶，这样我会变成个酒鬼。嗯，这些恐惧是我经历过的最糟糕的事。（他更平静了，说出了我希望听到的故事。）

治-14： 现在，能告诉我杂志上的故事了吗？

来-14： 嗯，好吧，好吧，我觉得我可以。很抱歉在这个上面花了这么多时间。好吧，这个故事是关于……哦！我一想起这个故事，我心里又很快出现了这种感觉。嗯，好吧，还是说出来吧。那些亚马孙土著抓住了一个敌人，然后在他身上涂上蜂蜜，他们把他支在蚁群经过的路上。然后，那些蚂蚁……成千上万可恶的……蚂蚁就会生吃了这个人。啊！天哪！（他的身体在椅子上颤抖。）它们生吃了他！想象一下那些蚂蚁在咬他的时候，他的所思所感！啊！

治-15： 很恐怖！

来-15： 天哪！想象一下。这是不可能的。这个人会疯的，我也肯定会。我希望我会……我希望我会失去意识而觉察不到所发生的事。我知道自己在生理上可能是个懦夫……不，我从前可不是这样的，但我有时候会这么想，不过这不是重点。不论我是不是懦夫，这个故事里总是有某种东西比生理上的痛苦还要糟糕。（他握紧椅子的扶手，自己纠结着，几乎没有注意到我。）嗯。就是那些蚂蚁的撕咬。眼看着一个人的血肉在消失，一个人的身体消失在蚁群中……啊！哦！可恶，我不想再谈其他各种恐惧了。我可不觉得我还能说出来。

当然，劳伦斯的讲述在语言层次上是紧张且具有深刻意义的，但那只是他表达出来的一部分。在他讲述自己的痛苦的过程中，他将这种折磨行动化了，而词语只能对这一点做出暗示。他的身体姿势和动作、他的表情、常态下的肌肉张力、喉咙的紧张、尖锐的音色，以及先前明显平稳的语调的消失，还有许多许多其他方面，都组合在一起，强烈表达着他的痛苦。

理解痛苦并不必然是认知上的。在这一点上，我和劳伦斯都不知道是什么导致了他的痛苦；我们也不知道如何激发或减弱这种痛苦；我们甚至不知道治疗能给予他什么帮助。然而，我们在以一种真切的方式共情地理解这种痛苦，使我们从骨子里认识了它。我们现在感到，这种痛苦如何把他困住，如何干扰他原本安稳的生活，他平时如何控制这种痛苦，他对这种痛苦的恐惧到了多么绝望的程度。

重要的是，尽管和劳伦斯的初始访谈发生在这次谈话的近六个星期以前，而且他那繁忙的日程表本来就预示着他会推迟这种谈话，但是当恐惧（他痛苦的形式）击中他时，他还是立刻就回想起了恐惧最初产生的那一刻。他的忧虑主要跟这种痛苦有关，而这种忧虑的其他方面则潜在地不那么重要了（在本章后面会摘录一个初始访谈的片段）。

理解来访者的希望

寻求心理治疗的决定通常代表着来访者怀有某种希望，有关生活会变得更好的希望，但是这种决定并不总是带有这种意思。这种希望可能进入了意识，有时候甚至相当特别，比如“我希望治疗能帮助我运用自己的创造性，以便摆脱我现在身陷的这种无聊工作”，这种希望也可能是很模糊的，或者是来访者以呈现痛苦的方式内隐地表达出来的（正如片段 11-1 中劳伦斯的个案所示）。

有些来访者会明确地否认希望，坚持认为他们不再有这种感受，但是在咨询室中，来访者的存在却暗示着他们可能是在自我欺骗。但在其他一些例子中，这样的基础也是隐藏的（“我的妻子坚持让我来找你，但是我觉得你或者任何人都帮不了我”）。还有一些来访者，最终有意识或无意识地仅仅怀有一种意向，即证明没有人能让他们得到改变或改善。他们似乎想要说：“好吧，我就试试来治疗，可它对我一点帮助都没有。”我发现，比起那些完全因为他人的压力来参加治疗的人，最后这一类人倒是更容易接受心理治疗。

人们对带来人生改变的体验的希望常常会体现在痛苦中，但是它并不等同于痛苦。让新手治疗师感到惊讶的一点是，来访者常常被痛苦折磨，怀有的希望却少得可怜。抑郁的人常常会觉得，自己曾经做了那么多有希望的尝试，但最终只是以失望告终，他们于是从此拒绝希望。他们会试图自暴自弃、耽于享乐或压抑痛苦。对于这样的人，治疗师必须帮助他们重新面对痛苦，从而让他们暴露出一直被痛苦压抑的希望。

换言之，对希望的拒绝是一种阻抗，这种阻抗必须和其他阻抗一样被恰当处理（参见第10章），而且需要细致的治疗，从而避免来访者突然逃离。这不是单单通过一次谈话能解决的问题，也不是孤立地通过回应来访者对自己的一般呈现就能完成的任务。

片段 11-2

来访者（以下简称“来”）：迪克·戴维斯

治疗师（以下简称“治”）：格拉迪斯·约翰逊

下面的片段来自一例每周两次，持续了三个月的治疗个案，其中来访者呈现了他的慢性中度抑郁史。在将近两个月的时间里，当来访者退回到客观化的自己，或表达自己的主诉（他不可能改变、不可能适应这个世界）时，治疗师开始频繁地识别出来访者的客观化（“标记”）。这次谈话持续到五分钟左右时，来访者开始了他那熟悉的自我欺骗。

来-1：我觉得自己就像个外星人，就像来到了一个错误的星球。其他人都有能力做到的事情，我却总是做不到。其他人似乎都对他们的生活很满意，可我讨厌自己的生活。

治-1：你很痛苦。

来-2：是啊，确实。我倒不觉得我会自杀。哦，我经常这么想，但不管怎么说，这似乎不是我会做的事情。所以，我就是一直生活在这种絮絮叨叨的状态中。

治-2：你怎么理解这种生活方式？

来-3：我讨厌这种方式！我不喜欢这种方式！你觉得我很享受吗？

治-3：你似乎对此相当满意。

来-4：好吧，对此我能做些什么呢？

治-4：对此你能做些什么呢？

来-5：我不知道，你有什么建议？

治-5：针对什么的建议？

来-6：让我能长久地摆脱这种方式。

治-6：那是你想要的？

来-7：当然，这就是我想要的。你不觉得吗？

治-7：你知道，这是我们谈话的三个月以来你第一次直接说你想做出改变。你觉得将来还会吗？

来-8：（阴沉地）我不知道。

治-8：（挑战地）你刚刚去了哪里？你一分钟之前呢？你之前就在这里。可现在，你又退回到你那古老、熟悉的漆黑山洞里了。

来-9：哦，那一切都是无望的。

治-9：“那”不是无望的，可是你害怕希望。

来-10：希望有什么用？

治-10：你完全退回到了你那舒适的山洞里，你会说希望是没有用的，因为一切都不会改变。

倘若治疗联盟建立得比较稳固，并且治疗师的回应是以逐步增加的方式而非一次性给出的，那么这种对无望的回应就有可能取得很好的效果。治疗师必须持续地把对来访者的支持（见治-2、治-4、治-5），与来访者离开绝望（见治-1）、并且与一种渐进的对抗（见治-3、治-6、治-7、治-8、治-9、治-10）混合在一起。治疗师必须以这种方式工作数次，经过多次谈话，直到阻抗被击退。只有当治疗师很敏感、坚定且不具责备性时，阻抗才能被击退。

让来访者做出承诺

旨在改变人生的治疗，是一项需要付出的奢侈工作。在时间上、在对来访者生活的介入上、在情绪的能量上，以及在对于很多来访者而言的金钱上，这项工作都很奢侈。来访者应该做出重要的承诺，只有这样才能获得重要的结果。然而，许多来访者需要得到帮助，才能认识到这一事实。

改变人生的心理治疗的目的是在生活的主要方面帮助来访者，它是长程的，且通常是密集的（一周两到四次）、高强度的。尽管这种重大改变正是来访者所希望的，但是为此需要付出的通常不是他们已经准备好要面对的。即便来访者在意识上或外显状态下并不想接受这项要求如此高的任务，他们呈现的问题也时常表明他们有改变人生的需求。倘若治疗师认真地与来访者进行工作，那么在最早期的某个适当时刻，这一点就必须得到面对。

我以这种假定的方式来谈时机的问题，这是因为来访者时常无法真正理解这种必要性，直至他们得到帮助，能够更完整地理解他们的忧虑的其他要素。因此，许多来访者会希望在已经饱和的日程和情绪量上增加治疗频率。但这是无效的。额外的治疗必然会因削弱治疗效果而削弱治疗整体。

治疗师和来访者都需要认识到，改变人生的心理治疗是一项事业，需要一个人投入某种形式的精力（金钱、时间、情绪、思想）的珍贵承诺。

图 11-1 描绘了当来访者进入治疗时，他的“精力投入”(vitality capital) 的分布。来访者投入精力是为了争取更多的资源。不论来访者是否意识到，其中某些部分为了心理治疗需要被放弃。我可以这样总结：不论投入多少精力到治疗中都不为过！

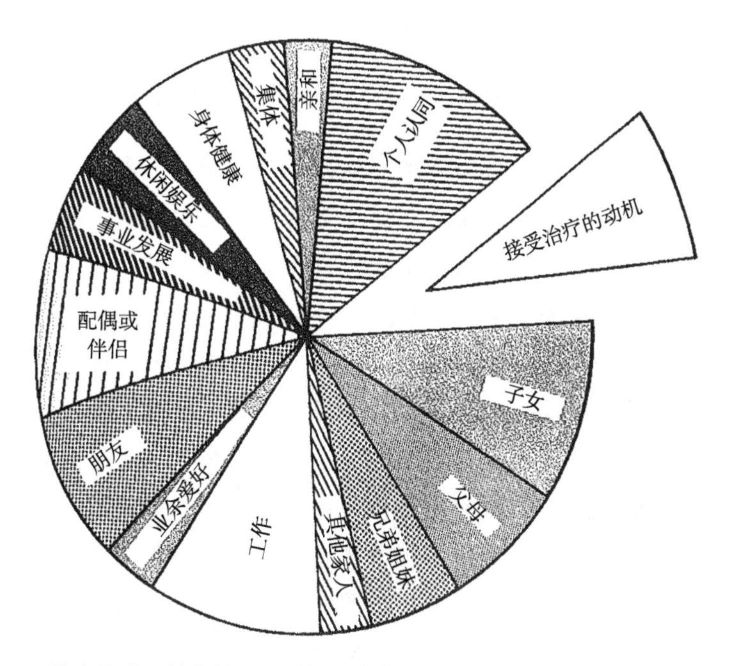

图 11-1　一位来访者“精力投入”的假设分布，以及他将其投入心理治疗的意愿程度

面对改变人生的治疗的需求。让我们想想：改变人生的心理治疗需要的承诺明显必须对人生具有破坏性。这似乎很极端？确实如此。再进一步考虑一下：当一位来访者需要对自身的存在性经验做出重大改变时，他要求的是这种存在性经验的改变。倘若来访者限制自己对治疗的投入，那他也就限制了发生在他的存在性经验中改变的程度。

对于任何出现在一种长期生活模式中的改变，来访者都必须准备好进行重大的投入，并准备好体验其常规生活遭受破坏。这种投入绝不仅限于金钱（金钱的投入可以得到估量）。片段 11-3 展示了在金钱不是问题的情况下，这种承诺的需要是如何得到处理的。

片段 11-3[2]

来访者（以下简称“来”）：劳伦斯·贝洛斯

治疗师（以下简称“治”）：詹姆斯·布根塔尔

这是一次在劳伦斯正式开始治疗（片段 11-1 就是从正式谈话中摘录的）的六个星期之前的一次初始访谈。下文的片段处在这次初始访谈快结束时，在我提出治疗建议之前。这种负责策略是劳伦斯的典型做法。

来-1：我经常旅游，你知道的。制定一个可靠的日程表对我来说太难了。但是，我要走之前当然会尽可能提醒你。现在是周二早上。你想每个周二早上十点见到我吗？这个时间段我在城里，就像今天早上一样。

治-1：贝洛斯先生，如果我们决定一起工作，那么我希望每周至少见你三次，四次更好，你需要安排一下你的事情，以便尽可能不错过任何一次谈话。（我们直说吧，他想忽视自己的恐慌，将之缩减为一个很小的问题。我很确定这不是个小问题。他用自己习惯的那种圆滑方式一直在挑战我，所以我得重申一次！这真滑稽！但是也无妨。他需要得到帮助，以便严肃地对待自己的痛苦和生活。）

来-2：一周四次！（惊慌失措，我觉得这种惊慌有点过了。）我真的不知道我要怎么安排，才能做出这种承诺，但是……

治-2：（他的停顿在我预料之中，因此我可以给他提出一些调整。但他在人际事务处理上很有才能，这一点毫无疑问。我最好保持沉默，先等等看。）

来-3：好吧，如果你觉得必须如此……我可以试试每周三次谈话，我想先试一个月什么的。我的意思是，你了解你的职业，我是这么假设的……

治-3：（他着急了。“我是这么假设的”中带着点挖苦。然而，他开始让自己更严肃地思考治疗的前景和要求。不要想着跟他闹着玩儿。他的确处在巨大的痛苦和恐慌中，我对他了解不多，也不知道他为何如此痛苦。）我可以试试一周三次，只要我们可以把谈话时间确定下来。但是，贝洛斯先生，我们彼此坦诚一点。我基本不了解你，但如果要让我做出判断，我觉得这可不是一个月内能解决的问题。

来-4： 在你看来，这需要多久呢？（小心翼翼地问。）

治-4： 现在我几乎不可能定下一个时间。我对你的了解还相当少。而且坦白说，即便我了解更多，我也很怀疑自己能不能估计出你跟我工作总共要多长时间。我这么说是因为不论你选择继续还是离开，都几乎由你决定。我能告诉你的是，跟我工作过的大多数人，都持续治疗了两到三年。当然，有些人会结束得更快，而有些人则做得更久。

来-5： 两到三年，嗯。这跟我的预期真的完全不同，我不确定……（停顿、沉思，现在不那么圆滑了。）

治-5： 是的，这是一项重大的工作，贝洛斯先生。这项工作最好被你视为人生中的主要事件，因为我们在此试图重现、检视你的人生的整个过程及其意义。

来-6： 好吧，是的，嗯。但是这似乎比我自认为需要的东西更广泛。我确定，如果一个人有时间和资源，那么这项工作肯定很值得。嗯，是啊，相当值得。（思考、犹豫）

治-6： 但是你想知道，你是否想要现在开始这项工作。

来-7： 是的，你知道的，我现在很忙……现在，我无法每周抽出三四个早上的时间过来，即便只要花几个小时。嗯，是的。（思考）你真的觉得，对于仅仅减轻我所描述的恐惧而言，这种全面的治疗工作是必需的吗？

治-7： 贝洛斯先生，我坦诚地说，我不知道实现这个目的有什么东西是必需的。因为我没怎么见过你。如果你愿意，我很乐意跟你谈上六到八次，然后我们一起重新评估到底发生了什么。（他高兴起来，开始讲话，但是我没有停下。）但是我不想误导你，我有个合理的推测，六到八次结束的时候，我还会给你刚刚那样的建议，这出于两个原因。第一，我很怀疑你的这些恐惧可能跟你的其他生活方式相关，或许不是一个独立的问题。因此，当我们去探索导致恐惧的原因时，我们必定谈论你内在体验的其他部分（他的眼睑轻微地皱缩，倒没有其他回应）。第二，我相信重大、持久的改变只会来自对个人人生的透彻探索。现在关于这第二点，你应该明白心理治疗领域中还有其他能力非凡的人，他们不用像我一样要求这种高强度的工作，他们也相信这不是必需的，我很乐意将这些人的名字告诉你。

来-8：好，好吧，嗯。我很感谢你的坦诚，布根塔尔医生。（停顿，急速地思考）我觉得，我最好了解一下这些人，然后用接下来几天思考一下你跟我说的话。我会在周末或下周初给你打电话。

治-8：这似乎是个很好的计划。我说过，如果你要和我一同向前，那么这项工作必须成为你生活的主要事件并得到承诺。当然，没有经过深思熟虑，你并不会想深入这些工作。

（我们纠缠了一个小时。我给了他三个名字，然后我们礼貌地挥挥手，向彼此道别。）

帮助来访者做出承诺。这个片段中治疗师工作的许多特征展示出了几种教育来访者的方式，即告知他们治疗协议具有诸多要求的原因。

- 重要的是要记住我们是为了一个相当长程、非常重要的任务才会寻求来访者的承诺。劝服和游说是不合适的，这是因为倘若承诺只是来访者的一种肤浅的内在信念，那么这么做的效果很快就会消逝。
- 最具影响力的策略就是让来访者感受到他的痛苦被真诚地理解，他得到的是一项帮助他从痛苦转变为充满希望状态的工作，而且治疗师已经准备好加入来访者的这项工作了。
- 坦诚地认识到这项工作的规模和要求，才能向来访者做出相应的表达，并帮助他们做出明智、有意义的决定。[3]（比起劳伦斯，经济问题可能对某些潜在来访者更重要，对于这些来访者，我很可能会夸大这一点（除了片段 11-3 中的治-5 和治-8 之外）："这需要被当作你生活中的一项重大工作，也是一项重大花销。这可能就像买房子或买家具一样，在金钱上花费很大，在时间、能量、情绪上也消耗巨大。"）

- 尽管劳伦斯并不需要，但是对于其他来访者而言，指出他们受困的漫长历史，并且将之与治疗工作进行对比是很有益处的。比如，我会说："你告诉我，你的整个成年生活（或者说几乎一生）都在这个问题上纠结，那么这意味着根据你的年龄，这个问题持续 20 年了。现在，我们提出每周三次，每次 45 分钟（或 50 分钟），持续两到三年的谈话，这种谈话为了解决至今为止你遇到的困难！这绝对是一项重大的工作，它将要花费所有你愿意为之付出的资本，也会花费所有我为了支撑你的工作而付出的资本。"
- 同样，对于那些只想每周来一次的来访者，从当下角度来指出这种对比，有时也是很有益处的："你告诉我你的日程是如此满，你为自己花的时间是如此少。现在，你说你想在忙碌的生活中把治疗缩减到一周不足一个小时。我觉得你应该能理解这并不是一个非常现实的提议，而且我自然也不想跟你一起自欺欺人。"

唤起向内性

带来人生改变的心理治疗需要探索一些基本问题，即一个人将自己认同为何人、认为自己是怎样的，以及他看待这个世界的方式。当来访者解释自己与其他人（配偶、父母、雇主）或外在因素（环境、遗传）有关的经验时，这些基本的问题明显很难得到有效理解。一种理想的治疗结果非常依赖于来访者真诚的接受——对于接受向内探索、自我更新的重要性。

有一点很清楚：有些来访者想让治疗师改变他们生活中的其他人，或想让治疗师告诉他们如何改变、操控与安抚其他人，也就是说，这些来访者不会完全投入我们所描述的这种治疗。还有一点尚且不清楚：某些动机不太合适的来访者能否同样得到帮助，从而将注意力重新转向他们自己。这些人中的一部分只是在心理上比较单纯，一旦他们发现了自己的主观世界，就会被这项工作所吸引，并且慢慢开始擅长这项工作。另一些人同样把注意力放在治疗室之外的人身上，他们会对自己想象的、将要发生在他们身上的事情感到如此恐惧，以至于他们需要治疗师的庇护。不过这些人中的一部分同样可以接受我们的工作，只要我们让他们感到：他们的恐惧是可以被接受的，他们不会在没有支持的情况下被迫进入那可怕的领域。

和忧虑的其他各个方面一样，向内性也很容易受到压制和压抑。通过否认治疗师从而避免自己被看穿，这是一种原始的防御，当然也是一种很常见的防御。对那些需要并寻求强大治疗帮助的来访者而言，这个事实也会带来很严重的问题。在解开这种阻抗的过程中，我们常常发现心理治疗负载着罪恶感、愧疚感、羞耻感。我们可以证实，在这种情况下对于治疗的支持而言，激发向内性很可能是整个治疗进程中最关键的部分。

片段 11-4

来访者（以下简称“来”）：格斯·坎贝尔

治疗师（以下简称“治”）：海伦·乔治

来-1：我无法理解她。说实话我做不到。她总是说着那种感受和事情，接着她还说我没有感受，可根本不是这样的。我和其他人一样也有感受，但她就是不信，说我太理性。太理性！你怎么看？只是因为我不愿意花上全部时间去假装关心别人家的小孩，去关注琼斯太太后背的伤痛或者类似的蠢事。

治-1：听到别人说你没有感受，这让你很生气。

来-2：是啊，当然，的确是的。倘若有人这么说你，你不会很受伤吗？

治-2：这让你受伤了。似乎你此刻就产生了某种感受。

来-3：是啊，哦，我此刻就有感受。但是除非我爆发了或哭出来之类的，否则她永远不会满意。

治-3：她说你没有感受，你对此很生气，也很受伤。那你能谈谈你此刻拥有的这些感受吗？

来-4：你说的“谈谈”是什么意思？我现在就有这种感受。我觉得我要告诉她，她并没有真正在倾听我。她应该对我倾听更多才对。

治-4：当你试着谈谈在此的感受时，你发现自己几乎立刻就想到了她，以及你能为她做的事。

来-5：是啊，也许这样能让她冷静下来。你知道，她总是焦躁不安。天哪，如果那就是“有感受”，我还是不要感受了吧。比如今天早上，她大发雷霆，因为收垃圾的人没有把我们丢出去的所有东西都收走。我同意这件事是很麻烦。但是听听她都说了些什么，她说得好像他们把所有的垃圾都撒在我们家走廊了。

治-5：你此刻又有了很强烈的感受。

来-6：好吧，也没有太强烈，但是在我看来，她可不是在鼓吹感觉的产生。她打电话投诉废品公司，跟他们说……

治-6：（打断）我想知道更多有关你此刻拥有的感受。

来-7：我告诉你了。她对废品公司大发雷霆，而且……

治-7：等等，我想再次打断你一下，让你看清一些东西。你把自己内心出现的感觉与激起这种感觉的人纠缠在了一起。这个激发者存在于你之外。现在再看看，你能否回到你的内在感受上去。

来-8：好吧，就像我说的那样，她……她对很多事情都非常愤怒。（停顿、迟疑地）

治-8：你又一次脱离自己了，是吧？

来-9：是啊，我也这么觉得。我感觉我不知道你想要什么。

治-9：嗯，格斯，我觉得你是对的，你并不确定我引导你的方向。但重要的是你现在认识到这一点了。我觉得你遇到的困难在于你想让事情像你希望的那样发生，但是并没有，这个困难也许和你不理解我的意思有关系，当我询问你内在的感受时，你并不清楚我到底是什么意思。

这只是个开始，多次谈话之后来访者才开始向内观察，但他至少跨出了关键的第一步，即他认识到自己没有觉察到某些对他而言很重要的事情。

治疗师分了几步来帮助来访者，让他在治疗师做出暂时总结时，能够更多地倾听到他自己（见治-9）：治疗师展示出对来访者挫折的理解（见治-1、治-2、治-3），并且在这个过程中通过指出来访者是具有感受的（尤其是治-2），给出了一定的支持。然而，这种支持紧密联系着最初的努力，即让来访者将注意力从他的妻子身上转移到他自己的内在过程上（见治-3）。来访者并没有准备好使用这种方法，却在无意识中为接下来的一步做好了准备。不懂得如何向内观察的来访者，很快又谈回他妻子（见来-4），但是治疗师利用这一事实指出了来访者的这种模式（见治-4）。

表面上来访者只是坚持谈论一个熟悉的主题，但是治疗师植入了一颗会成长为自我质疑的种子，即对来访者正在做的事情的质疑。因此，治疗师再次将来访者的注意力拉回到他在此刻表现得很明显的感受上（见治-5）。在二人于冗长的主诉中迷失方向之前，治疗师做出了两次温和的面质（见治-6、治-7）。治疗师两次打断来访者表达观点，这确实会增添一种冲击感，并且让来访者更进一步去思考治疗师提出的观点。当来访者退回到熟悉的谈话模式时，这种效果展现了出来，但他此刻（或许是第一次，也是相当不完全地）意识到自己在做什么。治疗师展示了同情式的理解（见治-8），这也意味着，来访者现在正努力向内观察。于是来访者可以更加真诚地面对自己不熟悉的模式，并暴露自己的内在经验（见来-9）。治疗师再一次给出了支持性的回应，但是这一次，治疗师将这种支持与来访者先前呈现的忧虑联系在了一起，进而给出了动机性的支持。

对来访者的忧虑进行总结

像深度心理治疗这样如此微妙、复杂的艺术形式，在其中做出广泛的概括是有可能的，这样的艺术往往适合进行此类概括：治疗中的第一步就是评估来访者忧虑的各个方面可用于治疗工作的程度；第二步就是暴露并减轻阻抗，因为阻抗会使得忧虑的某个方面被掩藏起来。

这些任务可能在几个月内就能完成，也可能需要好几年。忧虑的四个方面都完全同时呈现的情况是极其罕见的，在整个治疗进程中，它们呈现出的作用也有很多变化。有些来访者在一开始似乎是非常理想的，因为忧虑的所有方面都很明显展现得很好，但大意的治疗师常常到后面才发现，来访者忧虑中的某些方面只是在语言上得到了关注，而非真正受到了影响。

我所讲述的忧虑这一概念，很明显地与在场层次的观点有紧密联系。一位充满忧虑的来访者也很可能是完全在场的。没有引发足够的忧虑很可能体现为工作中的沉浸有限。这是对来访者的同一个问题的两种处理方式。它们有所区别，但是联系紧密且互相促进。

忧虑为来访者提供了动力，当对抗、阻抗、脱落的迹象浮现出来时，这种动力可以推动来访者配合并留在工作中。忧虑使来访者得以进入更深的交流层次，并且能支持真正的沉浸。正是忧虑带来的核心影响使得来访者从客观化自身转向更加真诚的主体性探索，也正是忧虑指引了这种向内探索。简而言之，心理治疗在来访者的忧虑中发现了两个极为重要的要素：能量来源和指向原则。

忧虑的指引功能[4]

尽管许多心理治疗学派都赞同心理治疗要深入来访者的主体性，但在主体性中应该选择用哪些问题来引起来访者的关注时，差异就出现了。有些学派会假设普遍性问题，即性欲、自性化（individuation)、客体依恋的演化和发展。在这种情况下，选择常常是很清晰的。另一些学派注重某些心理过程，如情感集群（affective clusterings)、内心冲突，这两者都殊途同归。

我个人坚信完全调动来访者的忧虑是对工作的最好引导。在这种理想的环境下，来访者参与（忧虑）其生活的方式，会紧紧地将他拉回到需要自己关注的问题上，而不会让他需要“退回来”以判断哪些主题是值得谈论的。在那些完全沉浸，且具有真正忧虑的来访者那里，这个过程的发展在很大程度上是无意识的。

正是由于在场的减弱，或来访者忧虑中某些部分的松懈（试图取悦治疗师，试图掩盖一种有损自我形象的报告），来访者就会开始不确定如何继续。然而治疗的旅途总是会遇到这样一种情况，即来访者出于某种原因而迷失了方向。通常而言，来访者在这时会寻求治疗师的指引："我应该说些什么？我应该告诉你我的梦境，或者我和妻子的争论吗？"

一般而言，我对这类问题的回答是这样的："你唯一可靠的指引就是看看你自己内心，看看什么（哪个）问题是当下对你而言最重要的。"有时候我会将它与一种反思联系在一起："你似乎觉得，我比你更了解什么问题对你而言比较重要。这真是个令人惊讶的想法，你真的如此坚信吗？"

帮助来访者接触忧虑

来访者的忧虑作为一个指引过程，并不等同于来访者的主诉，不等同于来访者当下纠结的问题，不等同于束缚他的情绪，也不等同于来访者自己口中最为忧虑的事情。来访者的忧虑是在这个特定时刻对最需要关注、真正最有意义的事情所产生的意涵感受（felt sense），以及对此的机体性觉察。因此，这种忧虑无法通过逻辑思维获得。它只能是一种直觉或向内探索的产物。

来访者需要得到帮助，从而学会觉察、倾听到他生活中的忧虑的意义，并且受到这种意义的指引。下面的一些片段可以展示治疗师应该如何提供这种帮助。（每一个片段可以浓缩成一两个回应，这些回应可能随着时间发展而带来诸多交流。任何一个片段本身都不能作为稳定的公式来引出真正的忧虑。）

来-A：我不知道今天早上要谈些什么。我们上次谈过之后，至今也没有发生什么。

治-A：很好！没有计划，你可以更自由地在一个更深入、重要、即时的层次上来触碰自己。现在花些时间来更多地关注你自己。（停顿、等待，给出某些放松和专注的暗示）好了，现在看看你能否感到这几天过得怎样。先不要告诉我，只要对它有个总体上的感受。然后，在你准备好之后，跟我说说你在自己的内心发现了什么，对你来说什么是真正重要的，在你的生活中，有什么是你想要去思考和感受的。

来-B1：我先说说和丈夫的争吵吧，就是今天早上的事情，然后我想到，我一直以来都感觉如此疲惫、如此不快乐。我不知道跟你说哪一件事最合适。你觉得呢？

治-B1：唐娜，你只有一个路标。现在我不能告诉你。等等，这并不意味着只是拉着什么东西埋头向前冲。花上一分钟，看看当你进入自己的内心，进入你真正生活的地方，进入你真正希望生活变得更好的地方时，会发生些什么。然后，从这个地方出发，由你来决定现在要怎么利用我们这次谈话的时间。你可以谈这两件事中的一件，也可以谈些其他事情。

来-B2：（短暂的沉默）我不知道我是否理解了你的意思。要是我照你说的做，我似乎什么都找不到。我只是在这两件事上面举棋不定。

治-B2：一开始就去接触你内心的更深处是很难的，但是你一会儿就能进入状态。今天再试一次，看看对于我要求你做的事情，你有什么想法或者感受。你肯定会对此有所感受的。

来-C1：所以我回去了，告诉他们我所想的，可他们说这都是些废话。我不知道人们为什么要这么做。毕竟我只是想变得有用，但你知道人们要怎样才能变成这样。

治-C1：所以呢？

来-C2：（震惊）你什么意思？

治-C2：就是这个意思。所以呢？你为什么要告诉我这件事？

来-C3：好吧，我觉得，你应该知道些我不得不忍受的事情。

治-C3：为什么？这很重要吗？

治-C4：当然很重要（生气的语调）。

治-C4：听起来不尽如此。事实上当你告诉我你和这些人之间发生的事情时，你似乎比之前参与得更深了。

来-C5：我不明白你的意思，你想要什么？

治-C5：我想听到你说对你自己、对你的生活、对你想为自己改变的事情而言，真正重要的事情。

这类干预有其共同点，即它们都会引起来访者对重要事情的谈论，但是治疗师不会告诉来访者应该谈论什么主题。在这类干预下，治疗师不告诉来访者出于两个重要的理由：①治疗师通常还不知道来访者在主观上处在什么位置，以及来访者此刻在纠结什么内容，而只有来访者能够理解，并且知道如何接触这些素材；②治疗师给予来访者的最重要的结果之一，就是逐步增加的内在理解和确信。

通常而言，在一段良好工作关系的前提下，使用一些令人惊讶的、唐突的措辞（见治-C1到治-C5）有利于打破习惯的、机械式运作的模式。

与来访者的潜在共谋

当治疗一度进展顺利，但转而变得匮乏而无效果时，在来访者和治疗师之间可能存在着一种潜在的（很可能是无意识的）共谋。我并不想在这里完整地阐释这种共谋，但是很有价值的一点在于指出这类僵局很可能源于双方有一种未被认识到的共识，即不去谈论忧虑的某个或几个方面。

比如说，在一年多的时间里，治疗工作取得了良好的进展，但是这种进展的步伐却微妙地改变了，因此我们的谈话变得很沉重且毫无收益。浪费了很多个小时的谈话时间后，我才认识到这一点，即我们一起工作以便缓解一些痛苦和恐惧，这些痛苦和恐惧一度让我们的谈话变得紧张，并且让双方都感到不适。现在，我们都找到了方法来享受这种安逸，我们避免重新唤起不好的感受，即便这些感受还没有得到修通。

治疗师的忧虑

我们将来访者和治疗师的关系描述为一种"联盟"，也就是一种力量的联合。这种联盟由两个力量系统构成，这两者被编在一起，去实现对彼此而言都很重要的目的。我们前面有关来访者的忧虑的讨论，突出了这种联盟的力量以及它那无可替代的功能，即指引来访者向内探索。现在我们要认识并检视治疗师的互补的忧虑。在此我们还要认识到，这种忧虑并不等同于担心或焦虑，它更接近于动机或意向。

认识来访者忧虑的四个方面是非常有益的，同样有益的是认识到与此相匹配的治疗师关心的四个方面：

来访者的忧虑	治疗师的关心
痛苦	需要
希望	愿景
承诺	在场
向内性	敏感性

治疗师的需要

最为关键的一点是，治疗师要在自己的工作中找到一种需要的满足，如果他没有找到，那他就应该离开这个领域。通过一种客观、没有关怀的机械操作式的治疗来帮助一个人改变人生，这和我们大多数人的观点相悖。此外，这种努力很有可能是反治疗的。[5]

治疗师的需要通常在于经济补贴，即通过心理治疗工作以维持他的生活。这是一种很恰当的需要，尽管治疗师常常觉得这种需要讨厌而可悲，但它其实并不讨厌，也不可悲。我们生活在这样一种文化里，其中金钱对于治疗师和来访者而言都是日常生活的一个主要维度。倘若治疗师没有金钱的需要（这种情况有时候的确会发生），那么这就是治疗师需要关注的不利条件。如果没有关注不利条件，那么治疗师将无法对来访者的生活产生强烈的影响。

金钱是可耻的吗？不论将心理治疗作为一种有价格的商品是不是最为理想的情况，但事实就是它在很大程度上的确如此。此外，当一位来访者并不需要支付治疗费用时（或者支付的费用没有产生个人意义上的重要性），那么他对治疗的投入就会更少。这是我们这个行业的古老真理，我们初入这一领域时常常会质疑这点，但是苦涩的经验总会反复给我们教训。将价值和态度匹配在一起，这种心理治疗洞见的存在性现实就在于，治疗师和来访者必须认识到这个事实，并且在他们的工作中时常谈到这一点。

当然，倘若金钱只是治疗师用工作来满足的唯一需要，那么他的投入可能会浮于表面，而且他会难以在必然紧张和重复的工作中保持坚定。其结果就是限制了治疗可能实现的成果，或者不必要地延长治疗时间。

其他的满足。大多数从事深度心理治疗的治疗师都会有一些其他的需要：其中最重要的一个需要就是某种深刻的满足，即见证一个与自己有着深刻关系的人宣告他有了新的生活，更完整地认识到了自己的能力，或者自己的内在变得更为平静。心理治疗的确有效，尽管一些诡辩者并不认同。见证心理治疗的效果，认识到自己在这项工作中扮演的重要角色，都是让治疗师非常满足的体验。

治疗师还会发现一些其他的需要能得到满足：通过他们的实践，治疗师可以实现一种内在潜能，以便获得与他人有序、有效的互动，以便发展并归纳出自身的创造性和艺术天赋，以便为他们做出更有意义的贡献。对于我们很多人来说，在人类的剧场中坐在一个特殊位置的感觉，是一种价值很高的奖赏。同样，当我们跟一些志同道合、充满激情、彼此依靠的同事一同工作时，彼此也会获得一种极大的满足感。

总而言之，治疗师应该感受到，重要的个人需要可以通过其工作得到满足。当他们不能再感受到这一点时，他们就真的陷入了一种贫乏、重复、迟钝的危险。在这种情况下，治疗师的首要职责就是去寻求进一步的个人治疗、同事的建议和支持、一段时间的休息，或进一步的训练和督导。如果我们无法成功地完成这些过程，那么我们就应该改变自己的职业，转而进入一种需要投入更少情绪的工作岗位。

治疗师的需要可以与来访者的痛苦互补，这也就是最后这一段落的意义。当处在痛苦中的人来找我们寻求帮助时，我们可不能掉以轻心。当我们将自己的需要与来访者的痛苦带来的动力相结合时，我们就有可能丰富彼此的生活。

治疗师的愿景

来访者和治疗师一起工作时，来访者的希望将会被激起，而且在理想情况下，这种希望将得到部分满足。同时，在没有意识参与的情况下，治疗师也会得到内隐于来访者心中的一个人物的内在感受或形象。这种对来访者潜在形象的想象，一定不能与投射在来访者身上的反移情相混淆。实际上，这是治疗师对来访者存在方式的直觉式认识，只要他们的工作获得了最优效果即可。

其中的区别在于，这种发展性的“愿景”并非对来访者应该干什么、应该是什么样子，如让他的孩子更自由、让他换一个更好的工作、写一本书，诸如此类的特定期待。治疗师的愿景是更一般或更基本的事情，例如，减轻来访者自我批判的程度，以便他能够更自发、更愉快地思考与他人的联系；让来访者的同理心给予他更多的联结感、减少他的孤立感；解放他的意志，以便他能面对生活中的某些限制。

换言之，投射到来访者身上的目的性和发展性愿景之间的差异在于，前者倾向于外在、可见的改变，后者常常更多地与主体性限制的出现有关。我们在此处所举的例子，来自治疗师与一位极度强迫、常常愤怒的女性的工作。

> 在治疗期间，我总是觉得自己有两种十分强烈且相当对立的感觉。她无止境地打断自己的思路，以及经常自我批判。我对此感到厌烦。然而，伴随着这种厌烦，我产生了一种悲伤感和同情感。这些感觉来自我心中詹妮弗的形象，即一个渴望跳舞，但是摔断了腿的女人。她不断地试图去说、去做完全正确的事情，然而总是受挫，在这种受挫之下，她变成了一个温和的人，她需要爱与被爱。[6]

治疗师的在场

保持真诚的在场并不是一个小问题。尤其是当我们的工作具有一个预定的计划，或者有着固有的想法（我们要知道来访者的一切需要）时，厌烦就会成为一个真正的问题。在这种情况中，在场就是这种非参与的首个受害者（而接下来的受害者就是持续的人生转变）。罗柯夫引用了一位分析师的说法。

> 你就像一位试图找出事情真相的侦探。或许你在六个月内能有所发现，而其他时间你试图让来访者理解你所发现的东西。在这个过程中，你听到了这样的说法——“我用了一个月去分析来访者，来访者却花了三年来理解”。当工作出现这种情况时，一切都成为陈规旧俗。[7]

很明显，这些糟糕的信息来自一种心理治疗的视角和经验，这种治疗与我们在本书关注的全然不同。那些觉得自己与来访者的接触太平常、重复、无聊的治疗师，很难做到真正在场。我们可以预见，要是罗柯夫收集了许多此类个案，那么其中的治疗师退休之后肯定会选择集邮或乘邮轮旅行，而不是去找寻真正属于自己的爱好。

完全在场意味着真正的理解以及合适的表达。我们必须被来访者的经验触动，被他们在谈话中的讲述、情感、冲动、努力、退却触动。那种事后的理论体系是一块屏障，只会允许适应于这个体系的内容呈现，其结果就是治疗师越来越关注这个体系而非来访者本身。真正在场的治疗师会有节制地使用共情，从而使得来访者的经验激起治疗师内在的共鸣，这种共鸣之后会与治疗师的直觉结合在一起（或刺激出这种直觉），从而为治疗联盟、来访者的意识流、工作整体发展的需要提供一种即时的调和。

治疗师的敏感性

支持来访者治疗效果的首要工具，就是治疗师那经过训练、富于实践、有原则的敏感性。这种敏感性在很多方面都类似于乐器，它必须得到仔细的准备、维护、调音和保护。借助治疗师的经验，敏感性能够侦测到无法由任何文献呈现的感觉和意义中的微妙之处，能够侦测到与来访者的非言语经验相协调的推理图式，侦测到在即刻和长程治疗中，完全符合来访者需求的干预。

这种敏感性并不仅仅是一个教育或督导的问题，尽管这两者对于提高敏感性都起到重要的作用。敏感性是一种生活经验的产物，因此，年轻人更难拥有这种敏感性。虽然更为困难，当然也不是完全不可能，某些直觉和共情非常强的年轻治疗师就展现出这种敏感性。一般而言，这些人有着更不寻常的（常常是更艰难的）生活经验。

小结

忧虑是人类的内在潜质。生活经验有时候会如此压迫或扭曲我们的内在感受，以至于我们不能出于任何实际目的唤起向内性。那些受过严重折磨的人经常会被诊断为精神分裂，而受折磨不那么严重的人则会被视为强迫症。

但是在那些基本健康的人们身上，忧虑的经验也是可能存在的，即便它可能是未被认识到的，是内隐的。一种对文化（尤其是我们的教育部门）的悲哀评价在于，客观化的压力让我们很多人失去了对这种至关重要的能力的接触。治疗会唤起来访者对他自己生活的忧虑，因此这种治疗可以给人生带来重要的意义。那些能完全利用自己的忧虑的治疗师，会在自己的人生中收获颇丰。

心理治疗师的旅程

心理治疗是一门科学，还是一种艺术？本书的标题[⊖]就可以表明我所持的立场。某些人仍然会寻求弗洛伊德的那种有关人类行为完美科学的失落宝藏。但我对行为关注不多，而更多关注人类的经验。我们处于两个领

⊖ 本书的英文书名为 *The Art of the Psychotherapist*，意思是“心理治疗师的艺术”。——译者注

域，这两个领域不太恰当地共用着同样的名称，即心理学或心理治疗，而两者的联姻并不顺利。

倘若心理治疗是一门科学，即通常意义上的科学，那么本章就毫无意义。那样的科学寻求客观化，寻求减少（尽可能减少为零）其实践者中个体差异的影响，寻求其过程和成果能够可靠地再现。对于这样的科学，治疗师的忧虑与治疗毫不相干，除非这种忧虑被编入了不会变化的治疗手册。

另外，心理治疗的艺术则坚持：治疗师这位艺术家内在发生的一切，对于整个工作而言都是至关重要的。治疗师的忧虑不单是一种友善的、人性化的点缀。与治疗师的语言相比，它更是治疗工作的核心。

下面引用的罗柯夫的另一段话，体现出这两种视角之间的差异，他对精神病医生和精神分析师的调查发现，许多人都将他们工作中的“消极和无聊”视为一种问题。一位督导分析师对那些年轻的受训者建议如下。

> 去做研究、做教学、做心理治疗、做团体治疗、做家庭治疗、做病房治疗、做音乐治疗。发展出一些爱好。做什么都可以，就是不要只做精神分析，否则当你到 45 岁时，你会无聊得想死。[8]

要谴责这些治疗师毫无感觉、太过机械是一件很容易的事情，但是更为重要的是认识到当我们采取一种完全客观的视角时，治疗的构想和过程都很可能被提前结构化，于是工作本身就跟驾驶公交车一样，无法激起丝毫兴奋感。

权威看门人治疗理论

治疗的力量在来访者身上，在认识到这一点对于我们的经验而言是如此正确后，我的同事（本书的献词正是写给他的）阿尔文·A. 拉斯科和我曾经构建了我们所谓的“权威看门人治疗理论”。这个理论的主旨就在于，我们找到一个看门人（或者另一个没什么技术的人），他显得很成熟、自信、专业（换言之，就是“权威”），我们让他和来访者坐在一起、专心地倾听、时常点点头、限制自己的表达，只说“嗯”“好”“我明白”“跟我说说”之类的话。我们推测，他也有可能成功。

现在回顾一下，我估计我们只猜对了一半。我们的理论中的确有一个真相，但它并不完整，这种不完整会在下面两个方面带来差异：一是我们能帮助的人数有差异，二是这些人能得到的治疗结果有差异。

我们理论中的真相在于，来访者具备改变自己人生的关键潜力，但是倘若他没有受到支持，是很难运用这种潜力的。说出自己的忧虑，让它们被另一个人认真地听到，就可以产生重大的影响，可以帮助来访者运用自己的力量。

我们这个理论忽略的部分就是治疗师的忧虑。我们假设，好的意向和一种恰当的方法是治疗工作所需的主要成分。我如今也知道这些成分很有价值，而且某些工作仅仅依靠这些成分就可以完成。也就是说能够由无数专业或不那么专业的治疗师乃至外行完成，他们确实都能给来访者和朋友提供这种有效的帮助。但是如今我明白了，仍有许多人无法受益于这些有限的工具，他们更深层的需要无法仅仅依靠这种友善的方法和态度而被呈现和修通。

治疗师的忧虑对来访者自身的治愈（成长）的潜能带来了更为深远的影响。这种更大的力量能帮助那些无法完全呈现自己的需要、无法打破自己阻抗的来访者（这只是举两个例子）。只有治疗师的忧虑拥有的敏感性和在场才能帮助这些来访者（主要是向自己，其次是向治疗师）暴露他们生活问题的核心。只有治疗师的需要和愿景所带来的参与和视角，才能支持这些来访者进行痛苦而令人恐惧的自我面质，而这对来访者实现重大的人生改变而言是必须的。[9]

对于我们这些能带来人生改变的治疗师而言，我们的忧虑毕竟不是最关键的要素，关键的是来访者的权利和责任。然而，我们的忧虑也很重要，带来了很值得尊重的贡献。

The Art of the Psychotherapist

第12章

意向性和精神

据我们所知，只有人类认可创造现实的共同价值，并且带着某种有意识的手段来这样做时，才具有强烈的责任心以及明显的机会。我们必须每时每刻从充满无限可能性的仓库中挑选出将要实现（成为现实）的东西。在这个过程中，我们会将永远无法实现的东西转移到被遗忘的仓库里，且永远不再取出来。我们是如此专注于这项任务，如此熟稔于心，以至于忘记对它产生好奇，也忘了认识它的惊人意义。

人类最与众不同的能力之一就是拥有意向，人类可以构想一些目标和价值，人类可以采取行动来实现其中的一些目标。治疗师对这些过程的处理依赖于一个系列，即一系列“大门”。冲动从无意识中涌现出来，经过这一系列“大门”。这一系列“大门”将大多数冲动过滤掉，而让其中某些成为现实的一部分。我们对这一系列的描述，强调了意向的必经之路，因此其展示出能够让来访者的受禁锢目标得到释放的方式。

我针对这一过程提出了四个主观阶段，即意向性、愿望、需求以及意志性意向，我还提出了三个外化阶段，即行动、实现以及互动。当然，这都是些断章取义的想法，而非经过探索的真理，但它们在帮助治疗师进行措辞与时机干预，以及他们对来访者抱有殷切期望时十分有用。

在接下来的几段话中，我会呈现一种想象中的主体性独白，以此展现意向性的功能。

如果我心无旁骛地倾听，那么我能够时刻听见自己内心潜藏的声音。它呼唤着成就感。它讲述着自身可能的样子，讲述着那些我隐约感受到与短暂体验过的事物。它告诉我假如一切进展顺利，我可能会对自己产生怎样的感觉。我渴望一片应许之地，但绝大多数时候我只能远远望着它，我渴望内心的放松，可事情看上去是那么匪夷所思，当它真的来临时，又转瞬即逝。我回忆起力量得到充分发挥的时刻，我越来越渴望找回那种感觉。

我的内心可能发出声音，它只会说主体性的语言。它不明白外部世界的语言，他人的语言，日常活动与指示的语言，职业、教会、学校、法律、选举、时钟、季节、金钱与日程表的语言，以及每天鞭策我不要偏离正轨的、令人感到困惑的各种领域的一切语言。

我站在两个世界之间的门廊上，我的主体性发出声音，坚持不懈地渴望着更宏大的现实，我在这种声音的驱使下，同时也面对着外部世界充满机会和需求的全景。我很清楚自己的欲望是无限的，以及自己的感知与力量又是多么有限。

因此我被迫成为一名翻译。我倾听内心的声音，这古老的语言一直为人所知却从没有人说过。我又看着外部世界，它采用一种完全不同的语言，我便试着将一种语言翻译为另一种。在我的早年生活中，我明白两者间鲜有真正的同源词语，两种语言没有共享语法结构，因此它们几乎没有直接的相似之处。我们在将内在推力转化为外在行动的过程中，每一次翻译都不可避免地作为一种猜测和一场赌注。外部世界的哪一个步骤、哪一种商品和哪一个事件最接近于内在驱力呢？如果我冒险采取某种行动，与某个人同行，或者造成各种各样的结果，那么我所渴望的内在感受就会产生，而此时我只需要把某种特定的状态带入外部领域。

有时候我在这些翻译方面干得不错，但有时候确实很糟。这项任务是如此困难，因为那么多人有着自身各种各样的理由而试图告诉我如何做到匹配。这些理由有些是中立的，有些是善意的，也有些是恶意的。父母、朋友、骗子、老师、广告商、推销员、哲学家以及许多其他的人，他们都坚称追求或者逃避这种匹配性能够满足自己的内在渴望。不过他们往往是错的，或者说只是部分正确。

此外，我还发现即使某一次翻译得不错，下一次却不一定还是如此，仅凭我和我自己的努力并不能够决定结果。偶然事件会不断地出现并且产生干预效果，让从前令我满意的匹配工作支离破碎，且当我以为自己已经安然处在一片已知的领域时，偶然性又会用意想不到的事件来让我大吃一惊。

因此，我试着通过自己在外部世界的生活事件中的经验，让自己的作为或不作为都能够效忠于自己的内在渴望。当然，内在渴望不会让我在门廊上等候调遣，无论我是否乐意，都会被鞭策而做出选择。正如帕斯卡尔所言："你别无选择，只能押下赌注。"因此，我一次又一次用自己的生命押下赌注。

人生而为人

正如所有的物质都可以转化为能量那样，我们也是如此。在最深层的本性之中，我们是过程而非事物，我们是作为人而存在的。我们因为正在做的事情而存在。我们不是思维本身，而是自己的所思所想。戈登·奥尔波特曾强调过："结构是过程的分泌物。"[1]生命即一种过程，永不停歇，永远前进。

换句话说，人类生活的重要特征便是意向性。它之所以重要，是因为意向是决定我们生活方向的核心要素。正如我们的生活最终是种过程那样，我们生活的过程用最简单的术语表达了我们的意向性：意向性是我们通过自己的生活创造（表现）出来的。

我们的存在驱使着我们去做事、去行动、去建立关系，等等。只有通过正在进行的事情，我们才能够表达（体验）自己的存在。未被意识到的潜在事物已然逝去。我们正追寻将自己的潜能实现出来，让原本休眠的事物获得真正的活力。我们都有大量生活正在蛰伏，而其中总有一部分根本永远不会醒来。我们生活的形式，便是被我们从蛰伏的迷雾带入现实光明的形式。

这是我们毕生的斗争，以此从其他力量中争夺自己存在的方向，并与我们的意向谐调一致。这之所以是一场斗争，是因为外部力量企图引导我们，是因为我们自身的内在存在着对控制权的竞争，还因为存在着一种个人认同感，即我们的需要引导自己来承认自身是不完整的。个人认同往往是在进行这些无休止选择的过程中形成的。可以说我们正在建造车辆，而同时我们还想试着乘坐并驾驶它。不仅如此，我们建造它时需要的材料还必须要在不断前进的过程中获取。

顺便说一句，我们可能会质疑一点，孩子为了获得有意义的生活，并不需要我们如今公认的教育。如果纪律意味着教导孩子依赖他人的是非看法，那么纪律也不是孩子需要的。同样，孩子需要的也不是限制、放任、好榜样、对坏同伴的规避，或者其他任何我们耳熟能详的育儿训诫。在某些情形下，这些训诫都是值得称道的，但没有一条是不可或缺的。对于有意义的生活而言，至关重要的是不断发展的自我认同感。我们大多数人倾其毕生去寻找它，但我们往往无法完全实现它，这也是不可避免的。

接着，随着年龄的增长，我们通过不被自我认同（就是那个自我或者自己）束缚，或者通过面对自己最终的死亡，自我认同便成为我们必须学会放弃的东西。

意向性系列[2]

我们对意向性，以及后续对精神不振的理解，都得益于一个模型，该模型是关于冲动是如何产生并转化为现实的。表 12-1 便展示了这一模型。当然，这并不是这一重要过程的唯一构思方法，但它提供了一个有用的、经过了临床验证的框架，此框架用于有效地处理我们的来访者所面临的问题。

表 12-1 意向性系列

阶段	特征 （举例）
意向性	冲动的无意识来源 （本能、生物性、社会性的，等等）
愿望	自发、想象的 （“我的愿望是能够像鸟一样飞翔”）
需求	希望、渴望、欲望 （“我想有一天能学会飞翔”）
意志性意向	自我规划、意向 （“我需要立刻学习驾驶飞机”）
主观世界与外部世界间的鸿沟	
行动	初步、踌躇、试验的 （联系机场的飞机驾驶学校）
实现	让事情实现，成为生活的一部分 （接受并完成飞行员训练）
互动	将很多其他意向转换到此处 （为了拥有飞行时间而放弃了打高尔夫球）

主体性阶段

意向性。变成什么与做什么的冲动会出现在无意识领域。我们将此描述为我们的“意向性”。罗洛·梅、欧文·亚隆，以及莱斯利·法伯[3]是对于这个至关重要的人类过程最具开创性的当代思想家。罗洛·梅说：“所谓意向性，指的是一种赋予体验以意义的结构……一种人们获取目标的能力。”

愿望。从这个充满潜在性的集合中，一些冲动会以广义上的“愿望”的形式出现。愿望通常是一种不确定、松散的，追寻某种体验的设想。它并没有经受过现实的考验：“我的愿望是今天下午就能到法国南部。”“我的愿望是拥有翅膀，这样就能和海鸥一样飞翔了。”我们的愿望轻而易举地产生，它是毫无边际的，也是转瞬即逝的。然而愿望又是十分重要的，它为我们更深层次的追求提供了一条可能实现的途径。

需求。有一些愿望是和现实相抵触的，而那些得以幸存的则可以被称为“需求”。需求是一种对体验的冲动，这种冲动的真实性已经得以检验。“我们今天下午不可能瞬间被传送到法国南部，但我们可以制订一个计划，明年某个时间去法国旅行，而且我们的确能这样做。”我们的需求为自己提供了罗列着可能性的清单。“可能性”这个词就是线索，暗示了我们并不会直接根据自己的需求来采取行动。

意志性意向。这一系列的需求将我们带向了一种关于放弃的任务。有一些先哲已经观察到“每一种选择都意味着一千种放弃”。我们必须要做出生死攸关的决定，这将对我们的生活轨迹起到很大的决定作用。这样的选择被我们称为“意志性意向”。意志便意味着将一些可能性扼杀掉，以便另一些可能性出现在我们的议事日程上。书和期刊发行的数量远远超出我的能力，我想要将它们全部读完，却总有许多永远不会被我翻开。那些被选中的书和期刊，就会成为那日益增加的、我想要阅读的读物之一。要注意此处的未来指向：“我马上就会读它们。”

外化阶段

行动。这一序列的接下来一步，标志着一种重大转变：从单纯的主观和内隐，转变到某种形式的外部现实。我挑出一本迟迟未读的书，打开它，读了几页，这样一来我就采取了一种“行动”，并且进入了一个全新的领域。然而，“行动”在此仅仅意味着一个初步阶段。

这会触发一个新的选择点，即当我开始读这本书时，却发现它与我追求的主题并不契合。对我阅读这本书的冲动而言，这一序列在这一点上中止了。

实现。在另一种可能下，也许这本书确实涉及我想学的东西，因此我阅读了全书。这便让那本书的阅读成为现实的一部分，这便是一种"实现"。将初步的涉猎与投入了承诺的事实进行区分，是十分重要的。

互动。实现不可避免地导致原本序列中的顺位后移。由于我正在全面地阅读这本书，其他三本书可能会从意志性意向层面下降为愿望。这就是最后一步，即"互动"。在运动中的每一种已经实现的冲动，都会对另一些冲动产生影响。

意向必须通过的"大门"

当我们在追踪这一模型中遵循的一系列冲动时，我们认识到了它们是如何被筛选出来的，因此留下来的相对较少。当然，现在这种筛除是在潜意识中发生的，而且在很大程度上是基于对感知和判断的娴熟习惯的基础。如果我们必须有意识地做出这一切决定，那么毫不夸张地说，我们会手足无措。然而我们也需要认识到，这个过程的持续进行，是处于一种没有意识层面"督导"存在的情况下。

在心理治疗过程中，往往有必要让来访者认识到，自己在生活中的某些关键领域做出这些实现或遗忘抉择的方式。这在诸多视角下都能被称为熟悉的实践，尽管我们可以肯定，我们往往不会通过上述术语来描述这些实践，也不会以正式的方式去执行它们。

对于那些在自我能力使用上有问题的来访者来说，对他们实现意向的障碍进行调查是很有帮助的。表 12-2 列出了实现意向所必经的"大门"。这种对来访者的困难进行考虑的方式，通常有助于定位其内心对行动的阻抗处于何种位置。

表 12-2　实现意向所必经的“大门”

阶段	必经的“大门”
意向性	是否存在某种程度的意识
愿望	它现实吗
需求	要为之放弃什么
意志性意向	会采取一些公开的行动吗
主观世界与外部世界间的鸿沟	
行动	它会得到全面落实吗
实现	还有什么是需要改变的吗
互动	

精神

在这一部分中，我将提出一个难以捉摸但很重要的概念：精神（spirit）。西德尼·杰拉德提出，心理学需要在其词汇中加入这一概念，[4] 而我认为治疗师更需要这一概念。虽说这个术语带着一些宗教和神秘主义的意思，以至于会让一个人的偏见（如果它存在）阻碍自己考虑这一概念在治疗师的艺术中的价值，但这个概念不可或缺。

颓废的情景与感觉状态

人类生活的核心工作就是将冲动转化为现实，因为我们总试图去获取我们需要和欲求的生活体验。我们如何经营这项业务，首先取决于我们如何定义自己以及我们的世界，我在第 10 章描述了自我 – 世界建构系统。对于在已知的世界里的一个人（对自己）的已知自我感觉而言，这种冲动不言而喻地需要变成现实。一旦没有变成现实，人的焦虑就会被唤起，意向性的工作会积压起来，而人将变得死气沉沉、毫无生气。这是种颓废的体验。

颓废是一个术语，用来描述意向性受阻的情况，以及随之而来的焦虑症状和（通常发生的）焦虑感觉。焦虑则是一个在某种程度上更受局限的复合概念，因为它指的是一种可能受各种影响而产生的特定感觉状态。

当然，我也承认意向性可能受到外界因素阻碍。在这样的情况下，颓废不太可能作为表现的一部分而显露出来。相反，我们可能会看到敌意、被动攻击、困惑或心理机制失调。当施加于意向性的阻碍，最终使得一切不是那么容易接受的替代方案都失败时，我们可能会发现后面这些表现会伴随着颓废一起发生。监狱就会带来一起发生的颓废，这让我们容易理解囚犯们常常出现的那种对狱友的消极态度。

期望与精神。期望的唤醒是伴随着实现手段的。因此，当该冲动受到阻碍时，这种冲动越是接近现实，其造成的精神的损失就越大。

这种描述当然过于简单了。冲动并不会单独存在或移动，它们是集群形式的，且集群之间还常常存在重叠。比如，我想去法国南部的需求，还包括我想去看看某些熟悉或全新的地方，换种生活节奏，品尝美味的食物，简而言之，我想做很多事情。这些冲动会与其他冲动重叠，比如修改我们在家的作息时间，花更多时间和特定的朋友在一起，等等。当这些冲动遭遇过多的阻碍和中止，就会导致颓废的蔓延。假如没有去旅行，我们就会发现自己很难保持热情继续自己的日常活动。(当然，反过来也是如此：一旦实现了重要的冲动，我们也可能在其他领域找到全新的热情。)

放弃。要让一种冲动成为现实，它必经的每一道大门都是重要的，但对很多人来说，最麻烦的就是区分需要和意志性意向之间的那道门，即放弃。对我们很多人来说，生活在一个期望值节节攀升的时代里，要放弃各种可能性是很难的，坚持这些可能性本身就会阻挡它们的实现。然而，我们必须放弃。我们之前谈到如何不断地下赌注，而赌注的筹码便是我们的时间、机会、希望，以及我们的生活。我们有时会赢，有时会输，可我们总想永远赢下去。

实现与放弃。实现和放弃是二元对立的：实现给生命和现实赋予了可能性；放弃对“冲动成为现实”施以死亡，而这种死亡是非常真实的。我们本可以成为永远无法成为的人，我们可能做过永远不会再做的事，它们就像在战争中丧生的同窗一样，不可挽回地逝去了。治疗师需要记住，这种与可能性有关的死亡会激起哀伤，而痛苦工作必须完成。真正的哀伤和痛苦是切实存在的，我们必须留出时间来克服它们。

愤怒。此处还存在更深层的含义，其呈现了这些概念是如何整合为一系列体验的：焦虑症正是颓废时刻的特征，是关于放弃与痛苦工作中的情感一面。经常与此相伴的，是愤怒以及藏在抑郁背后的躁狂。这种愤怒是对重要领域受阻的一种回应，也是对需要放弃投入的观点或意向的一种回应。（区分焦虑（即一种情绪状态）以及抑郁症（即一种临床分类）是很有用的。焦虑通常是对负面体验的适当回应；抑郁症是一种持久的状态，与并发事件的相关性十分有限。）

惰性。在通常情况下的抑郁或颓废画面中，都存在一个熟悉的因素，那就是惰性，也就是无法让自己行动起来。犹豫不决的冲动被阻断，关键的替代方案还没有被激活。似乎没什么是值得做的。然而这段不活跃的时期常常起到不小的作用。它为重新调整意向、做出必要的放弃，以及需要做的痛苦工作提供了时间，如此一来，一个人就可以带着充沛的情感来承担新的意向。当然，我们描述的很多东西对于意识的有效性都仅仅是片面的。在高强度的心理治疗中，来访者得以通过一种开放的方式检索内心，因此这些过程就会变得显而易见。

强迫行为。有些人无法接近自己的内在世界，他们试图“振作起来，做点什么”。这通常会在家人、朋友，甚至是一些治疗师的善意鼓励下进行。这样的强迫行为剥夺了其潜意识与深层意向性的根源，此种行为很少能获得成功，很难为尝试它的人带来满足，甚至可能会产生破坏性，因为它会增加人的自我疏离感。那些试图通过这条线路绕过意向性阻碍的人，往往会发现他们的体验不尽如人意，不够真实甚至毫无意义。

说到“很少能获得成功”，这意味着我们认识到在某些情况下，对行为的鼓励是有帮助的。通常来说，抑郁的人已经在很大程度上克服了放弃和随之而来的痛苦，但仍然犹豫是否采取初步的行动来开始脱离惰性。此项工作能够通过三种方式中的任意一种（或几种的组合）来实现：①将其作为意向性体系所促进的一种自然而无意识的进展；②作为同时展开治疗的结果；③作为一种独立且自律的自我探索的产物，这种自我探索或许是通过某些技巧从早期心理治疗中挖掘出来的。在任何一种情况下，开始摆脱惰性都可以作为激发意向性，并让人回归振奋人心的生活中的动力。

气馁的体验

下文是一位间歇性抑郁症患者的自我描述。在其他方面，他表现得非常好。症状的严重程度，并不是重度抑郁症的显著特征。更重要的是，这些症状在多大的范围内，阻碍意向持续变为现实。写出下面这段描述的人，能够在生活中的很多方面采取高效的意向性行动，但在某些重要的方面，却受到了阻碍。

> 我感觉自己是石头做的。我的脸是混凝土浇筑的。我的嘴巴一动就疼，想闭上眼睛简直是奢望。相比于我想藏身的黑暗来说，一切都太过明亮。我的手太沉重，动作太迟缓。没有什么事情值得去做，一切都已经超额完成，我已经尽我所能了。事情都已经如此艰难却如此无用，我又为什么还要费心呢？
>
> 周围的人讲话都太大声，也太快了。他们希望我去“做点儿什么，做点儿什么”。他们走得越来越快，而我却越走越慢。很快，我就会完全停下来。无论他们如何用力拉我，无论他们喊得多大声，我都充耳不闻、无动于衷。
>
> 我也曾有一段时间没产生过这种感觉了，但我已经记不起当时是什么感觉了。我知道那时候我会做一些事情，也会和朋友们一起欢笑和交谈。我的朋友是谁？我感觉自己的朋友所剩无几。当然不是这样的。他们想改变我，想拉我一把，让我产生不一样的感觉。但我是块石头，是块花岗岩，硬到心里去了。
>
> 真是糟糕的一天。我不想和任何人说话，应允他们的任何需求。我能够做的最好的事情，就是将自己锁在房间里，一个人待着。我知道要是我不那么做，我很容易就会找到理由去申讨他人，而那些都是我曾经深爱但现在又很憎恶的人。

次级反应。文化会将任何对感觉良好或持续产出的背离评判为错误、病态的或者道德沦丧的证据。这种社会习得的判断是次级的，不能与最初的颓废过程相混淆。这类对于颓废的次级反应可能会有多种形式：责备、羞耻、内疚，以及对自己或他人的控诉；愤怒、易被激惹或挑衅；孤立与逃避；以及偶尔针对自己或他人的暴力行为。

三级反应。治疗师还常常看到三级反应。这些反应会采取不在场或疏离的形式，在这种形式下，来访者会让自己与颓废及其相关过程保持距离。更为常见的疏离策略包括过度理性、反讽式的假幽默、苦涩、盲从以及过分依赖。

我们应该认识到，从其动态来源看，上述段落是对阻抗层次（见第 10 章）的描述。当我们接下来谈到针对颓废的治疗时，我们将做一些反方向的努力。

心理治疗与颓废

没有任何一种真正的心理治疗会像教科书和理论描述的一样干脆利落。不过，仍存在一个分为三阶段的图式，能够将治疗抑郁症患者的基本策略描绘出来。在实际工作中，这三个阶段有所重叠，而非严格按照其阐释的顺序进行。

第一阶段：在场

治疗进展的常见阻碍之一，就是很多中产阶级和成功人士倾向于通过疏离来掩饰自己真正的颓废。他们会诉说自己的抑郁，却是以一种闲聊、随意的方式谈起。他们的报告不够活跃，同时方式也令人忍俊不禁。他们会描述待办事项带来的压力，这是完全有必要的，但他们会对自己的压力和缺乏的反应无力地作壁上观。

在这种情况下，治疗的早期任务之一就是处理这种在场缺乏的问题。这样做能将疏离（三级反应）标志为阻抗的最外一层。它必须常常被贴上这样的标签，并且反复有力地让来访者意识到它。

第二阶段：对次级反应的处理

当来访者放任自己的疏离时，治疗师就需要将注意力转向他们的次级反应，这是他们对自己的颓废的反应方式。这一过程涉及认同与减少责备、愧疚合理化或者任何被揭露出来的模式，在这类工作中，对情感障碍的精神宣泄，对于精神的释放与意向性过程的重振都是很重要的。下面的叙述，就说明了这种反应及其涉及的治疗工作。

碧翠斯近来在接受治疗期间离婚了。她事业有成，但她抱怨自己和男人的关系不和谐，她所做的一切都没有任何意义。她反复表现出为了“继续生活下去”而尽快重建自己生活的决心。她说：“我们的婚姻已经结束将近一年了。离婚前我们正接受治疗，因此我已经为此悲伤过了。我只想觅得一位男士，重新建立我的家庭。”

碧翠斯现在认为曾经充满挑战的事业变得单调而乏味。她焦躁不安地忙于各项活动，成为一家专业组织的主席，又添加了一项运动到健身成就清单里。尽管如此，她还是一次又一次地陷入失望，无论是关于找到令她满意的活动，还是关于觅得一段与男士的满意关系。

碧翠斯试图强制自己处于“行动”层次。因为她失去了她的活力和精神，她的身体里没有任何东西在运作。她需要做点退让，回到家中，躺下身来，与自己的悲伤独处一会儿。

在一次治疗中，治疗师向碧翠斯发起挑战，让她进入自己的内心，并描述内心是什么状况。过了几分钟，她开始描述自己的体验：

“我身处地下深处的一个洞穴里，入口离我很远，里面非常黑暗。我知道自己必须寻找出路，但我无法在任何地方见到光。我想要出去。可在黑暗中摸索前进，进展是如此缓慢。我不停抬头张望，希望发现一扇活门，发现一条通向光明的捷径，却什么都看不到。接着我就听到了噪声，那是鸟叫声。周围有鸟儿飞来飞去，这倒是让我很愉快。”

接下来一个周末，她第一次选择独自一人去寻找自己的感受。她周日开车去了老房子，那是她孩提时代消夏的地方，那段时间和那个地方都让她感受到了温暖与安全感。当她第二天说起这件事时，她开始为离婚中失去的家庭与家人而哭泣。治疗师也陪她一同哭了。

虽然表面上看，碧翠斯在生活中成绩斐然，但主观问题却什么都没有解决，因为她不会面对自己的抑郁。在一段抑郁时期中，那种僵硬的感觉将她吓坏了。因此她才要逃离这黑暗，带着那失真的自我，去投身于一切的忙碌。因为她在逃避自己，她渴望与别人亲近，却徒劳无功。

单向意向性。与碧翠斯这样的人一同工作已然证明意向性过程的健康流动，即精神流是单向的。也就是说，它是从无意识经由意向过程而流入现实的。当来访者试图将这个方向逆转，即希望通过强迫行为而唤起鼓舞人心的成就感时，其结果必然是产生一种乏味的、毫无意义的行为。

第三阶段：主要意向性障碍

当针对次级反应的进展，其程度足以让来访者意识到他们是在对自己的颓废做出反应时，治疗任务就变成了鼓励来访者接受颓废，而非将其复杂化。只有以这种方式，来访者才能真正不再放弃和悲伤，将受阻碍的意向重新激发出来。这说起来容易，做起来很难。它需要治疗师对来访者体验生活中惰性的态度与在场保持敏感。它要求治疗师保证平稳的自信以及稳定的在场。

在帮助来访者体验沮丧，并且避免对其反应分心的同时，治疗师可能会发现来访者正开始面对一种新的焦虑。对于失去存在、死亡、宇宙的虚空、无意义或终极孤独的恐惧或许开始浮出水面。当然这些都是存在性焦虑的形式。这种焦虑的在场往往意味着来访者准备好了进入更深层次的治疗工作。

面对存在性焦虑

存在性焦虑，即关于存在的焦虑，是指始终无法通过分析消除的焦虑。一个人只有通过坚定地面对它，才能让它最终融入到自己的生命中。

我们在先前描述了定义自己和世界的方式是至关重要的。通过这些方式，我们来安排我们的存在结构。当我们体验到存在的基本前提的时候，这些方式通常就会不知不觉地出现。不同的观察者列出了他们自己针对这些基本前提的清单。我发现表 12-3 中的五个基本前提，在临床上与概念上都十分有用。[5]

表 12-3 对于存在的基本前提的评估

基本前提	面对
具身性	变化
有限性	偶然性
行动或不行动的能力	责任
选择性	放弃
既相互独立又相互关联	分离①

①在这个意义上，既是一部分，又是分离的。

表 12-3 表明，每种存在的基本前提都会带来一种无法避免的处境，这被称为“面对”——我们每个人都需要通过某些方式来面对。因此，我们正在具身性这一事实，迫使我们认识（或抑制）自身正不断变化，自我与世界都在不断变化。我们的神经症过程常常试图拖延时间，坚持不变，无论这种努力有多大的破坏性。

类似地，我们的有限性意味着我们会死去，我们无法完成所有事情，也无法知道自己所需要的一切，在对我们努力结果的判定上，偶然性永远伴随着我们。这些努力表现出了我们采取行动的能力，我们不再是不幸的观察者，我们所做的事能产生某种变化，因为我们肩负着责任。这种责任也和我们的选择性有关，我们有能力在各种可能性中进行选择，其结果就是我们需要不断地放弃。最终，我们会处于所有人既相互独立又相互关联的矛盾处境，这导致我们有时候需要面对自己的孤独，有时候又要接纳我们和他人的联系，无论我们是否愿意，这样的状况被命名为“分离”。

一点忠告：在治疗师致力于面对这些存在性前提时，治疗师不能陷入来访者想要“感觉更好”的欲望。当然，这是他们接受治疗的目标，然而将目前对他们而言真实的东西置若罔闻是具有破坏性的，也是毫无帮助的。因此，治疗师必须保持警惕，不要奖励良好的感觉，也不要暗中惩罚不好的感觉。对我们许多人来说，干预的诱惑力是很强的，因为治疗师不可避免地会担心来访者陷入病理性的没精打采，或者由于过度灰心丧气而中止治疗工作。然而，由于忧虑，我们就试图去敦促来访者，这是对已完成工作的一种撤销，也在以一种深刻的方式背叛我们的来访者。

如果有某种机会（并非由某一参与者的干预而产生），那么大多数来访者能在某个时间点上发现意向性的再生。这种再生往往预示着来访者进入了一种前所未有的、集中的平和，以及内心的宁静。一旦达到了这样的状态，下面这点就变得非常重要：治疗师坚定立场但绝不干涉，直到来访者准备好继续前进。

心理治疗师的旅程

我对于理解人类对于“更多东西”的追求，从不仅限于抽象或学术。它是我在青少年时期，因为对死亡这一不可阻挡的事实的极度焦虑而产生的强烈动机。后来在研究生期间，这些感觉在原子弹爆炸的光芒以及世界毁灭的恐怖可能性之下重新出现。那时候，我在圣公会以及对上帝的全新信仰中找到了支持与安慰（我在成长过程中没有受到任何一种统一的宗教指导）。

假以时日，这些焦虑不再让我不堪重负。当我的需求不再那么迫切，并且当我转而相信一种更令人舒适和满足的不可知论时，也就证实了教会教义难以为继。

（这让我想起了我最爱的一张汽车保险杠的贴纸上的话：“生死有命，富贵在天。”）

我很感激人们在我非常需要时给予我的支持，但是在传统的教会中已经找不到支持了，因为其中充斥着与我毫无关系的建筑物、等级制度、内部政策、资金筹集等事物。

对我而言，“上帝”是明显的现实下众多名称之一，但这种现实又与既存教会中的上帝相去甚远。与“万物”“终极意义”“存在之本源”等诸如此类的许多说法相似，上帝是一种指向无尽的方式。也许最好的方式便是承认古老的传统，承认没有人能知晓（或谈论）上帝。事情之所以如此，并不是因为上帝令人胆寒或者禁止人们用理性讨论上帝，而是因为我们无法将一个概念置于无限空间，正如我们无法为星际空间贴张标签一样。

不论是从微观视角，还是从浩瀚宇宙的视角，最为明显的现实就是存在本身这个最令人震惊的事实。同样令人震惊的，还有我们的这种无尽浩瀚的意识。同样很显然，我们并非这一切奇迹的巅峰。我们无法理解那些包含于自身之中的东西。我们甚至无法在任何程度上了解自己。存在着一种荒谬的自吹自擂，它促使我们扬言自己能够，并终将抵达全知，或者相比于宇宙中其他的生物，我们能够更加睿智。[6]

因此，我的个人经验促使自己寻找一种方式，以谈论自己不知道的事情，这种方式可以推测什么能够对我和我的工作产生如此明晰的影响，这种方式能够识别我认识的每个人、与我工作的每个来访者，以及我自己和心中所存在的一切奥秘。让我从这种方式中获益的，正是“精神”这个概念。

在第 10 章，我进一步描述了这个概念如何呈现了与阻抗工作的内容。确定了人类生活中精神的有效性是一种微妙而激进的假设：直到 20 世纪 80 年代，美国心理学领域几乎无一例外地仍将人当作一个客体，当作一种反应物。

与此相反，将人视为一种极度积极、主动或负有责任的代理人的观念，即人的所作所为不能完全由一个先行的原因（如父母的教导、环境条件创伤、环境和偶然性）来解释，这一观念是我所介绍的所有观点的核心。我并不怀疑这些先行影响中有很多可能会作用于人的认识，无论是有意识还是无意识的。对如此明显的事实进行否认是很愚蠢的，但同样明显的（且否认它也同样愚蠢）是，这些影响也并非故事的全部。

换句话说，坚持采取（明显或隐蔽的，显性或隐性的）行动，从根本上源于一个人，而非源于某种外部缘由。精神是我们成为真正主体的力量，正是这种力量推动我们进入生活。我们的精神表现在我们具有目标性和方向性上。

精神是一个比意向性更大的概念，它包含了有关我们存在的重要方面。当然，精神是无形的。只有通过移动的事物才能认识到它，正如风是通过树木与绿草的摆动而得以表现那样。然而正如大树的乱舞并不等同于压制它们的狂风，我们生活中的行为也并不等同于激起这些行为的精神。意向性是精神的一个方面，它表现于我们所追求的特定意图和目标之中。

所有人，也许是大多数生物，至少在某种程度上都拥有精神。对一些人而言，他们只能通过精神的缺位而认识它，而我们精确地将这些人描述为“颓废的”，精神已经离他们远去。对于另一些人，我们采用诸如“精神充沛”或“拥有强大的精神”来形容他们。无论这些短语有什么言外之意，它们确实毋庸置疑地传达了我们所有人共有的某种意义。

大多数与搭档一同进行了多年深入治疗工作的治疗师，都了解人类这一无形却至关重要的要素，也知道研究生院学不到这一点，只有最杰出的督导才会将其指出。

本书采用的方法并不能抵达精神。（请记住，第 28 页的图 2-1 展示了在场的层次，并且仅仅通过圆的中心的那个圆圈表示了最终的层次。）我相信这些方法确实增加了某种可能性，让部分来访者得以克服束缚自己精神的障碍。这是件非常好的事情，我非常满意。

PART 6

第六部分

作为艺术家的治疗师

The Art of the Psychotherapist

The Art of the Psychotherapist

第13章

治疗师的承诺

承诺是成熟治疗师的一个基本属性，它是一个人与生俱来的真诚。理解建构性的承诺的本质，能够带给治疗师一种视角。从这种视角出发，我们可以理解角色、责任、伦理的问题。在这些问题上，还必定存在着一些严肃的责任，需要得到认识和内化。

本章从存在主义的角度定义了承诺。当然，有其他视角的读者也可以做出他们自己的解释，但是所有的治疗师都必须面对我们所述的这些问题。这些问题首先呈现在本章的“承诺的本质”部分，这一部分旨在探讨，相对于其他构造出来的概念（真诚、自责），承诺这一概念所处的位置。

接着，我们要探讨治疗师的承诺具有的临床意义，同时我们描述了，在承诺性存在的五个属性中的那些肯定治疗和反对治疗的方面。这些属性代表着承诺性存在，而非承诺本身，二者的区别代表着治疗师的核心责任。

承诺性存在的五个属性是：①承诺作为治疗师的个人参与；②承诺与来访者的存在有关系；③承诺与来访者的“家庭”（这个词具有非常特定的意义）有关系；④承诺与治疗师和来访者共处的社会有关系；⑤承诺与围绕在我们所有人周围的神秘性有关系。

什么是承诺？这是治疗师应该问自己的问题吗？治疗师应该对来访者、对他和来访者所处文化的价值观，或者仅仅是对他自己的标准做出承诺吗？这些都是很重要却很难回答的问题。本章提出了一个思考这些问题的框架，并给出了作为治疗师的理想承诺。

承诺的本质

讨论像“承诺”这样的概念的困难在于，承诺似乎独立于其他概念，而且独立于生活经验。因为承诺的本质在于，它联系着我们的存在价值和模式，而且这种联系以即刻的生活为基础，所以这一概念是最为矛盾的。在留意到这种危险之后，我首先要给承诺提出一个简单的概念性框架，然后展示它在日常治疗工作中的运用。

真诚和承诺

从存在主义的角度来看，好的人生就是真诚的人生。[1] 在这种人生中，我们可以与人类存在的基本条件和谐一致。不真诚就是疾病，即我们的人生与我们的真正存在之间存在着扭曲的关系。心理治疗就是一种方法，一个人利用这种方法去获得或重获与人类的前提和谐一致。

承诺是真诚的基础。我们可以回忆一下上一章中关于存在的基本前提（见表 12-3）的描述，我们还记得，这些前提之一就是我们有去行动或不去行动的能力。这就让我们去面对我们作为和不作为的责任。对责任的真诚接受就具有承诺的形式。反过来，回避式的回应带来的是自责。

换言之，承诺是一种态度、一种情绪投入、一种决心，决心以一种实现价值的方式做出回应。在意向性方面，承诺需要的是一些坚定的意向，它们常常会转变成行动，或者在必要的时候变成一种现实（当然，这会给互动带来一种广泛的连锁反应）。

我承诺将来访者的福祉作为首要的考虑，说这样的话很容易，但是当我必须做出决定，是否要在一个对我的家庭具有毁灭性的时刻，去见一位处在危机中的来访者时；当我必须做出选择，是满足来访者的恳求，给予他一种特殊治疗，还是拒绝他之后再修通他的怒火时；当我必须坚持，某位来访者频繁的缺席是反治疗的、不能被接受的，即便他对此有很好的借口时，这种承诺都会变成一种挑战。

重点在于真正的承诺并非一种抽象事物。这是一种几乎可作为一种日常的对抗，来直面我所相信的、我所珍视的，以及我能否坚定自己的信仰和价值观。

承诺和责任

承诺是一种对存在性焦虑的鼓励性回应，这种焦虑跟我们的存在相伴，而我们的存在面对的是我们在生活中要怎么行动、怎么不行动的责任。这是一种作为我们行为的主体而站出来的倾向，一种面对怎么行动、怎么不行动的责任时所激发出的事物的倾向。因此，与之对立的是，屈服于自责感。我们作为治疗师的工作是一种受控制的、有要求的行动和不行动，在这种工作中，我们常常感到沉重的责任感，我们有时必须运用我们的勇气，去面对在咨询室中那些发生的事情，当我们认识到这一点时，承诺就显得尤为重要。

这些都是一些抽象的词，但是那些有着高强度工作的治疗师，对这些词的理解则远不那么抽象。我们的体内有紧张感、我们的思想有速度感、我们的直觉有意向性，这些鲜活的感受正好对应着这些冷酷的词。当一位绝望的人思考自杀时，当一位很有阻抗的来访者威胁治疗师说自己要做出暴力行为时，当一位妻子考虑放弃一段漫长的婚姻时，当一个男人准备放弃自己的事业时，当某人将要进入精神病状态时，在这些时刻，勇气、恐惧、承诺不再是一些词，而是非常具体的体验。

我们知道，对于某种行动或某种不行动所带来的后果，我们的认识是多么有限；对于任何与人的选择有关的方面，我们的评估是多么不完整。然而，我们必须做出选择。我们无法不做出行动，因为不行动也是一种行动，是一种选择。此外，倘若我们有所觉察，那么我们就知道，这些行动或不行动都会持续地给我们带来不想要的结果。我们不能预防这些结果，除非我们能未卜先知。我们所有人都可能被做出的行动或没有做出的行动所伤害。“内疚”这个词很刺耳，但是很准确：我们一直背负着“内疚”。但是，鉴于我所用的这个词，我们有必要更加澄清内疚的本质。

自责与内疚[2]

这两个词常常是同义词，但这种同义会混淆我们的思考。我要提出一种方法来区分自责和内疚，这种方法在理论上是合理的，在临床上是有效的。“自责”和“内疚”的一个主要区别就在于：“自责”被视为我的存在的一种属性，而“内疚”指的是对我的行动或不行动的责任的一种情绪认知。“我因自私而自责”，相反“由于我对约翰的不成熟行为，并且我打乱了他精心准备的计划，因此我感到内疚”。对“内疚”一词的这种用法与存在性的或本体论的内疚观念有关，但并不等同于它，内疚是我们的存在固有的，它的出现是因为我们没有实现我们的潜能，我们没有根据我们的价值和意向而行动，我们没有完全理解我们遇到的同伴的存在性。

接受我们后悔的结果所产生的内疚感，并不是毁灭性的，而是感受性的。这将我们的注意力从过去拉回到了现在和未来，我们思考着如何做出弥补，如何避免类似的结果再次发生。然而，当我们完全去面对我们带来的结果时，接受这种内疚有时是很沉重的。我们可以思考下面的例子。

> 辛迪是一位治疗师，她向我寻求帮助，因为她反复地思考着她对一位来访者的感受，这位来访者在与她进行治疗的期间自杀了。她告诉了我这个悲剧，叙述了很多令人痛心的细节。她声泪俱下，她痛苦地忏悔，说自己是多么疏忽，竟忽略了来访者的含蓄的威胁。她并没有意识到，她来我这里是为了寻求审判和惩罚。
>
> 我们在这里不再重述辛迪自己的治疗过程中的纠结、她自己考虑自杀的那些紧急时刻，或者她那痛苦负担的最终修通。对于我们当下的目的，重要的一点在于，她必须意识到，她如此关注自我

> 责备，以至于她很快就无法行动了。当她能够接受自己的内疚，减少这种自责时，她发现自己可以更多地关注她当下的来访者，她可以花一些时间去自杀预防中心（作为一种弥补），她可以最终原谅自己，并且给予那些向她寻求帮助的人更多、更值得警惕的关注。

当责任的重担似乎太过沉重时，我们就会做出恐惧的回应。这可能具有多种形式，但这些形式的一个共同特征就是关注责备。这可能是公开的责备："我这样都是因为我父母。"但也可能更加含蓄："我不得不这么做，整个环境都在对抗我。"或者这种责备可能受到了很大的掩饰，"我只是一时冲动才这么说"或"我不相信谎言，所以我告诉你我的感受"。（对于某些人而言，后一种表述似乎远非一种责备，但是分析会揭示出，对于说话与行动的责任被投射了出去，离开了说话者自身的中心。）

当然，我们能说的内容远非这么几种。我们会不断地表达我们的恐惧和勇气，有时候会责备他人，并向他人承诺。

治疗师承诺的临床维度

现在，在给承诺这一概念做出一个总体框架之后，我将要解释，我如何看待这个概念及其对于治疗师和治疗师与来访者之间互动的意义。我们首先要简要地思考这个词的两种用法，即及物动词的用法和不及物动词的用法。

承诺性存在和被承诺

"承诺"的名词形式会产生误导，其意味着一种完成的行动以及其后建立起来的状态。事实上，更准确的说法是"在我和来访者相遇的过程中，我不断地承诺并再次承诺"。换言之，承诺是一个持续的、反复更新的过程。

这个词还有一个更深的含义：从语法上来说，"承诺"有及物动词和不及物动词两种用法。对于治疗师而言，后者是更为合适的。我并非向某事或某人承诺；相反，我是在我和来访者的工作中承诺我自己。这种用法使得“承诺”更接近于“决心”，而非“投入”的意思，它指代着一个人内心当中的主观决定。

在心理健康的学科中，我们很熟悉另一个语境下的“承诺”（commitment），在那个语境下，它有着一种相反的含义：当我们说到来访者“被送往医院”（committed to the hospital）时，我们描述了某件在来访者身上发生过的事情，在这件事中，他可能只是一个无意愿的参与者。他和医院的关系就是一个客体对一个主体的关系。我们或许可以推测，他被送往医院，是因为他没有承诺过好自己的生活。

当我们将“承诺”用作及物动词时，我们通常都暗示着这种类似的主体性的丧失，即被承诺者的核心位置，转移到了承诺的位置上。因此，在政治上做出自由主义或保守主义的承诺，通常意味着这些口号或者公众领袖是为了承诺，而非为了人们本身而做出决策。向某个学派（荣格派分析、精神分析、存在－人本治疗）或某个取向（个人中心、客体关系）做出承诺的治疗师，也很容易产生同样的转移。

治疗师的承诺

我要描述承诺的五个治疗性方面，其中的每一个方面都由两个要素组成：在真诚和治疗性的关系中的承诺性存在，以及另一些形式的承诺。另一些形式的承诺表面上和前者很类似，但其实是不真诚的、反治疗的。我描述这些时要使用第一人称，这只是我自己认为的理想情况，而非我宣称已实现的现实情况。

第一，在我与来访者的相遇中，我寻求对我自身存在的承诺。

当我遇到来访者时，我倾向于成为我自身所是的人，成为我自身的存在性。我倾向于去理解这个人的反应和情绪，与他产生内在的共鸣，并且准备好用我的感觉恰当地面对他。在相遇中的“承诺性存在”意味着，尽我所能地存在于当下，并且用我自己和我的感受去冒险。

倘若我所实践的是所谓的治疗性的疏离，倘若我否认自身的参与，倘若我表现出一种幻想，即来访者所看到的我都是他的移情，那么我就不是承诺我自己去陪伴来访者。

这是治疗师的承诺的第一个属性，这一属性的一个相反的、不真诚的版本就在于，新手治疗师常常会不小心进入这样一种情况：在面对来访者时，我要承诺去成为一个好的治疗师、一个专家、一个存在主义者，于是在这种相遇中，我所承诺的并不是我自身的存在。正如上文所述，这是一种将“承诺”当作及物动词使用的例子。承诺于去成为一个好的治疗师，结果就是，我只是保持了一种我认为一个好的治疗师应有的形象。但是，倘若我的关注点在这样的形象上，那么我就失去了对我自身存在的承诺。

面对来访者时的真诚的承诺，并不等同于自我暴露、自我沉溺，或其他可能出现的自发性行动。在20世纪60年代，许多治疗师相信，他们只需要保持“本真”和“真实”，来访者就会得到某种治愈。这带来了一种混乱的情景，无疑一些来访者在其中得到了帮助，但同样确定的是，另一些来访者的希望破灭了，而且还有一些来访者因此而受到伤害。这种混乱无序的治疗并非我希望的。陪伴来访者的承诺意味着，对如何使用我自己的力量进行觉察、准备、负责、识别。

片段13-1

来访者（以下简称“来”）：特里·布莱克

治疗师（以下简称“治”）：吉尔·波斯维克

特里是一位自我控制很弱的来访者，他过去有很多破坏性的行为。在他生活的这个时间点，他竭尽全力与治疗师建立了一种良好的关系。然而这种关系还是很脆弱，他常常需要去测试这种关系。他在谈话中体现出三种模式：感激式的依赖、无回应式的疏离、愤怒的要求。如今，他处在第三种模式：愤怒的要求。这种愤怒表面上针对治疗师的拒绝，即拒绝他不断地推迟支付治疗费用。

来-1：你坐在这里就像个全能的上帝，从来不说任何能帮助我的事情。你只是想要我的钱，而不会为发生在我身上的事情做出任何可恶的解释，不是吗？

治-1：不是。

来-2：你什么意思？别跟我说废话。我被你骗了，我要跟你算算账。我每天都要跑到等待室里面，跟所有人说说你玩的诈骗游戏。

治-2：你试图对我很强硬，是吗？

来-3：可恶，我搞不懂你。没人能搞懂，但是我能搞懂那些来找你的人。

治-3：你总是在攻击，你并不知道你能否搞懂我。

来-4：好吧，我是这样的吗？

治-4：当然。

来-5：怎么会？跟我说说怎么搞懂你。

治-5：我感受到你的愤怒和你的绝望，你在猛烈地攻击我。这种攻击让我很受伤，但是不会摧毁我。

来-6：很好！我很高兴听到我能伤到你。

治-6：你真的让我感受到了你。

来-7：你会的！当我告诉等待室里所有的人有关你的事情，你会更受伤的，不是吗？

治-7：特里，我现在希望你听听我说的，好好听我说。你可以在这里告诉我任何你想要说的，不管说出什么，我们都会一起处理。这可能不会让我高兴，但是我会坚持，以便我们能做些力所能及的事情……

来-8：是啊，是啊，但是当我……

治-8：（打断，非常坚定的语气。）等等，特里，我还没说完，你最好听听剩下的话——我不会容忍你去打扰其他来这里的人。我再说一遍，我不会容忍你这样做，只要你有这么做的一点点迹象，那么我会让你进警察局。听明白这一点，听清楚这一点。特里，时间是属于你的，这里有很多自由。只要你走出这扇门，这种特权就留在了你身后，我会尽我所能地保护来这处理生活问题的其他人，以及维护我自己的权利。

片段 13-1 代表了治疗师的一种极端状况：治疗师要坚守自己的立场，对自身的存在做出承诺。这种状况似乎有点让人愤怒，但是对于这样的来访者，重要的就是表明立场，澄清那些非常重要的事情。倘若这中间有犹豫，那么可能激起更大的愤怒。特里在某个关注（承诺）自己生活的人身上找到模式。此外，倘若来访者不接受治疗师设置的界限，那么治疗师就要准备好坚持到底。

通常，那些侵入性的来访者会创造出另一些情景，在这些情景中，当来访者试图侵入治疗师的私人生活（深夜给治疗师打电话，没有受邀请而来到治疗师家里，等等）时，承诺的第一种形式就非常重要。当然，对于某些来访者，我们的联系方式必须时刻通畅，但是这种联系一般只是通过电话或在咨询室会面。有些并非处在紧急情况下的来访者，需要去测试这些界限。当治疗师有自身的界限，并且可以不具防御性地坚守这些界限时，这些来访者就会安心下来，并且形成更好的自我控制。

这个问题的另一个方面在于，在某些时候，治疗师的承诺与来访者的合法需要相冲突：比如说治疗师的病痛、职业的改变、家里的变故、假期、休假。倘若我们的个案时间（一周 20 ～ 30 小时）不是很多，那么当我们离开咨询室时，一些来访者总是会受到我们不希望看到的影响。很悲哀但是很真实的一点在于，治疗师在这种情况下的首要义务就是保证他自己的利益。做不到这一点，治疗师就很难恰当地服务于来访者，因为一种可以预测的愤恨会干扰他的工作。我说的这些内容里面，很明显的一点在于，在任何时候，我们都没有理由冷酷地忽视来访者的需要。此外，在做出对来访者产生不利影响的选择时，我们必须接受这种内疚感，并且寻求恰当形式的弥补。

第二，我寻求承诺用我的存在性去回应那些寻求更大真诚的来访者。

此处涉及的是对第一个属性的补充，即关注治疗联盟中来访者的那一方面。来访者常常想要以一种不真诚的方式参与我们的工作，即满足他受支持的需要、得到安慰的需要、对爱的需要、被惩罚的需要。我的承诺引领着我，走向在这些需要背后的那个人，并且帮助我坚定地寻求来访者更深入的核心。当我的承诺非常真诚时（情况总是多变的），那么我就可以得到一个稳固的点，来访者会内隐地将它运用到自己身上。在具体的谈话中，这个过程的形式就是一种层层递进的阻抗分析（参见第10章），或是一种简单而持续的面质，比如你可以说“在你说的东西里面，我找不到你”。

当我去关注来访者的内在价值、内在善良、内在潜力时，承诺的反作用、反治疗的一面就会出现。通常这种态度非常讨人喜欢，非常人性化，以致人们很容易就屈服于此，尤其对于那些很不讨人喜欢的来访者。我们经常要说服自己相信，这样的来访者其实也有潜能。当这种情况出现时，我们常常没有直面来访者表现出的样子，而是将注意力导向他潜藏的价值或潜能，因此压抑了一些愤恨或愤怒。

这种善良的治疗师进入了与来访者的不真诚关系。这种关系的另一种体现就在于，治疗师逐渐成为来访者的父母或配偶，这使得治疗师成了来访者的信念、希望、价值感的仓库。这种关系太过真实、太过温情，以至于治疗师很难认识到，如果一种持续长久的依赖性真正形成，那么这种依赖性最后必须得到消除，这样才可能给来访者带来治疗性的获益。

诚然，在某些阶段，治疗师相信来访者的潜能的信念，是一种有价值的资源（参考第11章中“治疗师的愿景”这部分的讨论），但这些阶段需要得到仔细地审视，而且进展的步伐也要尽可能地合适，以便让来访者自己承担责任，产生自我信念。

片段13-2

来访者（以下简称“来”）：吉尔·斯特拉特福德

治疗师（以下简称“治”）：简·怀特

来-11：上一周一切照旧。一切都很糟糕，而且我不能集中注意力。

治-11：似曾相识，不是吗？

来-12：当然，我很失望（叹气）。

治-12：你此刻真的很失落。

来-13：是的，是的，我就是。要是没有你对我的信任，我觉得我会放弃。

治-13：你想让我承担你所有的希望？

来-14：好吧，你知道的，就在此刻，我内心中都找不到任何积极的事情。这就是为什么我如此需要你。

治-14：看起来似乎让我承担你的希望更简单，而不是你自己去承担某些希望。

来-15：难道我告诉过你（反对的语气）？我现在很失落，找不到任何希望。

治-15：我听到了，但是我没有听到，你真正尝试着为自己找到某些感受。在你感到一切都很糟糕的时候，我准备好和你站在一起，但是我不能为你做一切。

来-16：你是在跟我说，你也对我很失望吗？

治-16：你在扭曲我说的话。我觉得，你很难跟我一起去找到一种希望，摆脱这些痛苦感受的希望。

来-17：（勉强地说）是啊，我觉得就是。

治-17：听起来，你不想承担太多负担。

这是一个艰难的开端，但是也是一个重要的开端。

第三，我承诺在内心中关照来访者的“家庭”。

此处的“家庭”意味着在来访者的生活中有重要地位的人们。这通常包括来访者的某些，但不是全部原生家庭、婚姻家庭的成员，以及其他的一些人。这些人对来访者有着强烈的影响，反过来他们也会受到来访者的重大影响。

此处的重点在于，我们不能将来访者视为与他人分离的，而必须要认识到，他生活在一个与他人的关系的环境中。治疗师和来访者都太容易遗忘这一现实，结果就是他们的工作和来访者的幸福受到损害，更不用说“家庭”中的其他人受到的不恰当的伤害了。

对他人存在的认识和尊重并不等同于，让来访者与他人一起对抗这个世界。来访者当然会呈现自己对人、对事的看法，而治疗师则希望自己的支持和理解能被来访者体验到，因此治疗师会毫无批判地接受来访者的这些看法。于是，治疗师的一些可能引发不同看法的提问或面质，就可能被来访者体验为背叛。我作为治疗师或其他治疗师的督导师的工作经验告诉我，这种情况对于那些一片好心的新手治疗师而言，是一个很常见的陷阱。

不真诚性存在于一种隐藏的教育中，即让来访者在与他人或世界的关系中采取一种不承诺的、责备的立场。倘若在来访者的生活空间中，他人的生活和需要都被漠视，那么我们就无法帮助来访者实现真正而真诚的自我尊重。

当跟某人进行长程工作时，我会提醒自己要时不时地考虑，我们的工作对来访者生活中的其他人的影响。很多时候，当来访者描述与这些人的互动时，这些影响就会自发地出现。当我遇到这种情况时，比如来访者的改变和情绪爆发给其配偶造成了威胁，那么我就要找寻一些机会，建议来访者邀请其配偶参与谈话，我们可以在其中给予配偶一些视角和支持。这通常都是一些多人谈话（除非在一些非同寻常的情况下，我不会单独见来访者的配偶），而且我会让来访者承担通知其配偶的主要责任。[3]

当治疗师（通常自己没有真正认识到）承诺于来访者生活中的某些关系时，治疗师的承诺的第三个方面的不真诚性解释就会体现出来。来访者必须自由地去审视自己的关系，这种审视不是一种盲目的自我服务，而是一种现实评估。来访者可能需要打破某些关系，在这种情况下，治疗师就要去关注，这种打破是否伴随着来访者对他人的恰当认识。

我不是对那句古老格言“一段分析，一次离婚”表示支持。诚然，在现实性的面质的光芒的照耀下，某些婚姻的确无法存活，但是我多少可以满意地承认，我的长程来访者更多的是修复了他们的亲密关系，而非打破这些关系。

真诚承诺的这第三个方面中有一些微妙的问题。过着同性恋生活的成年子女应该向他们的父母坦白吗？一个结婚的人应该坦白自己的婚外恋吗？父母的冲突应该完全暴露在孩子面前吗？对于这些问题，我没有一个概括性的答案。当事人必须承担做出判断的责任，接受各种可能性，即不论他们做出什么选择，这种选择都可能带来严重的伤害。

相反，当我认识到，一位来访者在性骚扰或虐待儿童和无助老人时，我对自己的立场也没有任何犹豫。除了重申法律条款之外（在他们做出这种行动之前，我的确是这么做的），我还会极力禁止他们继续这些行为，我会去判断这些行为是否已经结束，如果我无法确定这些行为已经结束，那么我会寻求法律的强制力量。

这一主题带来了一种伦理的和承诺的两难局面：尽管显然我赞成在这种情况下，应该把个案报告给执法部门，但是我发现这种做法是没有远见的，而且会让问题变得更复杂。对于那些曾经进行过虐待或性骚扰的，但是现在寻求帮助以避免这种行为再度发生的人们，把他们上报给执法部门，只会让他们更不愿意寻求帮助。于是，这类人会试图使用“意志力”（正如他们先前的做法）解决问题，而非寻求专业帮助。而事实证明，前者常常是无效的。我的承诺是这样的，倘若处在这种情况的某人来寻求我的帮助，那么我会相信他的确想要克服这种冲动，我会冒险暂时忽视法律的要求。然而，我也要承担一个责任，即倘若我们的努力没有成效，那么我会向执法部门做出报告。

第四，我承诺在我的关系中，将社会视为我和来访者的基础。

要理解承诺的第四个方面，我需要审视肯定和否定这两个方面：艾里希·弗洛姆[4]写过人类对于寻根的需要，这是我在治疗工作中长久以来所忽视的，而且我认为，很多其他治疗师也有这种类似的忽视。我们作为人的身份具有其社会性的根源，而且我们的生活总是处在一种社会环境中，社会环境就像我们呼吸的空气一样是必须的。承诺我与社会的关系，并不意味着承诺于某种特定的民俗或社会习俗、机构或政府组织，甚至是特定的文化。民俗、社会习俗、政府、机构、文化都是某个特定形式的社会的装饰，但是一个基本的事实在于，我的来访者和我都是社会性生物，我们不可能独立于这些装饰形式。

这种承诺意味着，我不能接受将我们的痛苦、挫折、失望都归结为我们所处的病态社会，而这种归因源于我自己的冲动，或许多理智的来访者的固有倾向。诚然，人类文化中有许多病理性的成分，据我所知，任何一种文化都有这些成分，但是，这种情况只是带来了一些基本设定，而没有消除我们的责任。知识分子的普遍的社会性冷漠并不是社会疾病的必然产物，而是一种神经症式的逃避，即逃避一种存在性的面质。我的来访者（还有我）都有一种对社会问题的强烈个人责任感。我们需要去面对、去理解这种现实，而不是否认它，并因此否认我们在这个过程中的存在。

这一点很容易被误解，因此有几点推论可能很有帮助：一条常见而令人悲哀的现代信条"我不想牵涉其中"恰好与我的推论相悖。我们都牵涉其中，完全牵涉到社会中，我们所有人的生活都受到了牵涉。倘若我和来访者的共同工作取得了成功，那么我们就可以更新我们对于牵涉和承诺的认识。我希望，每一位和我完成了治疗的来访者，都会变成一股改变社会的力量，我希望，来访者不是因为排斥社会或因为置身事外而成为这一力量，而是因为理解社会或参与进来而带来改变。[5]

第五，在我与来访者的关系中，我承诺于与人类和周遭的神秘关系。

我把"人类"（Humankind）这个英文单词的首字母 H 大写，就好像我会把"上帝"（God）这个单词的首字母 G 大写或直接写成"全"（The All）一样。或许用"我们周遭的神秘"这种表达是最为准确的。我也不知道这些词在表达什么。这些词或许是一些另类的指示，指示着我不知道的那个地方，但是这种指示非常重要。当然，我的意思并不是承诺于大多数正规宗教中的神，或某些神秘的超验原则，这些神或原则与我一直努力阐释的"责任"相对立。或许我能做的只是表达我自己的信念，即真诚的人能认识到自己的限度，并且在认识的过程中超越它，超越的方式就是寻求这类与未知事物的关系。

在实践方面，这意味着我重视并保护我自己和我的来访者对于可能性、对于未知、对于超出我们理解但影响着我们的事物的感受。同时，这也意味着我们可以开放地讨论我们的经验，即我们感到自己有某种超感官的觉知、某种神秘的洞见、某种与人类经验层面上我们所知甚少或一无所知的事物的接触。这意味着我对那些我无法澄清、也无法否认的领域怀有一种坦然的开放态度。在工作的某个恰当阶段，当来访者有所疑问时，我会坦率地表明我对这个领域的看法，我会表达我的兴趣、我的矛盾情感，偶尔也会表达我的推测。在这个领域中我只有一个信念：在人类的故事中，我们所发现的还远远不够。

对治疗联盟的意义

对于治疗的双方，深度长程治疗必然会涉及一些温情的时光，以及一些极度紧张的时光。这些时光可以产生一种真正的联结效果，那些教授或实践更客观的治疗取向的人常常认识不到这种效果。然而，治疗师和来访者常常会产生一种所谓的爱的关系，这种关系绝不是简单的移情和反移情的产物。来访者和治疗师是两个人，他们是一个困难、一场冒险、一项有收获的事业中的同伴。除此之外，其他的期待都是不现实的。

让我直说：我这里所指的并不仅是一种当下流行的忧虑，即担心治疗师和来访者之间的性行为。这种情况已经得到大量的讨论和研究，因此我无须再对此做出更多评论。

在描述上述不真诚的承诺时，我已经指出了治疗关系中很容易出现的一种微妙引诱。这些引诱有共同特征，即治疗师倾向于支持、鼓励、赞同来访者对他自己、他的人际关系、他的生活的看法。这类回应在某种程度上都是常用而有效的，但与之相伴的面质（让来访者在这些问题上面对自己的责任）却还不够。由于治疗师常常是来访者唯一的知己，因此治疗师似乎很不情愿扮演要求严格的父母或进行告诫的老师的角色。于是，他们很容易成为来访者的辩护者和律师。尽管是出于好意，但是这种态度可能完全是反治疗的，而且最终会削弱来访者自己的力量。

总有一些时候，治疗师必须做出困难和令人尴尬的面质，他不能对来访者的看法和意图全然赞同，他必须反对那种具有宣泄性但不恰当的行为。片段 13-3 展示了一个处理这类情况的例子。

片段 13-3

来访者（以下简称“来”）：特里·布莱克

治疗师（以下简称“治”）：吉尔·波斯维克

来-21：我这一周都在思考，我小时候，我家老头是怎么对待我的。他总是通过揍我而获得快感。打得我很疼，于是他就很开心。其实……好吧，我总是在想这些。

治-21：你刚刚似乎有什么没有说出来。怎么回事？

来-22：哦，没什么（拘谨）。好像我没必要在那里浪费时间。

治-22：你很焦虑，想要逃避那些事情。

来-23：哦，可恶，吉尔，你总是穷追不舍。

治-23：是啊，有什么新的东西？特里，那里有什么，你对那些我并不知道的事情感到很不安。

来-24：好吧，如果你想知道，我告诉你，但是什么都别说。我自己会接受的，好吗？

治-24：不行，我不能在不知道的情况下给你任何承诺。

来-25：可恶！我还以为你站在我这边。

治-25：你在兜圈子，跳过了你下决心要讲的东西。

来-26：好吧，是这样的。我这周末去找那老家伙，揍他一顿，我要看看他到底喜不喜欢这样。

治-26：为什么你不想让我知道呢？

来-27：哦，你可能会觉得可怜吧，因为他现在已经老了。

治-27：多老？

来-28：我不知道，我不在乎。他这么揍了我将近 40 年，我很乐意给他还回去。

治-28：多老，特里？

来-29：哦，66、67 岁吧，差不多。

治-29：你觉得你能搞定他？

来-30：你在想什么？搞笑。我当然可以。

治-30：你当然可以。

来-31：这是什么意思？

治-31：有其父必有其子，是吧？揍一个不能反抗的人。

来-32：是啊，看看他喜不喜欢。

治-32：你曾经喜欢吗？

来-33：我恨，我希望他也恨。

治-33：然后呢？

来-34：然后什么？

治-34：当你揍完一个不能还手的老人之后，然后呢？

来-35：我感觉好多了。

治-35：是吗？花一分钟感受一下，想象一下。你离开他家，只留下被揍得很惨的他。现在呢？

来-36：我知道你想干什么。你就是那个可恶的活菩萨。好吧，我还是觉得好多了。

治-36：特里，我知道你会这么说，你可能是对的。但是坦白说，我很怀疑。不管怎么说，我希望你继续说，直到我们把这件事说清楚，可以吗？

来-37：你还以为你是我这边的。

治-37：不论你相不相信，我的确是。我们花三次来彻底谈谈，也许我能让你看到，我是你这边的，即便我觉得揍你父亲是个很糟糕的想法，这只会让你更加痛苦，而不是满足。

来-38：我不知道我能不能等那么久。我现在只想用拳头揍在他鼻子上。

治-38：三次，特里。

来-39：可恶，好吧，三次。

在这三次咨询中，吉尔的任务就是帮助特里看到自己的责任，即他等待了如此之久才能面对自己对父亲的感受、面对自己的无能感。吉尔很可能一直都在处理特里对于威胁态度的过度依赖，特里将威胁作为一种得到自己想要的东西的方式，如今吉尔有望将这种威胁态度与当下的暴力冲动联系起来。

我们在此留下的问题是：如果这三次没能给特里的意向带来改变，会如何呢？从法律上而言，吉尔会将特里的计划报告给警察，然后报告给特里的父亲。后一个步骤是一个必要的保证，断绝了特里现在或以后再次这么行动的可能性。在现实情况下，吉尔是否举报了特里，这个问题取决于太多因素，超出了我们这里的讨论所涵盖的范围。

承诺和社会准则

承诺这一整个问题的真相就在于，总有一些时候这种理想会与社会准则相冲突。那些被允许和不被允许的文化标准，并不完全对应于人类的需要和现实。期待着总是能找到一个妥善的办法是很天真的。当这种分裂出现时，治疗师必须面对一个困难的选择，要么坚守那些对于改善来访者的人生而言是必需的东西，要么满足社会的期待。

当治疗师选择支持来访者的需要，而对抗习俗和社会风俗时，这些情况就给治疗师带来了一种可能的检查机制。明确而公开地阐明一些合理的主体性思考，引领我们做出这类判断，这即便不是完全不可能，但也常常是很困难的。此外，来访者之后可能会受其他人影响，于是认为这种对自己的解放是错误的。

有无数个例子可以展现出这类问题：我的一位来访者在释放长期受压抑的愤怒时，打烂了我咨询室里一张有点昂贵的椅子。尽管我们彼此对这件事都觉得很好，但有些人会将这种做法批判为对行动的纵容。在我所写的关于个案的书里，另一个问题就是性欲的问题，性欲问题也是迄今为止受到最多评论的。[6]然而，深度治疗师都知道，在某些情况下，性欲是必须要冒的风险。

承诺作为一种价值，要求治疗师审视自己的优先权利和价值，然后要持续地关注这两者、持续地关注来访者的长期需要，并将这些需要置于更为常规的社会准则之上（但不是藐视这些准则）。[7]

小结

承诺是存在性真诚的定义性属性之一。因此可以说，有一点很明显，承诺就是一种存在于这个世界的方式，承诺是一种持续的存在过程。与承诺性存在相对立的就是逃避，即逃避责任，关注责备。

我已经描述了我作为一位治疗师和作为一个人的理想。我还远未实现这种理想，但是我承诺，并且反复承诺去追求这种理想。

心理治疗师的旅程

当我真正去讨论承诺这一似乎如此理论、如此抽象的主题时，我遇到了我们所处的世界在根本层面上面对的一些极为困难的问题。我想简要地对此进行描述。

客观化是20世纪的黑死病。这么说其实低估了客观化的威胁。黑死病杀死了欧洲1/3的人，但我们可能杀死了我们所有人、所有生灵、我们这个星球。

客观化是我们这个物种所遇到的最大威胁。倘若我们不能摆脱客观化，那么我们作为一个物种可能存活的时间就不会长过恐龙。

当然，战争可能会给（或许的确是）所有人带来最终的疯狂，但是绝对不是唯一的疯狂。战争就是将人视为客体的结果。当客观化的视角占主导时，政治、土地、经济财富都比生命和幸福更有价值。

我们这个世界的太多资源正在被投入一场战争，这场战争是为了在物质上改善活在世界上的每个人的生活体验，为了完成“解决整个世界的社会疾病”这一前所未有的伟大计划。我们都需要停下来，思考这个难以置信的事实。

我们需要学会在生命中总结主体性，学会考虑人们的内在经验，学会认识到有许多真理并不能获得外显、清晰、完整的形式。这些真理对于我们的存在是非常关键的，但是我们否认它们，因为它是主体性的。[8]

我们不太清楚如何与指导我们生命的主体性伦理相处。我们有了一些起步，但是许多可能性都只是理论上的可能性。很多可能性似乎都被视为非美国的、非基督教的、非可行的、非正常的，或只有上帝才知道的东西。

试图跳过来源于终极自然法则（其本身不是真正的“自然”或“法律”）是徒劳的，这也是一种毁灭性的客观化。我们已经学会了不信任人类的判断，但我们没有认识到，我们做的任何事、我们做的任何选择、我们编写的任何法律、我们生命的每一个部分最终都在于人类的判断。

我们将风俗误解为固有的真理，我们将习俗误解为必然。我们试图做出调整，我们自身的需要就是调控的指南。以人性化为意图的法律控制了一个假释委员会，它释放了那些顽固不化的杀手，让他们朝我们而来，因为法律的形式超越了人类的判断。

资本主义、法西斯主义、种族主义、民族主义最终都注定失败，因为它们并未解决客观化的问题。诚然，这个问题可能是无法解决的。倘若如此，那么人类就是这个问题。我们的双重性让我们成了这个问题。我们存在于我们的主体性中，但是我们必须走在客观化的道路上。我们存在于一种分裂中，但是我们必须在相对性中生存。这些悖论就是人类两难境地的根源。

人类的客观化是一种疯狂，它是对我们所在的世界、我们畅游的海洋的一种有毒污染。我们很早就被催眠，相信着一切必然如此。我想说那些我们没学会去说的东西。我想站在这个普遍的催眠暗示之外，大声叫喊：“醒醒！”

保罗·蒂里希曾写道：“人抵抗客观化，倘若这种抵抗完蛋了，人本身也就完蛋了。”[9]

The Art of the Psychotherapist

第14章

治疗师的艺术

本章汇集了诸多线索，编织成了治疗师作为“艺术家”这一观念。本章开头我们针对大多数艺术形式共有的六个特征，将它们与心理治疗的实践对比以便进行检验。不出所料，事实证明我们这一领域的六个特征都有资格跻身其中。接着我们着眼于治疗师和将职业规划定位于深度心理治疗的人，对这些人所需的素质与培训进行阐释。

这引发了一场针对毕生致力于深度心理治疗实践的压力与回报的考验。我以个人随笔作为本书结尾，它涉及最终涉入我们这一领域以及我们生命中的神秘性。

我们的求索沿着客观、外在与外显的道路抵达来访者的主体性，这是一个远远超出语言所及的领域。我们有一个基本假设：与其说最娴熟的治疗师是一类技术人员，远不如说他是位艺术家。治疗师巧妙使用各种各样的敏感性与技巧，他们的来访者才能释放自己蛰伏的潜力，获得更充实的生活。

治疗师的这些特征要传给他们的年轻同行并不那么容易。为了向这种传承提供帮助，我提出了一系列维度，它们都指向那些高深莫测又不可言传的资源。

“指向”的含义很难明确表达。成熟的治疗师所采用的各种不同种类的考量方式，无疑能够被本书的维度所代表。同样毋庸置疑的是，他们也会采用很多其他方式。我们无须怀疑，他们很少以有序与系统的方式来考量这些维度，但我们在此呈现这些维度时，却需要用到这些方式。正如一位伟大的画家在一幅作品的画布上创作时，不太可能去考虑诸如“蓝色和黄色混合能得到绿色”，或者消失点的基本原理这种问题。或者当一位钢琴大师在音乐会上演奏时，基本不会花时间在和弦进行上，因此对那些熟练掌握这些维度的治疗大师来说，这些维度也只是“第二天性”而已。

当对这些资源的学习渐入佳境时，它们也便失去了拒人于千里之外的锋芒和名号。伊扎克·帕尔曼演奏的不是小提琴，而是音乐。当然，在对某些方面进行复习时，名称以及正式的量表是有帮助的。钢琴家会倒回去重新检视自己在某些困难片段上的指法，画家也用新的媒介进行试验，并对随之而来的光色特性知识进行适应。

关键点在于：本书中的维度并不局限于治疗大师们所采用的形式。正如我对它们的定位那样，这些维度的主要功能是引导成熟的治疗师产生更进一步的认识，这将促使他们进一步地发展自身潜力。

带着呈现这些维度的使命，让我们来对艺术形式的本质进行审视，以帮助成长中的治疗师认识到自己承担的任务。

艺术形式的特征

大多数（即使不是全部）艺术形式，包括图像、音乐、视觉艺术、戏剧，它们都有如下容易辨识的共同属性：

- 以自我为主要工具。
- 开放式结局。
- 训练有素的敏感性。
- 某种形式的产物。
- 自主的标准。
- 对作品的认同。

以自我为主要工具。也许对一种艺术形式而言其最显著的特征，便是艺术家自己和他人都将艺术家本人看作表达艺术性冲动的主要工具。这就是为什么人们期望每位艺术家都是与众不同的，即使艺术家可能会被学界或媒体草率地归类。我们能够立刻分辨出夏加尔（Chagall）与毕加索（Picasso）的不同，许多人能够区分斯特恩（Stern）与铂尔曼（Perlman），或者肖斯塔科维奇（Shostokovich）和斯特拉文斯基（Stravinsky）。虽然每位艺术家无疑会寻求指导、训练或其他帮助以精进自己的才能，但很显然艺术在于其人，而不在于其表现的载体。

开放式结局。心理治疗的艺术是逐步递增的，具有艺术性的治疗师将持续体验到一种循环：

- 在某一个层次上对治疗现象的体验。
- 对这一层次感到熟悉和舒适。
- 开始意识到治疗现象中，以前从未意识到的差异与相同之处。
- 有意识地将这些新的认识融入针对治疗现象的体验，因而进入一个新的层次。
- 对新的层次感到熟悉与舒适，并允许新的认识融入前意识，这样它们便不需要注意力的集中。

- 开始认识到治疗现象中，从前没有意识到的全新差异和相同之处。
- 如此循环往复。

这里不存在终点，不存在最终与完满的精通。弗洛伊德和荣格毕生都在不断地改变和扩展他们的观察，他们的后辈仍延续着这个过程。只有那些渴望在自己身处的传统中成为主导者的人，才会抗拒改变。要当心那些声称自己已然身居高位、不再需要任何改变的治疗师。他已经失去了艺术性，成为一个技术员，这对他的来访者而言可能是种危险。

总而言之，关键的一点在于，对于治疗艺术的掌握是一个不断发展的过程，而非某种完结的状态，那是一件接受乃至欢迎不断挑战的事情，在此，我们将从当下起身，去探索一个人将如何改变。

关于探索过程的只言片语

我在此描述的心理治疗的洞察力和艺术性的演变，实际上是一个更为基本的人类过程。同样，这一演变过程对那些生活得最充实、最有生命力的人进行了表征。在描绘任何人类事业时，这一过程都是很有效的。在写这本书的过程中我多次发现，那些提前想好的主意在我下次围绕其工作的时候变得通透起来。因此，我发现新的成分、应用或者其他领域的发展也同写作一样正进入我的意识。这让写作过程变成令人兴奋的冒险，同时也变成令人挫败的操演。我所写的东西，永远无法处于我个人成长的最前沿，而只能稍退一步。如果我试图在那风口浪尖写作，我将面临一个可怕的选择：是停止成长，还是永远完不成任务。

训练有素的敏感性。正如我们意识到艺术家的终极艺术工具就是他自己一样，我们也能明白这种艺术工具的核心就在于艺术家的敏感性。如果人没有能力去学着体验一切媒介间越来越微妙的特质和细微差别，其他一切都将是徒劳的。那些拥有“完美高音”的音乐家，他们能够无须任何帮助就能演唱或分辨出任一音符，或许他们仍不会成为艺术家，但只要他们选择了这条路，便拥有明显的优势。画家能够识别的细微色彩差异，有修养的演员能够传达的微妙感觉暗示，以及一位娴熟的作家能够通过文字编织的含蓄人物描写，都可以作为这种敏感性的案例。

治疗师必须提升自己的能力以捕捉微弱的情感线索，凭着知觉来感知来访者的意向中的变化，即使这些变化转瞬即逝，治疗师也能感知来访者准备听取、采用以及拒绝的一切，简而言之，这就是我们在第 11 章描述的精巧共鸣。

某种形式的产物。我们可以与格雷达成共识：许多沉默的无名诗人正长眠于各个教堂的墓园，但只有著名诗人弥尔顿打破了沉默，赢得了艺术家的美誉。在第 12 章中，我们了解到如何采用决定性的步骤以满足自己的冲动，从而让一个人对自身精神的实践产生关键的改变。通过某种改变来成就一个人的艺术性，并让这个人宁可自己如履薄冰，也要说"这是我的天职"，这个人面临的挑战在于不少天赋异禀的人害怕走出这一步。当然，某些人本就能够成为娴熟的治疗师，但他们害怕投身于人类主体性的未知深度中，因而安然停留在技术和有限目标层次的岸上。他们的艺术充其量是种夭折的艺术。

自主的标准。归根结底，只有艺术家本人才能评判自己的作品，因为只有他才能理解作品的内在灵感，以及作品能够给他带来多好的体验。我的一位朋友站在房间里，墙上挂满了他的画，那时他对我说："总有一天我能画出一幅来！"当然，他的意思是在内心深处，他知道自己苦苦追求的是什么，同时他也希望有生之年至少能够实现一次。这便是艺术性的本质。如果一个人对自我强加的标准太严苛，艺术冲动就会被扼杀；但标准太宽松，冲动又会在平庸中湮没。

具有艺术性的治疗师产出其作品，主要是针对两类观众，即他们的来访者与他们自己（不过在大多数情况下，除此之外还有不少人会认为自己也看到了这种艺术的产物，并会不假思索地对其做出评判，比如配偶、孩子、父母、朋友或工作伙伴）。这个团体如此之小，意味着如果无能且不负责的治疗师产出了糟糕的作品，被发现的可能是很有限的，而这也意味着我们领域内某些最优秀的艺术家，也可能不为我们所知。我们这些写书的人相比于成为具有艺术性的治疗师，或许更容易成为优秀的艺术性作家，毕竟人们更能对此口口相传。

对作品的认同。艺术家督促自己认同其作品，如此一来他便与自己的作品融为了一体。一个人将自己和自己的所作所为联系起来，便是在奉献自己和生命。这意味着全身心地让一项工作变得丰富多彩。这也同样能够意味着一种依恋，这令人很难将注意力转移向生命中的其他部分，或者当这个人发展其他需求时，对自己现在的工作轻言放弃。一个在自身领域享誉全国的朋友，在退休前夕告诉我，他担心自己若是无法在这个领域继续有所产出，便会感到生不如死。

深度治疗师的甄选和培训[1]

我们需要彻底重新思考成为治疗师的准备工作，毕竟他们将帮助来访者做出重大的人生改变。这项工作在很大程度上有赖于深入探索来访者的主体性，因此这对治疗师的主体性有着很高的要求。其中的一个关键因素在于对治疗联盟或关系的关注，其中也包括移情和反移情。

是教育、培训，还是别的什么

我们用于描述重要事情的词，往往比我们的意向还表达了更多东西。为了突出我的这一观点，我准备利用一些在谈论成长中的治疗师时，往往会用到的传统术语中的有失公允之处。

所有行业都有对新人进行培训的专委会、课程或项目。“培训”一词表示让动物进行某些标的行为，比如翻身、装死等，或者让运动员做一些本质上与此类似的事情，又或者让娴熟的匠人去做一些与此类似却复杂得多的事情，例如脑外科手术、橱柜制作、烹饪惠灵顿牛排。

更具尊严和学术性的就是“教育”一词了。我们会将教育和乘法表、元素周期表、《精神障碍诊断与统计手册》、19 世纪著名的欧洲战役相联系。

读者或许会注意到，我常常使用“准备”一词。当然这其中自有一套联想。它让我想到为了某种确证，以及为婚姻、为战役或者死亡而做准备。对我的思维方式而言这是一组更胜一筹的联想，说它更好是因为这些都与主观上的准备相关。如果我们准备让人进入改变人生的治疗，我们需要反复提醒自己，改变人生的心理治疗是针对来访者内在生活的治疗。可那又是什么呢？

论及来访者的内在生活

最重要的一点在于，我们必须认识到：来访者终究是个自主的存在。这种假定不是出于道德、理想主义或民主的借口，而是出于对现实的认识，即每个人都是独特的、异质的。没人能被任何人（包括他自己）完全了解。人类并不仅仅是被外部事物填满的被动容器，而且是那些改变了事物次序的现象（思想、感觉、认知和关系等）的来源。

通过断言人类不是客体而是主体，我能够对上述内容进行总结。因此，认识一个人和了解一个人之间存在着至关重要的差别。仅仅是认识来访者的治疗师，最好还是坚持行为矫正或类似的客观性方法。如果一个人真正了解自己的来访者，他便会情不自禁被那个人的主体性吸引。

主体性导向的准备

在众多备选项目中，我们需要对主体性导向的心理治疗做些什么准备呢？下面的清单无法穷尽这些准备。它集中于那些在如今的培训项目中受到普遍忽视的因素。我在挑选准备事项时，会考虑以下几点：

- 在与人进行这类接触时，具有高度的谦卑和责任感。
- 具有训练有素的同情心（以设定限制并坚定地做出对抗）。
- 对理论提供的支持表现出适度的欣赏，而非过度依赖理论。
- 不断提高对人类本能进行认识、评估和选择性利用的能力。
- 对人类的条件、个体的可能性和局限性、更广阔群体的紧要之事具有广泛认知。

- 全身心投入，使以上一切实现持续增长。

实现这些目标的手段

以上关于准备的前提条件表明，治疗师的主体性成长需要一系列与众不同的项目来指导与支持。目前，我们还对主体性的准备知之甚少，因此我们往往会躲避这种尝试，尽管大多数人会将它的重要性挂在嘴边。

对个人治疗的要求一直是最具针对性的认识。然而令人惊讶的是，会有人对这种针对性提出质疑！关于从各种其他事物中挑选出自己最强烈的需求并表达出来，挑选过程中的矛盾是这种要求表达的众多困难之一。由于这个问题并不存在十全十美的解决方案，因此我非常乐于列出一切有可能让治疗师自身的主体性更加丰富的情况。

- 广泛而密集的个人心理治疗体验，最好能够同两种性别的治疗师工作，也包括团体治疗。
- 成长中的治疗师，至少有三年的生活经验，是在精神健康领域之外的、更广阔的领域中自食其力。
- 成长中的治疗师在社会机构、能够与大量专职精神病理学家有频繁接触的精神病医院、综合医院或公立学校有见习经历。
- 有选择性并均衡地学习关于人类的心理学、医学、社会影响、职业道德与责任的基础知识。
- 广泛地阅读小说或纪实文学，以捕捉广泛的人类体验，以及生活中宏大的存在主义和哲学问题，在具备三年经验之前，控制心理治疗类文献的阅读量。
- 与一个或多个导师和榜样长时间保持联系。这些导师会督促成长中的治疗师反思自己的经历，并且让这些治疗师通过各种方式与导师周旋，让这些治疗师从最初的幻想变成积极地规划与执行。
- 通过见习或实习，认真培养敏感性、技能的发展以及个人的创新能力。

当然，这些理想化的经验同样为更传统的学习提供了机会，显然这只是次要目的。

作为毕生事业的心理治疗

我们中的很多人进入这个领域，是因为我们对自己内在挣扎和动摇的关注，是如此长久而深切。承认这一点并不可耻，相反它更接近自吹自擂。我们选择通过某些作为来减少自己的痛苦。我们将其看作人类一般知识范畴内的情形，我们追求这类知识。我们对自身的改变有着强烈的希望和采取行动的意向。我们也应该将这些从自我挣扎中获得的启示用于服务他人。因此，这确实是自吹自擂。

当然，通常我们会将自己藏在个体存在的小盒子中，在那个上了锁的小盒子里，充满了我们残余的内疚感。这些内疚感出于如下原因：我们自己仍有相当一部分神经症未能治愈；对我们的来访者产生了禁忌的想法(当然主要有关敌意和性)；不可避免的疏忽；仅仅未能满足一些人的需要，这些人往往倾其毕生来信任我们。

我们无疑身处一个要求严苛、耗费精力、令人疲惫的领域。我们酗酒、自杀、离婚，以及后代精神失常的概率远高于平均水平，我认为这些令人悲伤的统计数据背后有各种各样的原因。其中最重要的一点就是，我们的工作常达不到来访者与自己的期望，而我们对工作的高频投入无法为自己的配偶和子女带去应有的回馈，我们每天目睹的戏剧性事件让家人和朋友的忧虑显得很苍白，而如果我们能意识到，就会发现自己的缺点与未完全解决的问题，也一次又一次卷土重来，回到我们面前。

成为治疗师，便意味着成为流浪者、神、无能者、撒旦、受威胁者、爱恨分明者，也成为自我反省者。我们工作的令人沮丧之处在于，我们总是处于不确定中，总是面临来自受助之人的阻抗，我们的成就总是不够圆满，我们的失败如此清晰地萦绕心头，我们最好的成就往往是不可见的，即使是对于共同工作的人而言也是如此，尽管我们大多数时间都与他人共处，但在工作中，却处于不可弥补的孤独状态。

然而，这一切只是故事的一半。我们还能体会到，并亲眼见到我们职业生涯中个人与专业的成长结果，因为新的机会和洞见正在不断刺激着我们。有时候我们会明白，我们真的为他人的人生带来了改变，这种改变会产生涟漪效应，并抵达素昧平生的其他人那里。在某些时刻，我们会感到来访者对我们的真正的理解与肯定。最重要的是，我们何其幸运，比大多数其他人得以更深入地窥探到一切神秘性的源头。

心理治疗师的旅程[2]

有人曾说，上帝死了。也许这是事实，但我相信死去的上帝是笼子里的上帝，是动物园里的上帝。我们总想着通过自己的定义、解释，以及所发明的“神圣法律”将动物园里的上帝控制起来。那个上帝被捕获并驯化于我们用外来概念所构建的智慧的动物园里，他在牢笼中丧失了光华，于是上帝死了。

那个野性的上帝，那个不会被我们的意志和智慧捕获的上帝，那个永远不会被驯服的野性的上帝仍然活着，和从前一样自由。他随着风游走；他在寂静的沙漠中歌唱；他藏身于阳光中，滋润着我们。

野性的上帝不仅仅是个不断进化的上帝，他也会进行革命。动物园里的上帝不会给我们惊喜，我们会在自己方便的时候拜访他，且主要是在孩提时代。动物园里的上帝无法打乱我们的日常舒适生活，直到死去时，他似乎都无需我们的任何反哺。

野性的上帝不需要如此受到驯服，他进入我们的生活时可能会颠覆一切，他可能会向我们索要手中的一切，因为他吞噬了我们的自满，并要求我们产生激烈的、彻底的、令人害怕的改变。

保罗·蒂利希将野性的上帝称为“超越上帝的上帝”。[3]野性的上帝是神秘的上帝。“神秘”这个词很少出现于心理学作品或心理治疗话语体系。我们否定神秘性，我们假装它只存在于儿童、作家和神秘主义者的头脑中。然而这样做，正是欺骗与蒙蔽了自己。

野性的上帝以我们无法预知且意想不到的形式降临到我们身边。野性的上帝可能会伪装成一位惊恐而孤僻的来访者，他等待着释放自我，以展示丰富而充满诗意的创造力。野性的上帝作为来访者，可能会让我们困惑与挫败，并迫使我们去积极思考工作中有哪些方面能令自己感觉坚实可靠。野性的上帝可能会通过我们自己的躁动和易怒，来迫使我们面对自己长期否认的内心冲突。野性的上帝撼动了我们脚下的土地，模糊了我们因循的道路，他让我们意识到，我们住在自己建造的笼子里，而这个笼子被我们称为“现实”。

奥尔特加·加塞特说：

> 生活始于一片混沌，因此人会迷失其中。个体会对此产生怀疑，但他对于自己要与这一可怕的现实面对面而感到害怕，并试图用幻想的帷幕来将其掩盖，但其中的一切都清清楚楚。他并不担心自己的“主意”是否真实，他用这些想法建成战壕，对自我的存在进行防御，用它们扎成稻草人将现实吓跑。[4]

神秘性包裹着知识，也限制了知识。神秘性是无限的，但知识是有限的。随着知识的增长，神秘性却愈加扩张。神秘性是种潜在的意义，总是等待着被我们发现，总是超越我们的认知。

我们作为治疗师，很容易卷入一种与来访者的共谋，我们共谋着否认神秘性。在这个邪恶的契约中，至少很明确地隐含着一种错觉：每一个人生问题都有其答案，每个梦境或符号都有其可被发现的意义，而合理的控制就是我们的健康心理的人生目标与理想。

治疗师当然必须学识渊博，但又必须保持谦逊。恕我直言：我们的知识永远不够。我们也永远无法让知识足够。我们学习的速度越快，要学的东西就越多。向来访者装作知道自己了解他们需要什么、应该做什么、必须做出什么选择，那就是我们对神秘性的否认、对来访者的背叛。一切彻底的治疗都需要帮助来访者接受并面对内心的神秘性，以及围绕着我们所有人的神秘性。

即使是对和我累计谈话了 300 个小时的来访者而言，我已对他的生活进行了深入而密集的探索，即便如此，在我邀请他参与一个治疗团体后，再与他交谈时，他整个人的全新面貌、不同的态度或者令人意想不到的回应仍旧令我惊讶。每一位来访者在某些重要的方面都是神秘的。我并不能欺骗自己，认为我完全了解任何人，也包括我自己。

然而，真正具有教育意义的准备，总会让知识的局限性变得显而易见。我很厌恶那些似乎还没有认识到这种局限性的治疗师。这样的人只是伪装成专业人士的、真正危险的死亡巫师。

没有认识到神秘性的治疗师，其破坏性的影响在于，他传递给来访者的、或显性或隐性的世界观是一种存在方式，其中一切重要的东西都是终极可知且可控的。这就让来访者产生了他肯定会令自己失望的预期，而来访者又能很快将这些失望解读为这源于其自身的失败。反过来，这又会引起自我批评、抑郁以及对一个人真正才能的异化。

认识到并且尊重在任何地方都保持神秘感的治疗师，也无须投靠于宿命论或者那种形式脆弱而做作的神秘主义。可能性的开放也可作为一种强大的鼓励，促使人们重构熟悉的事物，并带着纯洁的认知去尝试新鲜事物。唯有悲观者会认为空白画布毫无意义，那些珍视神秘性的人会认为它是开启全新事业的机会。

倘若我们要寻找野性的上帝，便必须走到外面的世界，走进危险与机遇，但我们身边没有地图、指南针、足够的食物和保护，没有任何东西。当我们在寻找野性的上帝时，可能会被他俘获。因为神秘性会理解我们，可我们无法理解它。

附录　对练习的建议

倘若读者们用观察和练习来补充阅读，那么我们先前呈现的这 13 个维度就会变得很有意义、很有效。大多数章节都有两个值得关注的任务：①培养对我们所研究的过程及其变化的敏感性；②加强在对话中实际使用这些维度的技巧。努力完成其中某一项任务都必然有助于另一项的完成，但是这两项任务的完成都需要细心。

本书中的建议都旨在帮助治疗师增强敏感性。治疗师可以做的其他事情，就在于形成一种感知能力，感知来访者在哪些地方是主观的、来访者在某一刻的一般变化趋势是怎样的、在某一刻来访者所需要的是什么。这种可被训练的基本能力被叫作“直觉”。

正如荣格派所提出的，直觉的某个重要成分对于某些个体而言是与生俱来的。然而，这种成分在我们每个人身上都或多或少存在着（Goldberg, 1983），而且这也是一种可以得到增强、可以变得更为精准的能力（Vaughan, 1979）。

我们先前提到的治疗艺术的大多数维度，都依赖于治疗师的一种能力，即治疗师能直觉地、敏锐地觉察到自己和来访者的模式。相应地，一个最基本的练习建议就是，尽可能频繁、敏感地使用这些维度来进行工作。有且只有以这样的方式，治疗师可以达到一种状态，即这些维度所提供的视角可以出现在前意识层面，而不会侵入治疗师与来访者的情感。

观察和练习的机会

一些观察和练习的机会可以被描述如下。请频繁地利用这些机会。此外，找寻一下其他的机会。

有原则地偷听。偷听他人的对话往好了说是一种很好的方法，往坏了说是一种很没有礼貌的事情。然而，我建议我们可以冒一些风险，当然，我们要考虑周全，且承担责任。当你有机会低调地偷听和观察时，请培养一种习惯，去倾听人们是如何对话的。倘若你接受一点，这种偷听只是为了观察互动过程，而忽视对话的内容，那么你的良心和我的良心都会得到些许安慰。

在等候室、咖啡店、美容院或类似的地方，坐到一个可以听到（如果可能的话，看到最好）两个人对话的地方。最好不要试图完全听到一大段对话，至少最开始不要这样。

- 首先记下你的第一印象。
  谁是主导的说话者？谁在对话中最投入？
- 现在问问自己，有哪些线索可以帮助你回答这两个问题。
- 接着，看看他们的肢体语言、姿势、面部表情等非言语的表达。这些内容是否可以证实或修正你的印象？
- 最后，试图预测某一位说话者接下来的行为（比如，倘若他们在争论，那么谁最终会认同另一者的观点；倘若他们在交流一些逸事，那么谁会改变话题）。

和一位朋友练习。当我们与来访者工作的时候，试图刻意使用这些维度，并且试图摆脱我们的职业责任，这样会带来很大的帮助。如果一位同事或朋友饶有兴趣地跟你进行练习性的谈话，并且你们可以进行真诚的对话，那么这种帮助就会达到最佳的效果（但是要明白，这些谈话是以练习为目的的）。此外，进行治疗师和来访者的角色扮演也可以带来帮助。

倘若你记录下这种对话，对此进行事后的回顾，并且跟你的朋友或督导进行讨论，那么这也会很有帮助（见下面一段话）。

回忆一下：人类关系的力量非常强，这种力量可以带来益处或伤害。当你进行练习时，最为重要的一点是相信你自己的价值和朋友对你的信任，而非只是为了完成这项任务而处于一种不合适的投入状态。这意味着，倘若你的朋友沉浸到了对话中，并且开始了真正的自我暴露，或者有了明显的情绪需要，那么只要他们需要你的帮助来处理这些被激起的情绪，你就要以专业的判断来做出回应，你要完全保持信心，并且一直跟他们待在一起。但这并不意味着，你要试图治疗你的朋友，因为这是一种危险而不明智的行为。倘若他们表现出寻求帮助的需要，那么你需要帮你的朋友找到一个有资格的专业人员。倘若你跟朋友之间的关系是一种真正的友谊，那么不论你受过何种训练，不论你有怎样的经验，你都不是那个可以帮助他的专业人员。

收集对话的记录。对某一维度的敏感性，来自在实际交流中观察这一维度的运作。生活环境（相较于角色扮演或其他练习）具有一种很难捉摸，但又很重要的整合性。倘若条件允许，除了录音之外还可以拍些视频。这些视频可以重复使用。从不同的角度研究这些谈话内容，可以带来很多益处。如此一来，我们就可以从材料中获得丰富的多方面理解。当然，不时收集一些新鲜的素材也是很有益的。

此处列举一些可能很值得关注的对话类型。

- 你和他人之间实时的、自发的、日常的对话。只要时机合适，你就习惯性地记录下你的对话。这样，你就能逐渐积累起一些有足够时、益处足够多的材料。在收集材料的过程中，尽量收集不同人物、不同主题、不同对话环境的对话材料。
- 有意准备一些对话（正如上文的建议），跟一位愿意跟你练习的朋友进行这些对话。同样，最好改变各种条件进行收集。
- 记录电台或电视的谈话。试着延长两个人之间的对话。那种一个人经常变化，而另一个人是固定的电视节目的用处不大。

使用记录下来的对话。若要使用这些记录下来的对话，我们可以遵循以下几条建议。

- 从对话里的各个要点中摘取一些范例。每一个范例都必须有足够的长度（对于要研究其模式的那个对话者，至少要从他那里收集十个回应）。
- 系统性倾听。后面的几个章节附有观察计划（参见下文），这些计划能促进研究。倘若这些计划适合，请使用它们；倘若不适合，试着做些记录。关键之处在于，让倾听变成一种主动而非被动的过程。
- 让自己摆脱好坏的判断。我们的任务是熟悉这些呈现出的过程，而非让你自己、采访者、治疗师去评判被倾听的那个人。没有压力的研究是很令人愉悦的，而且这种研究可以促进敏感性和技巧的形成，这种敏感性和技巧在一种不断寻找错误的气氛中是不会出现的。
- 倘若某人跟你有类似的动机，倘若他也想在一种认真但愉悦的心情中运用这些计划，倘若你可以和他讨论你的经验和观察，那么请倾听这位朋友。

使用观察计划。某些章节的练习需要你使用一些观察计划。这些计划都列举在附录后面的部分，因此你可以在任何时候试验一下这些计划。

试试将未经计划的观察和这些有指导的观察混合在一起。这些计划尤其有助于提供一些特殊的视角，我们可以从这些视角出发来观察对话中的互动。在使用这些计划的过程中，你很可能看到一些在不使用计划时看不到的内容。

那么你会使用这些计划吗？很可能不会。

在使用这些计划时，我们常常会有一种惰性。只有最为刻意的训练，才足够帮助我们不是偶尔几次，而是系统性地、完全地使用这些计划。

如你所想：这是一项挑战。

那么，你要怎么做呢？

练习建议

前面几章的建议都会呈现一些细节，而之后几章的建议则是更为简单的描述。当你对这些技术练习有了一个总体的理解之后，你最好以你自己的风格继续这项工作。

要粗略地理解这些练习建议是很容易的，但之后我们需要继续，要在内心想着“只要有时间，我就要尝试一下”。倘若你能坚持很久，那么你可以休息一下，再试试这些建议，然后坚持到底。

第2章 沟通层次

习惯性地记录下你体验到的，以及你的对话同伴所展示出的参与程度。当然，这会给你作为治疗师的工作带来很大帮助，当你和一个销售人员谈话或者和某位同事争论时，这种记录也会给你带来帮助。

有原则地偷听。使用上文提到的这种总体性建议，但是你要问自己以下关于你所观察的人物的情况的问题。

- 你觉察到，他们如何在不同层次之间变化的？
- 对话的两个人都处在正式场合层次或关系维持层次，还是只有一个人处在这些层次？
- 对话的两个人是否都超越了标准沟通层次？如果有一个人超越了，那么这给对方带来怎样的影响？
- 对话的两个人是否都觉察到了沉浸程度的差异？

本书第318页的观察计划2-1给出了一些有关倾听对话的非言语方面的方法的建议。你可以时不时低调地使用这些方法。

和一位朋友练习。找一位你信得过的朋友，展开一次有意义的对话。

倘若有可能，记录下这次谈话。对话的主题可以是任何适合你们关系的内容，但是越个人化、越有相互的自我暴露的内容越好。在这种对话中，你试图帮助你自己和你朋友更加沉浸，以便达到比通常更深的沉浸程度。直到对话结束之前，不要暴露出你的这种目的（下文的指示会告诉你该怎么做）。

在谈话结束之后，假设你和你的朋友有了一次有意义的交流，那么请考虑以下问题（倘若你的朋友也是专业人士，那么你们一起进行这种思考是很有益的）。

- 对话开始时，你的朋友在什么参与层次？你在什么层次？
- 朝向更深层次的变化是怎么发生的？
- 是什么促进了这种变化？
- 有没有这样一些情况，即某些事情降低了你们两人或某一人的参与程度？是什么样的情况？怎样才能避免这样的情况？
- 对于在一个沉浸层次上真诚地面对你的朋友这方面，你觉得你的能力如何？我们大多数人对于偶然遇到某个人都会感到犹豫，你有能力识别出，你也有这样的犹豫吗？
- 告诉你的朋友你到底在做什么，问问他对于这个过程的坦诚反馈。
- 使用本书第 318 页的观察计划 2-2，让你的朋友也使用这个计划，从而获得你对于对话氛围和沟通层次的印象。

使用记录下来的对话。当我们听记录下来的对话时，上文建议的这些问题是非常有帮助的。此外，考虑以下问题。

- 当在场层次出现了一种明确变化时，你注意到了什么样的前兆？
- 倘若这种变化朝向一种更松散的参与程度，那么在那个时间点上，某种干预可以防止沉浸程度的丧失，你现在能识别出这个时间点吗？
- 倘若你录了视频，那么你可以使用观察计划 2-1 来研究对话的非言语方面。

第3章 治疗师的在场与联盟

第2章的指导也可以用于这一章。尤其要注意治疗师和来访者（或者扮演这两个角色的人）之间的相似性和差异性。倘若你在某个对话范例中作为治疗师，那么你能发现自己在何时有所退却，是什么样的刺激导致了这种退却吗？

另一些观察。某些观察计划有助于你达到更深的深度，并且暴露出一些你未察觉到的模式，这些模式可能干扰你达到你想要的深度。请在你的对话记录上使用第320～323页的观察计划3-1、3-2、3-3。

第4章 人际压力

关注非言语内容。以上这些练习内容当然都关注于治疗对话的言语方面。我们以上所写的这些指示都强调的是语言。然而，治疗师的责任在于仅仅将语言作为一种指示，来理解来访者的整体互动。仅仅关注说出来的语言，绝非心理治疗。

使用记录下来的对话。记录下来你和朋友之间的对话，这位朋友最好跟你有着某些共同感兴趣的话题（比如，爱好、体育运动、当下的政治问题）。记录至少15分钟（这样可以减弱最初的自我意识）。使用第324页的观察计划4-1（人际压力）倾听对话后的三个范例，每个范例要有10个回应（你说话的次数为10次），这三个范例分别摘自对话刚开始的一分钟（对话的早期）、对话的中间、结束前的一分钟。你的每一次说话都要记录在表格的空栏中，从左到右地记录。用竖线来将三个范例分开。

当你看到这些模式时，你如何理解自己使用模式的方式？

- 你有一种持续固定的模式吗？
- 对话题的沉浸程度（倘若彼此都有所沉浸）是如何影响你的压力强度的？
- 当你改变人际压力模式时，你觉得对话有了某种显著的差别吗？怎样的差别？这种差别来自哪种模式？

研究专业谈话。你可以用类似的方式来记录一些电视节目或电台节目，比如《分钟时事》（*60 Minutes*）或《今夜脱口秀》（*The Tonight Show*）。从人际压力风格的方面，来对比这些不同的谈话者是非常有趣的。

压力练习。通过下面的人际压力练习 A 和 B，来练习操纵人际压力。回应的范例记录在本附录的最后一个部分，但是在看这些范例之前，请先试试你自己的技术。然后将你的回应与范例进行对比，看看你回应的变化是否等效于此处记录下来的治疗师的回应变化。

人际压力练习 A

治疗师：你此刻在想什么？

来访者：我在想，我接下来要说什么。

（在下面横线处写下治疗师的 8 个回应。将这些回应放入人际压力强度。）

1. 嗯。（愉悦、期待的语气。）
2. ______________________________
____
3. ______________________________
____
4. ______________________________
____
5. ______________________________
____
6. ______________________________
____
7. ______________________________
____

8. ____

____

9. ____

____

10. 重要的是说出此刻你觉得重要的内容。如果你不这么做，我们的对话就没有任何意义了。现在，别犹豫了。

用罗马数字指出每个回应所代表的人际压力强度在第几个八度。

#2____ #3____ #4____ #5____ #6____ #7____ #8____ #9____

有两个回应在同一个八度吗？

人际压力练习 B

治疗师：你此刻感到很大的痛苦和愤怒。

来访者：是啊。就好像这种情感太强烈，我恐怕没有处理。

（在下面横线处写下治疗师的 9 个回应，这 9 个回应应该处在下面的人际压力的两个极端之间。）

1. 嗯。（同情的语气和方式。）

2. ____

____

3. ____

____

4. ____

____

5. ____

____

6. ____

____

7. ____

____

8. ____

____

9. ____

____

10. ____

____

11. 你其实没有任何选择。你要面对和处理的只有一件事。试图逃避它的结果就是你将长期经历更多痛苦。坚持下去，我会尽可能地陪伴着你。

用罗马数字指出每个回应所代表的人际压力强度在第几个八度。

#2____　#3____　#4____　#5____　#6____　#7____　#8____　#9____

第三部分　主题指导

本部分的所有章节都可以用同一种方式进行练习。当然，每一章都有不同的观察计划。

- 5-1 话题平行。
- 6-1 感受平行。
- 7-1 框架平行。
- 8-1 焦点平行。

寻找机会，在不同的情况下，针对各种不同对话，运用以上四种平行的角度进行评估。有原则的偷听、记录下的对话、角色扮演练习都可以成为这种机会。

练习

A. 回顾第 43 页的片段 2-8 和第 64 页的片段 3-6。在回顾的过程中使用一种观察计划（一次一种）并用一种颜色标注治疗师的回应，用另一种颜色以同样的形式标注来访者的回应。第 43 页的片段 2-8 展示出一位支持来访者进行自我探索的治疗师。相反，第 64 页的片段 3-6 展示出，一位治疗师挑战了来访者对于参与的阻抗。评估一下，互动中的差异是如何体现在平行过程中的。

B. 这些章节中所有的谈话片段都要从这四种平行形式的角度进行评估。选择几种平行形式，并做出你自己的评估。然后，将你的评估与后文中作者的评估进行对比，作者的评估出现在本附录 331 ～ 334 页的“第三部分 指导：平行评估”。不要期待我们总是会完全一致，但是要在任何有差异的地方做下标记。

C. 跟朋友进行一段简短的谈话，在这个片段中，你要试着尽可能用一种平行形式进行回应（比如，所有的回应形式都是“偏离”，或仅仅强调感觉、扩展结构、将注意力导向你自己）。在实际工作中，我们很难达到最为理想化的程度。但尝试这样做，并且看看这样做会对你的对话模式带来怎样的影响，这会是很有趣的经验。

第 9 章 客观化 – 主体性比率

询问一位朋友是否允许你记录下你与他之间的一段简短对话。你承诺（并遵循你的承诺）会对一切说话内容保密，然后记录下你的朋友对以下问题的回答。按照下面的描述提出问题。

当录音开始时，告诉你的朋友，你将要问一个问题，而只要对方愿意，他就可以不断地对这个问题进行回应。你还需要解释一点，你要让这场对话至少持续五分钟，请朋友保持这么长时间的耐心。

当朋友完全理解后，再提出你的问题。对话完成后，你要做两件事，也只需要做以下两件事。

- 当你的朋友停顿时，感谢对方，并再次提出这个问题。
- 将你的回应限制在人际压力的第一个八度（倾听八度）上。再次参考第 77 页的图 4-2 从而确定你的行为的限度。

让这场对话至少持续五分钟，直到闹钟响起。如果你的朋友想早点停下来，鼓励他继续，直到时间到了为止。

给每人选择以下的某一个问题。当你使用这个问题时，你提问的方式要和此处一致。不要强调你的表述方式，或者改变语气，每次都要用同样的方式呈现这些问题。一个简单、直接的对话语气就足够了。（重点在于让这些“刺激”保持中立，以便你朋友可以进行回应，而不论他是否喜欢这个问题。）

- “你是谁？”
- “你要去哪儿？”
- “你需要什么？”

倘若有足够多的机会，最好尽可能和更多朋友（先前没有听说过这个实验的朋友）重复这个实验。只要你觉得合适，你可以使用同一个问题，或用不同的问题。

研究这些结果。使用第 329 页的观察计划 9-1 和对话的记录，用一种客观化 – 主体性比率分别给你朋友的前五个回应进行评估。然后跳到对话中间，评估另外五个回应。最后，评估最后五个回应。当然，在每一次评估上，你都可以评估超过五个回应，你评估的回应越多，你需要处理的内容也就越多。

- 根据表格，变化中体现出一种怎样的趋势？
- 是否在某一次对话上，工作有所深入，然后又退回到表面？
- 在达到更深的参与程度的过程中，是什么尤其有帮助？
- 是什么干扰了参与程度？
- 经验是如何在情绪上影响你的朋友的？
- 经验是如何影响你的？
- 你们关于彼此的感受是如何受到影响的？

第 11 章 忧虑：力量和指引的来源

这种练习是一个机会，你可以借此深入对自身主体性的有指导性的探索中。你并不需要向任何人展示这种练习的成果，而且我建议你不要这么做。只有这样，当你需要完全坦诚时，你才能真心地接受自己的主体性。

你会在下文发现一系列问题。如果可以，如果不是要写下回答，请使用录音机。请尽可能完整、详细地进行回答，从而真正表达出你自己的感受和观点。当你要做出一个概括性的陈述时，试试补充一两个范例。

倘若在你回答完这些问题之前，先不看那些对研究回应的建议，这样做会很有帮助。倘若你不能控制自己，这样也不会破坏这个练习，但是这样的练习对你而言可能将没有那么大的启发性。（当然，即便你控制不住自己，这种练习多少也会带来一些帮助。）

制定设置。当你准备进行这种练习时，你最好能安排一个小时，在这一个小时内，你可以专心而不受干扰地工作。然后，制定一个合适的设置。花几分钟尽可能将注意力集中在你自己身上，把其他事情暂时放在一边。然后，开始回答你的第一个问题，再回答其他全部的问题。

- 在那些对你有一定了解的人（不是你最亲密的朋友或亲戚）面前，你是怎么展现自己的？
- 你对最近的生活的满意程度有多高？
- 你在拖延的是什么？你对未来有什么期待？你希望现在立刻就完成或者可以完成吗？
- 你最为私密的幻想是什么？
- 如果一切顺利，你会希望你的生活在未来的五年有所不同吗？
- 你投入治疗师这个身份多长时间了？你觉得，这种投入在未来还会持续多久？
- 是什么样的情景会让你很严肃地思考要去杀了某个人？
- 在你身上，哪些部分是你觉得最有可能是神经症的？
- 倘若你成了精神病患者（疯了），你觉得你会变成什么样？

❃ 倘若你能在所有构成人类的成分中做出仅有的一次改变，你会改变什么？（不是过度概括，而是简单、直接地说出来。）

研究这些结果。当你的时间到了，或者你完成了所有这些问题（确定你花了足够的时间，真正思考了这些问题），把这些问题放在一边至少24小时。这样能当你再次反思这些问题时，给你带来一些新鲜感。

现在，再次阅读每一个问题和对此的每一个回答。在手边准备一叠纸或一台录音机。思考并推测你说过的话。你现在会说得有所不同吗？这些回答会令你震惊吗？会让你不舒服吗？会让你感到愉悦吗？

接着，回顾一下治疗师关心的四个方面：需要、愿景、在场、敏感性。倘若这些回答来自你的某位来访者，你会完全关心这位来访者吗？倘若你是来访者，而这些是治疗师的回答，那么你对这位治疗师会有什么样的感受？

最后，你要站在来访者的忧虑的角度看看你的回答。你的回答在多大程度上展示出一种固定而专注的忧虑？你能够展示出自己的任何痛苦吗？（我们多少都有痛苦，因此不要逃避）你对自己有多少期待？你能真正承诺于你自己的存在吗？你会把这一切投射到这些问题上，投射到我身上或者其他东西上，还是说，你能观察自己的内在，而不是将这些内容投射出来？

要点。倘若你认真地完成了这个练习，而且遇到了一些挑战，你就完成了对自己、对来访者的一次真正服务。倘若你轻易跳过了这个练习，好吧……

第12章　意向性和精神

这是另一个向内观察的练习。在进行这项练习的过程中，你可能会发现，在你回答第11章的练习的内容，与你现在要处理的材料之间存在着一些重合的地方。这是很恰当且很理想的。利用这种练习，因为它们会指出你内在的一些重要过程。

练习中的价值。我们大多数人会觉得，我们很了解自己的意向，而且主要是外在环境阻碍我们满足自己的一些冲动。尽管这在一定程度上很可能是事实，但是另一个事实是，对我们内在需求进行真正坦诚的自我暴露，往往会揭示出，我们在阻碍自己。本练习就能够让我们看到这个问题，但是它没有什么魔法般的力量。你能从练习中获得的，仅仅是你通过这个练习取得的关于自己的内心、你真正的希望和恐惧、期待和理解的一个成果。记住人们所说的俗话“垃圾进，垃圾出”(GIGO)。

收集信息。你需要用三个步骤来收集有关你的意向的信息。同时进行这三个步骤，并且这个过程要处在这样一种环境下，即你能最大化地深入你自己的内心，又不带有一种侵入性。你现在就会知道这几个步骤是什么，我们不需要更多的指示了。

- 回顾过去的一周，想想你是如何利用这一周的 168 个小时的。使用当下过去的一周，而非一个假设的“更好的”“更典型的”某一周。如果你愿意，你可以回顾其他的某一周，但是你现在要做的是回顾当下的这一周。用你习惯的方式将这 168 个小时分解开。
- 现在，幻想一下，倘若你的一切梦想都能一次性实现，那么你想要的一种最为理想的生活是怎样的。在这种最为理想的生活下，将这 168 个小时分解开。
- 最后，尽可能现实地想想接下来的一年，你想要完成什么。在从今天开始接下来的一年中，你想要做什么、体验什么、提高什么。

当你写下这三个问题的答案之后，把它们放在一旁至少 24 个小时。让它们在时光中沉淀一下。

研究信息。将这三个问题的回答都阅读一遍，读到最后一个问题“你明年的现实希望”。试着从中找到或写下 5 ～ 10 个你这一生的目标，这个目标必须比较明确或具体。

接着回顾意向性系列，即第 254 页的表 12-1。找出在这个系列的哪一个点上，你认识到的每一个意向都处在其上。你最好能将它们排列出来，以便这些意向都能列在系列的这些步骤上，即“希望、将要、想要、行动、实现”。

接着，归类并推测这些意向和一些“门槛”的关系，这些门槛是这些意向要实现所必须越过的。参见第 257 页的表 12-2。你需要做的事情中有一些共同点吗？你能找到这些意向彼此强化的方式吗？某些意向是彼此冲突的吗？让某些意向优先，会带来什么益处吗？

现在，回顾你过去的一周（第一个问题）：面对你现在实际生活中最困难的方面，你给予意向的位置有多大程度的现实性？你在多大程度上考虑到了这些门槛所带来的阻碍影响？你要如何管理自己的精力（金钱、时间、情绪、思想）？

最后，看看你理想的一周（第二个问题）：这可能是你为了更新能量和希望而能够利用的资源。这种幻想的理想生活不仅仅是一个肤浅的问题，而且是你能接触到的更深的内在资源。如果你能找到一些方式挖掘出这些资源，你就有可能强化自己真正的意向，并有可能更加真正地实现你想要的未来。

观察计划

这些计划就像一些特殊的透镜，能帮助我们看到那些通常不是那么明显的细节，并且能增加我们技术发展的可能性。

- 字母“Y”代表你，即作为治疗师或访谈者，寻求技术发展的人。
- 字母“O”代表另外一个人，即参与到对话中的那个人、来访者、被访谈者、练习任务中的那个朋友。
- 许多计划都可以呈现在这个表格中，以便检查对话发展的过程。在这种情况下，正如如下的范例所示，每一条竖线代表着一次回应。每一行的标记指代着回应的性质。

倾听				√	√	√			√	√				√	√
引导	√							√			√	√			
指示		√	√										√		
要求							√								
关键词															

这些计划多少有些不同，但是每一种都可以带来一些指示，可以清楚地指示出我们收获的是什么。关键词这个空格用来指代一些特殊的词，这些词能帮助我们确定对话的入口在哪里。

观察计划 2-1：非言语交流

你要观察 Y 和 O。观察姿势、动作、表情、行动，甚至语气和语速。简而言之，除了说出来的语言及其意义之外的一切。看看你能从这两个人之间的对话中理解到什么，或者什么妨碍了这种真正的交流。

下面的问题可以指示出要观察的内容。不要仅仅局限于这些问题，而是利用你自己的敏感性和直觉。

1. 一系列的互动行动。（如，当一个人的身体向前倾斜时，另一个人通常是前倾还是后退？）
2. 最为常用的非言语交流方式（如，手势、姿势、语速的变化）是什么？
3. 某一位对话者（或两位对话者）有一种总体趋势吗？（如，趋向另一者、离开另一者、保持不变）
4. 两位说话者的言语交流和非言语交流一致吗？
5. 倘若你观察这段对话的无声视频，你能从中总结出什么？

观察计划 2-2：在场层次

选择合适的选项来回答以下问题

1. Y 对 O 说的内容清楚且容易理解吗？

完全可以____总是可以____一般可以____很少可以____完全不能____

2. Y 能理解 O 不得不说的内容吗？

完全可以____总是可以____一般可以____很少可以____完全不能____

3. 评估 O 能达到的最深的在场层次：

正式场合____关系维持____标准沟通____关键时刻____亲密关系____

4. 评估 Y 能达到的最深的在场层次：

正式场合____关系维持____标准沟通____关键时刻____亲密关系____

5. 评估 O 最常出现在的在场层次：

正式场合____关系维持____标准沟通____关键时刻____亲密关系____

6. 评估 Y 最常出现在的在场层次：

正式场合____关系维持____标准沟通____关键时刻____亲密关系____

7. O 真正坦诚、开放了吗？

完全____有些____一般____不太完全____完全不____

8. Y 真正坦诚、开放了吗？

完全____有些____一般____不太完全____完全不____

9. O 想要说话，并且表达自己吗？

完全____有些____一般____不太完全____完全不____

10. Y 想要说话，并且表达自己吗？

完全____有些____一般____不太完全____完全不____

11. O 有没有中途结束对话的冲动吗？

常常____有时____偶尔____很少____从未____

12. 倘若 O 有中途结束对话的冲动，Y 注意到了吗？

立刻____之后____似乎没有____难说____

13. 倘若第 10 题的回答是“完全不”之外的选项，Y 是怎么回应的？

采取了有效的行动____有些帮助____明显忽视了____

改变了话题____徒劳地帮助____

其他____

14. 对这场对话的总体感觉是什么？从以下选项中选择最合适的回答。

友好____还可以____轻松____紧张____冷淡____

很在意别人的看法____尴尬____非常圆滑____混乱____

Y 需要更好的倾听____

其他____

观察计划 3-1：探索主体性

每次 Y 或 O 说话时，评估对客观问题（B)、主观问题（S)、两者混合(B-S）的评论的主要趋势。倘若不太清楚，请填在（？）一栏。

	Y					O				
	B	B-S	S	？	关键词	B	B-S	S	？	

	Y					O				
	B	B-S	S	？	关键词	B	B-S	S	？	

	Y					O				
	B	B-S	S	？	关键词	B	B-S	S	？	

	Y					O				
	B	B-S	S	？	关键词	B	B-S	S	？	

观察计划 3-2：变化的责任

下列的回答用来描述 Y 鼓励 O 承担改变谈话内容的责任，或者描述 Y 妨碍 O 承担改变谈话内容的责任的方式，在最符合情况的描述前打钩。你可能会找到不止一个描述，但是再次确认一下，找到使用得频繁的模式。

Y 鼓励 O 承担改变谈话内容的责任，通过

________采取等待的态度。

________采用一种明显呼吁 O 的结构。

________主要依赖于倾听和指示这两种人际压力模式。

________运用一种非言语的期待态度。

________主要使用比较宽泛的问题。

________主要使用平行和发展的回应。

________（其他，尤其是）________________________________

________（其他）________________________________

________（其他）________________________________

Y 妨碍 O 承担改变谈话内容的责任，通过

________不耐烦地回应。

________时常打断 O。

________时常改变话题。

________对问题有着狭隘的关注。

________采用一种冷漠、无回应的方式。

________分心于自己的想法，或关注自己的想法。

________较少地展示倾听的兴趣。

________（其他，尤其是）________________________________

________（其他）________________________________

________（其他）________________________________

关于能够帮助 Y 加强自己的能力，可以积极负责地与 O 一起活动，你有什么其他的建议或观察吗？

观察计划 3-3：时间分配

记录每位说话者说话所需要的时间。使用手表，或者在心里默数（“一、一千，二、两千”，等等）。记录的模式如下。

Y					O				
√√√√√	√√√√				×××××	×××××	×××××	×××××	
					×××××	×××××	××××		×××××
√√√√√	√				×××				
√√√√√	√√√√√	√√√√√	√√√		×××××	×××××	×××××	×××××	××
√√√√√	√√√√√	√√			×××××	×××××	××××		

观察计划 4-1：人际压力

观察一个对话者（一次观察一个），从而记录下这个人使用的人际压力模式。指出你观察的是谁：

治疗师________来访者________

偶尔记录下一些关键词，用来表明你的评估是在对话中何处出现的。

倾听									
引导									
指示									
要求									
关键词									
倾听									
引导									
指示									
要求									
关键词									
倾听									
引导									
指示									
要求									
关键词									

观察计划 5-1：话题平行

在下列的表格中记录下，你观察的那个人的回应与另一个人的即时回应之间的连续程度。在空格中写下一两个关键词，以便找到你的评估是在对话中的什么位置开始的。

观察：Y______O______两者______

平行									
发展									
偏离									
改变									
关键词									
平行									
发展									
偏离									
改变									
关键词									
平行									
发展									
偏离									
改变									
关键词									

观察计划 6-1：感受平行

在下列表格中记录下，你观察的人在立刻回应另一个人时，所给予的对感觉或观点的强调是更多、是更少、还是维持不变。在空格中写下一两个关键词，以便找到你的评估是在对话中的什么位置开始的。

观察：Y______O______两者______

感觉强调									
平行									
观点强调									
不确定									
关键词									
感觉强调									
平行									
观点强调									
不确定									
关键词									
感觉强调									
平行									
观点强调									
不确定									
关键词									

观察计划 7-1：框架平行

在下列表格中记录下，你观察的人在立刻回应另一者时，是扩展、收缩，还是平行（维持着同样的抽象程度）。在空格中写下一两个关键词，以便找到你的评估是在对话中的什么位置开始的。

观察：Y______O______两者______

扩展（广角）									
平行									
收缩（聚焦）									
不确定									
关键词									
扩展（广角）									
平行									
收缩（聚焦）									
不确定									
关键词									
扩展（广角）									
平行									
收缩（聚焦）									
不确定									
关键词									

观察计划 8-1：焦点平行

在下列表格中记录下，你观察的人在立刻回应另一个人时，主要关注于四个焦点中的哪一个。在空格中写下一两个关键词，以便找到你的评估是在对话中的什么位置开始的。

观察：Y______O______两者______

来访者的内在									
来访者 / 他人									
来访者 / 治疗师									
治疗师									
关键词									
来访者的内在									
来访者 / 他人									
来访者 / 治疗师									
治疗师									
关键词									
来访者的内在									
来访者 / 他人									
来访者 / 治疗师									
治疗师									
关键词									

观察计划 9-1：客观化 – 主体性比率

将每一个回应放到一个合适的类别中（参见第 165 页的表 9-1）。我们可能无法明确地匹配这些名称，使用其隐藏的意义。倘若有几项都合适，可以平均分配。每几个回应可以记下关键词，以便显示评估的位置。

客观化									
趋向客观化									
趋向主体性									
高度主体性									
关键词									

客观化									
趋向客观化									
趋向主体性									
高度主体性									
关键词									

客观化									
趋向客观化									
趋向主体性									
高度主体性									
关键词									

练习的回应范例

第4章 人际压力练习A

治疗师：你此刻在想什么？

来访者：我在想，我接下来要说什么。

（下面治疗师的第二个回应至第九个回应是回应范例。）

1. 嗯。（愉悦、期待的语气）
2. 你不确定你想说什么，是吗？
3. 好吧，告诉我最近几天发生在你身上的重要事情。
4. 那你在思考一些什么主题呢？
5. 告诉我，不确定是怎样的感受。
6. 你有没有注意到，你要做出这样的批判，需要多么置身事外？
7. 你置身事外，只是计划着自己要说的事情，这样只会让你无法沉浸在你说的事情中。
8. 你很害怕你的思想会影响到你，于是你试图小心翼翼地选择要说的主题。好吧，我觉得你是时候冒险说些让人不适的东西，不是吗？
9. 你再次试图让自己成为一个客体。就好像你自己是一张你要书写的纸。你这样做的时候，你就丧失了自己的生活。
10. 重要的是说出此刻你觉得重要的内容。如果你不这么做，我们的对话就没有任何意义了。现在，别犹豫了。

用罗马数字指出每个回应所代表的人际压力强度在第几个八度。

#2 Ⅰ #3 Ⅰ #4 Ⅱ #5 Ⅱ #6 Ⅲ #7 Ⅲ #8 Ⅳ #9 Ⅳ

有两个回应在同一个八度吗？

第4章 人际关系压力练习B

治疗师：你此刻感到很大的痛苦和愤怒。

来访者：是啊。就好像这种情感太强烈，我恐怕没有处理。

（下面治疗师的第二个回应至第十个回应是回应范例。）

1. 嗯。（同情的语气和方式）。
2. 你的痛苦和愤怒似乎此刻威胁到你的身体了。
3. 你的身体现在是如何体验这种威胁的？
4. 当你面对这些令人害怕的感觉时，能让我陪着你吗？
5. 你不需要一次性都说出来，你可以一次说一点。
6. 每次我们接近这些感受时，你都会觉得被这种恐惧压住了。然而，尽管你避免面对它们，这些感觉还是会回来的。
7. 这些痛苦和愤怒很让人恐惧，它们只是你的一部分。你的一切和我的一切都在这里，用来帮助你处理这些感受。
8. 你再次想要逃离你的感受，而且你再次拖延着那些我们都知道的你必须要面对的东西。你要明白，它们不会就这么消失的。
9. 别骗自己了，本。这些是你的感受，它们总是会出现的，直到你面对它们。我陪着你，但是我不能替你面对。你是时候更好地照顾你自己，继续这项任务了。
10. 当然，这很可怕。我曾经也经历过这种情况。但是现在，你是时候直面自己的感受了。这是个最佳时机。
11. 你其实没有任何选择。你要面对和处理的只有一件事。试图逃避它的结果就是你将长期经历更多痛苦。坚持下去，我会尽可能地陪伴着你。

用罗马数字指出每个回应所代表的人际压力强度在第几个八度。

#2 _Ⅰ_ #3 _Ⅱ_ #4 _Ⅱ_ #5 _Ⅲ_ #6 _Ⅲ_ #7 _Ⅲ_ #8 _Ⅳ_ #9 _Ⅳ_ #10 _Ⅳ_

第三部分 指导：平行评估

要点：这些对治疗师和来访者的回应的平行程度的评估，都有一个潜藏前提：说出的话语伴随着一些非言语的表达。倘若你对某些回应的评估有所不同，那可能是你做出了不同的潜藏前提。记录下这些差异，试图理解它们，但是你有可能跟我一样，也是对的。

片段 5-3（第 107 ～ 112 页）

回应	话题	感受	框架	焦点
治 -1	平行	平行	平行	平行
来 -2	发展	观点强调	收缩	来访者 / 他人
治 -2	平行	平行	平行	来访者 / 治疗师
来 -3	发展	平行	收缩	来访者 / 他人
治 -3	平行	平行	平行	平行
来 -4	偏离	感受	扩展	来访者 / 他人
治 -4	偏离	平行	平行	平行
来 -5	改变	感受	收缩	内在
治 -5	平行	感受	平行	平行
来 -6	偏离	感受	扩展	平行
治 -6	发展	观点强调	平行	平行
来 -7	偏离	观点强调	收缩	来访者 / 他人
治 -7	平行	平行	平行	平行
来 -8	改变	感受	扩展	精神内在
治 -8	平行	平行	平行	平行
来 -9	偏离	观点强调	收缩	来访者 / 治疗师
治 -9	平行	平行	平行	平行
来 -10	偏离	平行	平行	治疗师
治 -10	偏离	平行	扩展	内在
来 -11	发展	平行	平行	平行
治 -11	平行	平行	平行	平行
来 -12	偏离	感受	收缩	来访者 / 治疗师
治 -12	发展	平行	平行	内在
来 -13	偏离	感受	扩展	来访者 / 治疗师
治 -13	偏离	观点强调	收缩	来访者 / 治疗师
来 -14	发展	平行	收缩	来访者 / 他人
治 -14	偏离	观点强调	收缩	来访者 / 他人
来 -15	改变	观点强调	扩展	来访者 / 治疗师
治 -15	改变	感受	收缩	平行
来 -16	发展	感受	收缩	平行
治 -16	平行	观点强调	平行	平行
来 -17	平行	感受	平行	平行
治 -17	平行	平行	扩展	平行
来 -18	平行	感受	收缩	平行
治 -18	发展	观点强调	扩展	平行
来 -19	偏离	感受	收缩	治疗师

（续）

回应	话题	感受	框架	焦点
治 -19	偏离	观点强调	收缩	内在
来 -20	偏离	感受	扩展	来访者 / 治疗师
治 -20	偏离	观点强调	扩展	来访者 / 他人
来 -21	平行	感受	平行	平行
治 -21	发展	感受	收缩	内在
来 -22	发展	平行	平行	来访者 / 治疗师
治 -22	偏离	感受	扩展	内在
来 -23	平行	观点强调	平行	平行
治 -23	偏离	感受	扩展	来访者 / 他人
来 -24	平行	平行	平行	平行

片段 7-2（第 134 ～ 137 页）

回应	话题	感受	框架	焦点
来 -1	发展	平行	收缩	来访者 / 治疗师
治 -2	偏离	感受	平行	平行
来 -2	发展	观点强调	收缩	来访者 / 他人
治 -3	偏离	感受	平行	内在
来 -3	发展	观点强调	收缩	来访者 / 他人
治 -4	发展	感受	扩展	来访者 / 治疗师
来 -4	发展	观点强调	平行	来访者 / 他人
治 -5	发展	观点强调	扩展	平行
来 -5	发展	观点强调	收缩	平行
治 -6	偏离	观点强调	扩展	平行
来 -6	发展	感受	收缩	内在
治 -7	发展	观点强调	收缩	平行
来 -7	平行	平行	扩展	平行
治 -8	发展	观点强调	收缩	来访者 / 治疗师
来 -8	发展	感受	平行	来访者 / 他人
治 -9	发展	观点强调	收缩	平行
来 -9	发展	观点强调	收缩	内在
治 -10	发展	平行	平行	来访者 / 他人
来 -10	发展	感受	平行	内在
治 -11	发展	观点强调	收缩	平行
来 -11	发展	观点强调	平行	平行
治 -12	平行	平行	收缩	平行

（续）

回应	话题	感受	框架	焦点
来 -12	发展	观点强调	平行	平行
治 -13	发展	平行	收缩	来访者 / 治疗师
来 -13	偏离	平行	扩展	平行
治 -14	偏离	感受	收缩	内在
来 -14	发展	感受	平行	平行

注释和评论

本部分是分章列出的参考文献，其中，仅标注年份，没有任何姓名的文献都为布根塔尔所著。

前言

1. 1975 ～ 1976 年布根塔尔提出基本论点，认为我们需要有关主体性的心理学。
2. 参见第 8 页的表 1-1，该表编制于 1978 年，其整合了心理治疗的六个流派，以及用于区分它们的各个维度。
3. 塞布鲁克研究所（Saybrook Institute）的德布拉·J. 怀特（Debra J. White）首次对心理治疗的发展进行了纵向研究。这项工作完成后，我们或许能更好地了解如何促进心理治疗的发展。

第 1 章

1. See 1976，1978，1981.
2. Kate’s experience in psychotherapy is reported in detail in 1976，pp. 237-277.
3. 关于这种工作方式，我有 3 篇主要文献。1981 年的文献对此给出了最全面的阐述，1978 年的文献对相关理论和实践进行了概述，1976 年的文献提供了详细的案例说明。
4. Valuable discussions of intuition and how it may be developed are offered in Goldberg，1983，and Vaughan，1979.
5. 在私人谈话中，一个人的口头言语与他用身体、面部、手势和语调所传达的信息之间有差异，这种差异通常会导致口语表达的差异。然而在公共场合的情况则正好相反，请相信我，这可能是由于此时非语言信息的表达更为短暂，因此阻碍了语言的明确性。
6. See Stone（1967）.

第 2 章

1. Many of the dimensions here，as well as others，are described in 1980b.
2. A wide-ranging discussion of presence is synopsized in 1983b.

3. 罗洛 · 梅（1969，248）说："我现在认为，在很多案例中，精神分析无法真正成功、不能抵达人们问题根源的原因之一，是未能触及来访者的意向性。因此，来访者从未全情投入，从未全身心进入分析，从未与自己有过真正的邂逅。"
4. 维多利亚时代似乎是一段极其注重正式场合礼仪的高峰期。该时代模式的典型特征就是羞耻感会带来巨大动力。若是羞耻感处于巅峰时期，往往会导致人们的关系破裂、自杀和谋杀。现如今，羞耻感不再那么明显，但出现了新的礼仪，出丑（另一种形式的羞耻感）仍然是一种让人恐惧的体验。举个例子，20 世纪 80 年代的礼仪包括"嬉皮士"(hippies) 或"雅皮士"(yuppies) ㊀风格的着装和论调。
5. 图 3-1 呈现了一个实用的表格以便收集此类信息，并为更具有主体性的工作保证了会谈的时间。
6. 作为一种躯体表现，痉挛可能会让缺乏经验的治疗师惊惶失措，它们看上去与癫痫的症状相似。然而，痉挛的出现不一定代表人们具有精神病理症状，也可能是阻抗与对事物发生的向往产生冲突而造成的躯体表现。看着来访者在这些无意识却十分有力的扭曲状态中挣扎，人们很容易感到被一个外来生物体占据。事实上，情况就是如此真实：来访者在这个世界上的存在方式一直都表现为一个分裂的个体，正遭到治疗工作的"驱逐"或"杀戮"。
7. E. Jones，1953，page 253.
8. This case is reported in 1986.

第 3 章

1. 马雷尔（Mahrer，1986）反复呼吁，治疗师需要将自身更深层次的感觉带到工作中去。比如第 42 页之后的内容。
2. 此图未受版权保护。如果认为它有用，读者可以自由复制，并且根据自己的意愿对其进行修改。
3. This excerpt is taken from the account of my work with Jennifer which is in 1976，pages 56-100.
4. The notion of a "dominant emotional theme" is discussed and illustrated in 1981，pages 111-114.

㊀ 嬉皮士否定既有的社会制度、物质文明、性观念等，寻求直接表达爱的方式的人际关系。他们留长发、蓄胡子，穿着奇装异服。雅皮士是美国人根据嬉皮士仿造的一个新词，意思是"年轻的都市专业工作者"。雅皮士往往从事那些需要受过高等教育才能胜任的职业，如律师、医生、建筑师、计算机程序员、工商管理人员等。——译者注

5. This work is illustrated in 1976，pages 159-162.
6. This is the case of Eric，1986.
7. 莫里斯・弗里德曼（Maurice Friedman，1985）明确地将马丁・布伯（Martin Buber）的“我 – 你”[⊖]（I-Thou）视角扩展到了治疗介入中，并发展了他所谓的“对话心理治疗”（dialogic psychotherapy）。

第 4 章

1. 这个钢琴键盘对八度的编号需要从右到左阅读，这是由于高音的听音模式和低音的要求模式之间有联系，虽然这与我们从左到右的阅读习惯有点冲突，但在美学上，这是合理的。
2. 罗杰斯认为教学和指导都是反治疗的。与此相反，埃利斯（Ellis）则代表一种相反的观点，非常依赖这样的干预。
3. Such a case and its near-disastrous course is described in 1976，pages 237-277.
4. Rogers，1942.
5. 杰拉尔德・伯顿（Gerald Burton）是我的研究助理。

第 5 章

1. 1948，1952. The two further papers referred to are 1953, 1954.

第 6 章

1. 如果没有记错，维克托・C. 雷米（Victor C. Raimy）在 1947 年于俄亥俄州立大学的一次课堂或研讨会上，做出了这个颇具价值的比较。
2. “你有什么感受？”这个老生常谈的问题不是治疗师的专利。广播电台和电视台的记者在使用这个问题的时候，似乎带有令人震惊的盲目性：对一位在交通事故中孩子不幸遇难的母亲提问：“你对刚发生的事有什么感受？”令人震惊的是，当这个问题被人们如此直截了当地提出时，某些治疗师和媒体采访者往往会认为他们能得到一个有效的答案。
3. 增强觉察是一种基本的康复和成长过程，能够让心理治疗达到预期结果。见 1978 年文献的第 119 ～ 144 页。
4. 罗纳德・莱恩（Ronald Laing）采用了一句传统的禅宗箴言：“指向月亮的手指却并非月亮本身。”以此唤醒我们深度的主体性。他关于“情结”（knots）的著作有力地击溃

⊖ 主体与客体关系。——译者注

了治疗师们的自满，治疗师们可能会折服于作者精辟的箴言。见莱恩于 1970 年的文献，第 87~88 页。

第 7 章

1. From 1976，pp. 200-201.

第 8 章

1. 无论是这本书，还是任何一本书，都不能将治疗师的需求说完。一切妄图将治疗师的所有需求公之于众的努力，对这一非常重要的事实而言都是有眼无珠的。可悲的是，许多负责管理心理治疗项目、培训或颁发治疗师执照的人似乎没有意识到这一点，或者说他们受到莫大的压力，运用迅速和简化的方法，以至于他们对上述核心论点的认识就被压抑了。当下十分流行的创建标准化“治疗人员”就是一个令人震惊的例子，反映出了上述令人沮丧的情况。
2. Adapted from 1976，pp. 106-110.
3. Fromm，1941，pages 24-39.
4. Tuchman，1984.
5. 针对这一谬误有一个极端的例子，即 B. F. 斯金纳（B. F. Skinner）的《超越自由和尊严》（*Beyond Freedom and Dignity*，1971）。这本书轻率地将自由和尊严本身与讨论这些概念的文学作品等同起来！
6. 罗洛・梅（May，1977）和蒂里希（Tillich，1952）对存在性焦虑的研究很受瞩目。

第 9 章

1. 这个标题刻意在语法上没做到一致，⊖就是为了提醒人们注意一个重要的问题：将人的顾虑客体化，就是将这些顾虑以及此人自己变成了外力作用下的客体、物体，以及死气沉沉的产物。谈论人的主体性，就是描述一种存在状态，描述一种以人类生活为中心的观点，在这种观点中，人既有责任也有权力。同样重要的是，只有当一个人完全以主体性为中心时，才有可能触及最真实的客观性。如此一来，人的意识就不被扭曲的自我意识侵入，可以观察到事物本身。
2. 这份构成本章基本框架的量表，是我在 1974 年与威廉・E. 布里奇斯（William E. Bridges）合作编制的。布里奇斯著有《转移》（*Transitions*，1980）一书，这是一部关于人类的潜能转变的治疗的杰出文献。

⊖ 没有写成“客观化 - 主体化”或“客观性 - 主体性”。——译者注

3. 第三个谜题的答案是“要么加倍，要么一无所有”(Double or nothing)。
4. 我需要承认，我针对这些材料的技巧掌握程度仍然是有限的，因此，我恳请读者参考精神分析学家和荣格派分析心理治疗师的经典著作，以及德莱尼（Delaney，1979）、罗西（Rossi，1972/1985）等人的作品。
5. 这种能力的名称各有不同，治疗师等人群会通过各种方式来利用这种能力。弗洛伊德试图用其“自由联想”（free association）的基本规则来利用此种能力。尤金·简德林（Eugene Gendlin，1978）谈到了“聚焦”(focusing)。约翰·威尔伍德（John Welwood，1982）称其为“展开”（unfolding)，而沿袭20世纪初的普通心理学传统的人则认为它是一种“搜寻”(searching)。这种能力已经被那些想方设法练习“头脑风暴”的人所利用。无论这种能力被称为什么，它都是一种重要而强大的力量，心理学界以及许多治疗师对它的认识和发展都远远不足。
6. In Andrade（1954），pages 134.
7. William Emerson，1985, 1986.

第 10 章

1. See Freud，1916/17.
2. 这种方法是以精神分析的方法论为基础的，特别是威廉·赖希（Wilhelm Reich）在他的《性格分析》（*Character Analysis*，1949）中精彩的第一部分中所言。我还受到了菲尔曼（Fierman，1965）、克尔曼（Kelman，1948~1963）和索尔（Saul，1958）的重要影响。我关于阻抗相关工作的其他讨论，还能在1978年和1981年的文献中找到。
3. Kelly，1955，and my 1978 and 1981.
4. May，1977.
5. From 1976，pages 204-205.
6. Laurence，Jennifer，Frank，and Louise are described in 1976.
7. See 1978，pp. 75-81；1981，pp. 166-181. Also see Mahrer 1983（pages 371 and following）.
8. 弗朗西斯·沃恩（Frances Vaughan，1985）向我们提供了具有包容性的观点，该观点关于我们的天性，让位于感官、情感、精神、存在和灵魂，这一点尤其可以参照她对快乐原则进行的独特的重新审视与扩展（原文第79～92页)。
9. Jourard，1963. Elizabeth Bugental and I have carried this suggestion forward in a number of papers（1967b；1980a；Bugental，E. K. & Bugental，J. F. T.，1984；Bugental，J. F. T. & Bugental，E. K.，1984）.
10. The wonderful Alan Watts quotation is from his *Nature*，*Man and Woman*（1970，page 181）.

第 11 章

1. From 1976，pages 22-24.
2. Adapted from 1976，pages 19-20.
3. 财务问题或许很重要，但也有可能变成对于人们全面参与治疗的一种阻抗。见文献 1983a。
4. See 1978，pages 47-61；1981，pages 266-268.
5. 我阅读过一些报告，有人说他们宁愿在电脑上交谈，也不愿在现场与治疗师交谈，对此，我不以为然。我强烈怀疑，这些所谓的来访者要么从未见识过真诚而敏感的治疗师，要么只是对会谈这种小伎俩很感兴趣，而不是真的需要帮助。还存在第三种可能性：他们可能体验到了所谓的治疗师提供的令人怀疑的服务，而这些治疗师既不需要来访者，也不需要工作，因此在这样的情况下，我坚决反对选择在电脑交谈。无论上述低劣实验中那些个案情况如何，我们在此关注的治疗需要的是积极、投入的治疗师，能够从治疗艺术的实践中获得某种养分。
6. From 1976，page 70.
7. Rogow，1970，page 90.
8. Rogow，1970，page 100.
9. 本段所述的更大权力能够帮助一些来访者，他们无法在一开始就冒险让自己的需求完全公开（例如，片段 8-3 中的弗兰克，见第 149 ～ 153 页）或无法打破自身的阻抗（例如片段 7-2 和片段 10-5 中的哈尔，分别见第 134 ～ 137 页、第 211 ～ 213 页）。

第 12 章

This chapter is adapted from Bugental，E. K. & Bugental，J. F. T.，1984.

1. Allport made this observation（perhaps quoting someone else）at the First Invitational Conference on Humanistic Psychology.（See 1965.）
2. 这一系列的观念是对罗洛·梅在《爱与意志》(*Love and Will*，1969，223 ～ 245）中所提概念的改编。他对意向性的处理，在迄今为止的学术界堪称是最有洞察力的，我对此的讨论也得益于他。
3. See Yalom，1980，and Farber，1966.
4. Jourard，1963. Also see notes in Chapter 10 about “spirit.”
5. 欧文·亚隆（1980）发展了一个有价值的存在主义概念，在此概念中他假设有四个“假定”：死亡、自由、孤立和无意义。
6. 对于一切夸大人类知识和权力的论调，都有一个很典型的纠正方法，那就是完整地阅读莫里森（Morrison）的《十的次方》(*Power Of Ten*)，这本书将人从宇宙的边缘带到我们所知的最微小之处。这部作品既鼓舞人心，又令人谦卑。

第 13 章

This chapter is adapted from 1967a.

1. See 1981.
2. See Yalom's valuable discussion of guilt and responsibility，1980，pp. 276-286.
3. 我不止一次为接受强化治疗的夫妻群体组建“配偶团体”。这样设计的目的是展开教育和支持，而不光是治疗本身。在这两种情况下，与可能参加的人数相比，实际参加人数往往很少。我还间接地了解到，许多配偶担心这类团体只是一种把戏，目的是让他们做出一些改变或自愿接受治疗！
4. See Fromm，1959.
5. See 1968a for discussion of the psychotherapy patient as a social change agent.
6. These instances are reported in 1976，pages 14-55，and 141-189，respectively.
7. 针对深度治疗师进行的一项抽样调查显示，他们不愿意严格限制自己对来访者的所作所为 (见文献 1968b)。
8. 帕斯卡尔（Pascale）和阿索斯（Athos，1981，90 ～ 91) 描述了日本和美国管理者的一个重要对比，前者在对他人的期望中，能够容忍模棱两可、不确定和不完美，而他们的美国同行则认为这些都是能力严重不足的表现。
9. See Tillich，1951，page 98.

第 14 章

1. Adapted from a presentation made at the Evolution of Psychotherapy Conference，Phoenix，Arizona，December，1985.
2. Adapted from 1985.
3. See Tillich，1952，page 15.
4. See Ortega y Gasset，1957，pages 156-157.

参考文献和延伸阅读

Andrade, E. N. (1954). *Sir Isaac Newton*. New York: Anchor.

Bridges, W. E. (1980). *Transitions: Making sense of life's changes*. Reading, MA: Addison-Wesley.

Bugental, E. K. & Bugental, J. F. T. (1984). Dispiritedness: A new perspective on a familiar state. *Journal of Humanistic Psychology, 24*, 49–67.

Bugental, J. F. T. (1948). *An investigation of the relationship of the conceptual matrix to the self-concept*. Unpublished doctoral dissertation, Ohio State University. (Also: *Abstracts of Doctoral Dissertations*, Ohio State University Press, 1949, *57*, 27–33.)

Bugental, J. F. T. (1952). A method for assessing self and not-self attitudes during the therapeutic series. *Journal of Consulting Psychology, 16*, 435–439.

Bugental, J. F. T. (1953). Explicit analysis of topical concurrence in diagnostic interviewing. *Journal of Clinical Psychology, 9*, 3–6.

Bugental, J. F. T. (1954). Explicit analysis: A design for the study and improvement of psychological interviewing. *Educational and Psychological Measurement, 14*, 552–565.

Bugental, J. F. T. (1965). The First Invitational Conference on Humanistic Psychology: Introduction. *Journal of Humanistic Psychology, 5* (2), 180–181.

Bugental, J. F. T. (1967a). Commitment and the psychotherapist. *Existential Psychiatry, 4*, 13–23.

Bugental, J. F. T. (1967b). Existential non-being and the need for inspiriting in psychotherapy. In P. Koestenbaum (Ed.), *Proceedings of the San Jose State College Conference on Existential Philosophy and Psychotherapy.* San Jose, CA: San Jose State College.

Bugental, J. F. T. (1968a). The humanistic ethic: The individual in psychotherapy as a societal change agent. *Journal of Humanistic Psychology, 7*, 11–25.

Bugental, J. F. T. (1968b). Psychotherapy as a source of the therapist's own authenticity and inauthenticity. *Voices, 4*, 13–23.

Bugental, J. F. T. (1975/76). Toward a subjective psychology: Tribute to Charlotte Buhler. *Interpersonal Development, 6*, 48–61.

Bugental, J. F. T. (1976). *The search for existential identity: Patient-therapist dialogues in humanistic psychotherapy.* San Francisco: Jossey-Bass.

Bugental, J. F. T. (1978). *Psychotherapy and process: The fundamentals of an existential-humanistic approach*. Reading, MA: Addison-Wesley.

Bugental, J. F. T. (1980a). The far side of despair. *Journal of Humanistic Psychology, 20*, 49–68.

Bugental, J. F. T. (1980b). *Talking: The fundamentals of humanistic professional communication*. Santa Rosa, CA: Author.

Bugental, J. F. T. (1981). *The search for authenticity: An existential-analytic approach to psychotherapy* (Enlarged edition). New York: Irvington.

Bugental, J. F. T. (1983a). The forbidden topic. In P. S. Rappoport, *Value for value psychotherapy: The economic and therapeutic barter* (pp. v-viii). New

York: Praeger.
Bugental, J. F. T. (1983b). The one absolute necessity in psychotherapy. *The Script, 13* (8), 1–2.
Bugental, J. F. T. (1985). Seek a wild god. *AHP Perspective*, March, p. 8.
Bugental, J. F. T. (1986). Existential-humanistic psychotherapy. In I. L. Kutash & A. Wolf (Eds.), *Psychotherapist's casebook* (pp. 222–236). San Francisco: Jossey-Bass.
Bugental, J. F. T. & Bugental, E. K. (1984). A fate worse than death: The fear of changing. *Psychotherapy, 21*, 543–549.
Delaney, G. M. V. (1979). *Living your dreams*. San Francisco: Harper & Row.
Emerson, W. (1985, July). *Infant birth refacilitating*. Paper presented at the Pre- and Post-Natal Psychology Association, San Diego.
Emerson, W. (1986, August). *Infant psychotherapy*. Paper read at a meeting of the International Primal Association, Elmer, NJ.
Farber, L. H. (1966). *The way of the will: Essays toward a psychology and psychopathology of will*. New York: Basic Books.
Fierman, L. B. (Ed.) (1965). *Effective psychotherapy: The contributions of Hellmuth Kaiser*. New York: Free Press.
Freud, S. (1916/17). *Introductory Lectures on Psychoanalysis, Part III. General Theory of the Neuroses*. Lecture XIX: Resistance and Repression. In *The Complete Psychological Works of Sigmund Freud*, Vol. 15. New York: Norton.
Friedman, M. (1985). *The healing dialogue in psychotherapy*. New York: Aronson.
Fromm, E. (1941). *Escape from freedom*. New York: Rinehart.
Fromm, E. (1959). Value, psychology, and human existence. In A. H. Maslow (Ed.), *New knowledge in human values*. New York: Harper & Row.
Gendlin, E. T. (1978). *Focusing*. New York: Everest House.
Goldberg, P. (1983). *The intuitive edge: Understanding and developing intuition*. Los Angeles: Tarcher.
Jones, E. (1953). *The life and work of Sigmund Freud* (Vol. 1). New York: Basic Books.
Jourard, S. M. (1963). The role of spirit and "inspiriting" in human wellness. *Journal of Existential Psychiatry, 3*, 293–306.
Jung, C. G. (1968). *Analytical psychology: Its theory and practice*. New York: Pantheon/Random House.
Kelly, G. A. (1955). *The psychology of personal constructs*. New York: Norton.
Kelman, H. (1948/63). *The process in psychoanalysis: A manual*. New York: American Institute of Psychoanalysis.
Laing, R. D. (1970). *Knots*. New York: Pantheon/Random House.
Mahrer, A. R. (1983). *Experiential Psychotherapy: Basic practices*. New York: Bruner/Mazel.
Mahrer, A. R. (1986). *Therapeutic experiencing: The process of change*. New York: Norton.
May, R. (1969). *Love and will*. New York: Norton.
May, R. (1977). *The meaning of anxiety*. (Revised edition). New York: Norton.
Morrison, P. & Morrison, P. and the Office of Charles and Ray Eames. (1982). *Powers of ten: A book about the relative size of things in the universe and the effect of adding another zero*. New York: Scientific American Library.
Ortega y Gasset, J. O. (1957). *The revolt of the masses*. New York: Norton.
Pascale, R. T. & Athos, A. G. (1981). *The art of Japanese management: Applications for American executives*. New York: Simon & Schuster.
Reich, W. (1949). *Character analysis*. New York: Orgone Institute Press.
Rogers, C. R. (1942). *Counseling and psychotherapy: Newer concepts in practice*. Boston: Houghton Mifflin.

Rogers, C. R. (1965). *Client-centered therapy: Its current practice, implications, and theory.* Boston: Houghton-Mifflin.
Rogow, A. A. (1970). *The psychiatrists.* New York: Putnam's Sons.
Rossi, E. L. (1972/1985). *Dreams and the growth of personality: Expanding awareness in psychotherapy.* (Second edition). New York: Brunner/Mazel.
Saul, L. J. (1958). *Technic and practice of psychoanalysis.* Philadelphia: Lippincott.
Skinner, B. F. (1971). *Beyond freedom and dignity.* New York: Knopf.
Stone, I. (1961). *The agony and the ecstasy.* New York: Doubleday.
Tillich, P. (1951). *Systematic theology,* Vol. 1. Chicago: University of Chicago Press.
Tillich, P. (1952). *The courage to be.* New Haven: Yale University Press.
Tuchman, B. W. (1984). *The march of folly: From Troy to Vietnam.* New York: Ballantine.
Vaughan, F. E. (1979). *Awakening intuition.* Garden City, NY: Anchor/Doubleday.
Vaughan, F. E. (1985). *The inward arc: Healing and wholeness in psychotherapy and spirituality.* Boston: New Science Library/Shambhala.
Watts, A. W. (1970). *Nature, man and woman.* New York: Vintage/Random House.
Welwood, J. (1982). The unfolding of experience: Psychotherapy and beyond. *Journal of Humanistic Psychology, 22,* 91–104.
Yalom, I. D. (1980). *Existential psychotherapy.* New York: Basic Books.

存在主义心理学

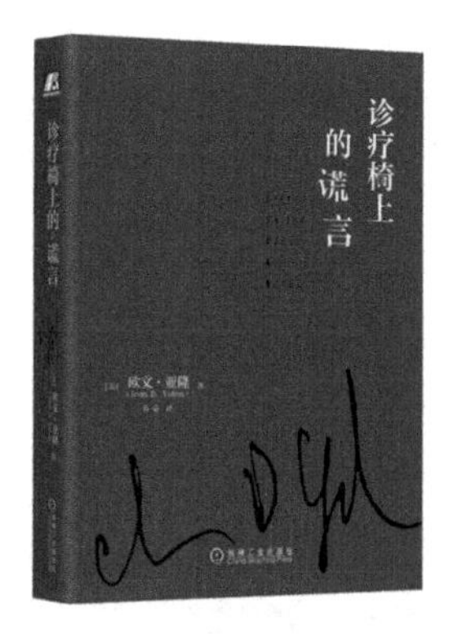
诊疗椅上的谎言
欧文·亚隆

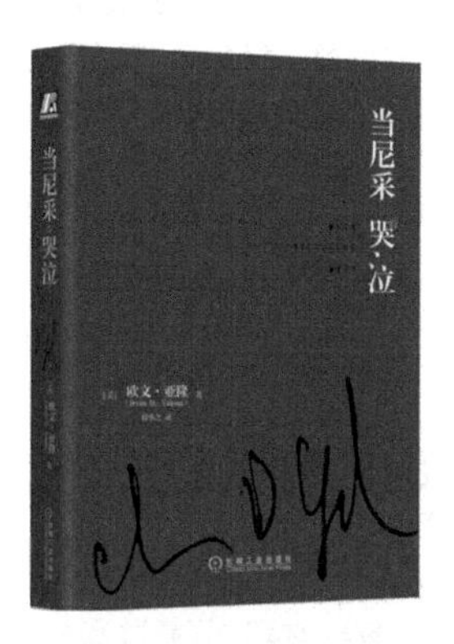
当尼采哭泣
欧文·亚隆

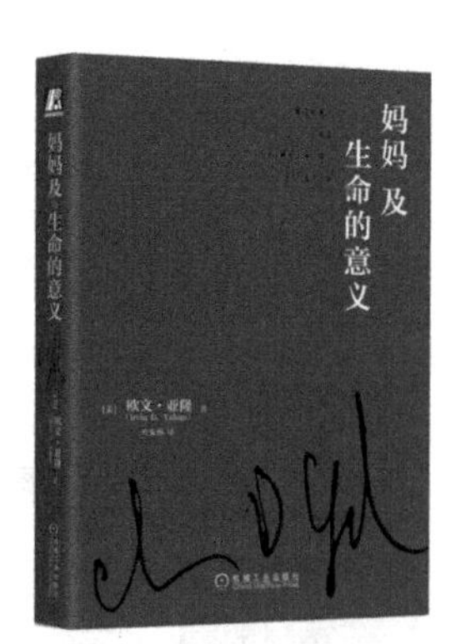
妈妈及生命的意义
欧文·亚隆

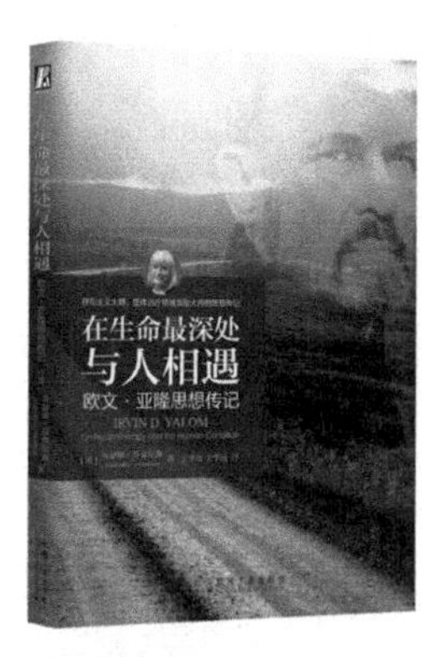
在生命最深处与人相遇
欧文·亚隆思想传记

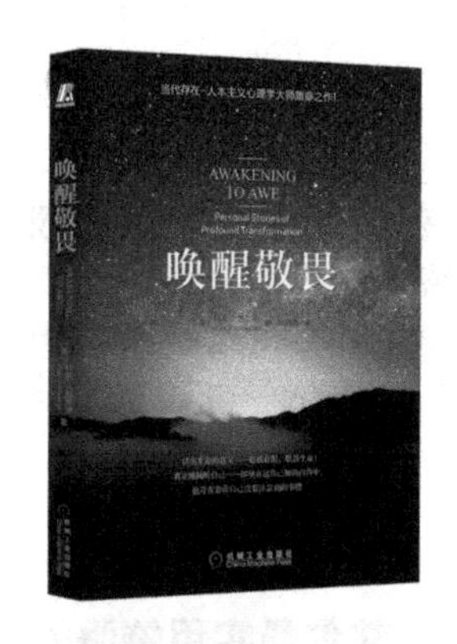
AWAKENING TO AWE
唤醒敬畏

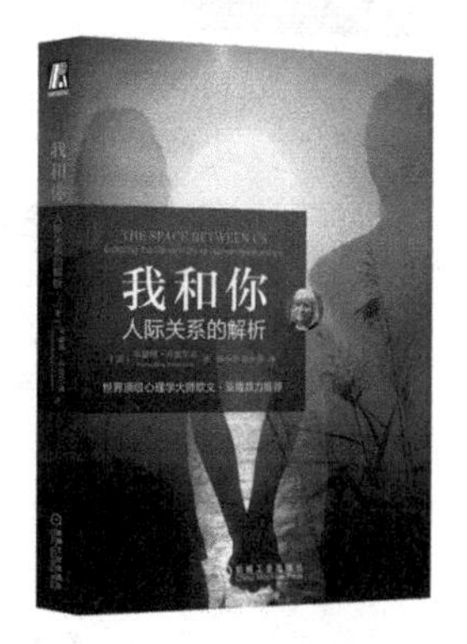
我和你
人际关系的解析

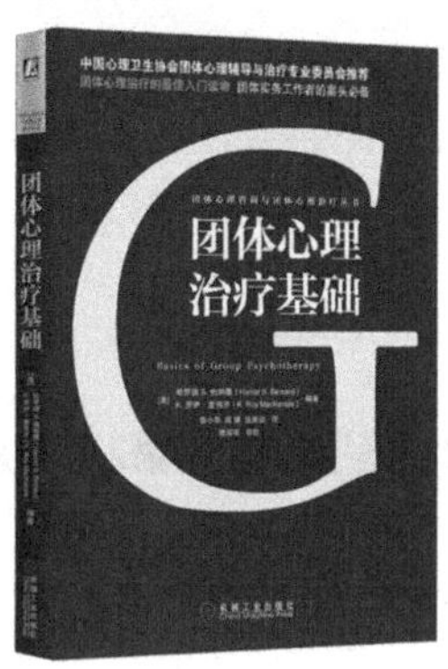
团体心理治疗基础

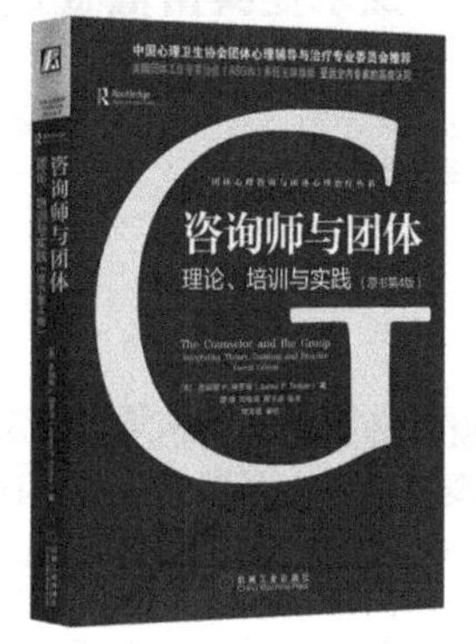
咨询师与团体
理论、培训与实践

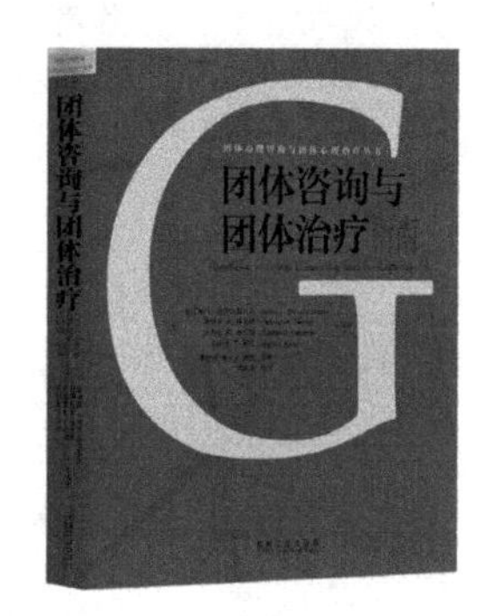
团体咨询与团体治疗

心理咨询治疗方法

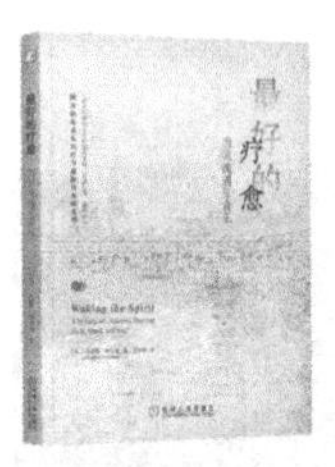

《最好的疗愈：当灵魂遇见音乐》

作者：[美] 安德鲁 · 舒尔曼 译者：金嘉欣

本书是奥利弗 · 萨克斯基金会年度最佳图书，入围“令人拥有更好生活的最佳第一本书”奖、《人物杂志》（*people*）精选非虚构类图书推荐，被誉为和《最好的告别》一样感人。音乐家对音乐疗法的实践，国内知名音乐治疗专家张刃推荐

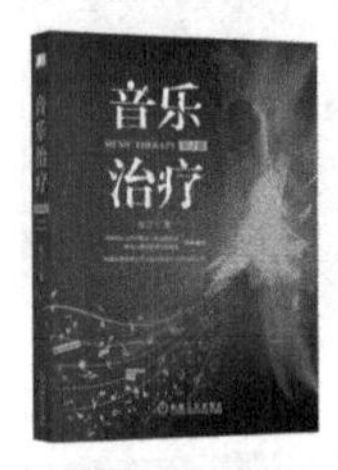

《音乐治疗 第2版》

作者：张刃

音乐治疗专家张刃作品，中国音乐治疗学奠基人张鸿懿教授、著名心理学家杨凤池教授联袂推荐。体现中国新世纪音乐治疗发展水平的精品之作

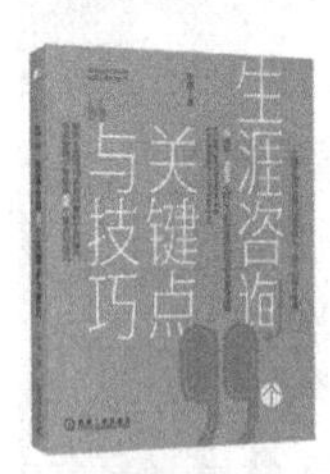

《生涯咨询99个关键点与技巧》

作者：李枢

生涯咨询师的实务案头工具书和操作宝典。整合10余年、5000小时以上的生涯规划培训及督导经验，凝结99个要点，助力从入门到专家的成长

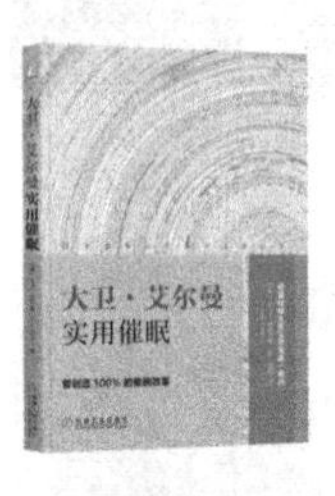

《大卫 · 艾尔曼实用催眠》

作者：[美] 大卫 · 艾尔曼 译者：李穆

催眠领域的经典之作；曾创造100%的催眠效果；“快速催眠之父”美国催眠大师艾尔曼传世著作

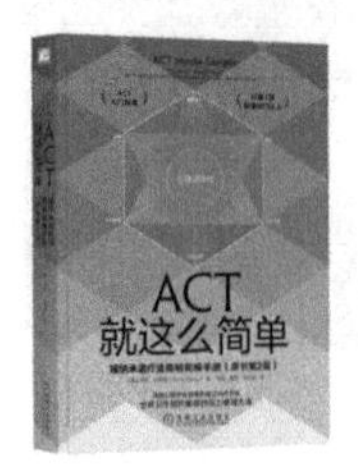

《ACT就这么简单：接纳承诺疗法简明实操手册(原书第2版）》

作者：[澳] 路斯 · 哈里斯 译者：王静 曹慧 祝卓宏

接纳承诺疗法（ACT）经典入门，享誉国际的ACT培训师、压力管理专家路斯 · 哈里斯代表作，美国心理学会推荐的循证疗法，世界卫生组织推荐的压力管理方法，比第1版新增60%以上内容